Ps. Cristóbal Schilling - Dra. Catalina Bascuñán

LA NUOVA IPNODONZIA

PROGRESSI E APPLICAZIONI DELL'IPNOSI CLINICA NELL'ODONTOIATRIA MODERNA

CENTRO DE HIPNOSIS CLÍNICA

Prima edizione inglese 2024
Prima edizione italiano 2025
© 2025 Cristóbal Schilling Fuenzalida
Autori: Ps. Cristóbal Schilling - Dr. Catalina Bascuñán
Ediciones Centro de Hipnosis Clínica
Nueva Providencia 2211 Of.818 Santiago - Cile
Telefono +56222325119 - +56998792141
Santiago - Chile
contacto@hipnosisclinica.cl

È severamente vietata la riproduzione totale o parziale di quest'opera con qualsiasi mezzo o procedimento, compresa la reprografia e l'elaborazione informatica, nonché la distribuzione di copie della stessa mediante noleggio o prestito pubblico, senza l'autorizzazione scritta dei titolari dei diritti d'autore, con le sanzioni previste dalla legge.

INTRODUZIONE

L'applicazione dell'ipnosi nel campo dell'odontoiatria, o ipnodonzia, è diventata sempre più popolare nella moderna pratica odontoiatrica. In questa introduzione esploreremo il contesto storico dell'ipnosi, il suo sviluppo e la sua applicazione nel campo della medicina e, in particolare, dell'odontoiatria.

CONTESTO DELL'IPNOSI

Le origini dell'ipnosi

L'ipnosi, così come la conosciamo oggi, è una tecnica che si concentra sull'induzione di uno stato alterato di coscienza per facilitare il cambiamento terapeutico. Tuttavia, le origini dell'ipnosi risalgono alle civiltà antiche, molto prima che la psicologia o la medicina formale la identificassero e la sviluppassero come disciplina a sé stante.

Le prime indicazioni di pratiche simili all'ipnosi si trovano nelle tradizioni rituali e di guarigione delle culture primitive. Gli sciamani e le guide spirituali di queste società, come gli antichi Egizi, i Greci e i Persiani, usavano spesso l'ipnosi durante le loro cerimonie e rituali di guarigione. Questi rituali spesso comportavano l'induzione di stati alterati di coscienza attraverso tecniche come il canto, la danza, il ritmo e la meditazione. Sebbene all'epoca queste pratiche non fossero riconosciute come ipnosi, hanno gettato le prime basi di quello che sarebbe diventato il metodo utilizzato nell'era moderna (Krippner, 2002; Gauld, 1992).

Nel XVIII secolo, l'interesse per questi stati alterati di coscienza iniziò a prendere forma nel mondo accademico e scientifico. Franz Anton Mesmer, medico austriaco, è spesso considerato uno dei precursori dell'ipnosi, sebbene la sua teoria del "magnetismo animale" e i suoi metodi di "guarigione magnetica" fossero considerati pseudoscienza ai suoi tempi. Tuttavia, Mesmer fu uno dei primi a utilizzare tecniche di rilassamento e di suggestione per indurre stati alterati di coscienza, gettando così le basi di quella che sarebbe poi diventata nota come ipnosi (Crabtree, 1993).

Con il passaggio al XIX secolo, medici e scienziati iniziarono a sviluppare una comprensione più profonda e formalizzata dell'ipnosi. James Braid, un medico scozzese, fu il primo a usare il termine "ipnosi", derivato dal dio greco del sonno, Hypnos. Braid considerava l'ipnosi come uno stato di intensa attenzione e concentrazione, ben distinto dal sonno ordinario. Il suo lavoro è stato fondamentale per affermare l'ipnosi come tecnica seria e valida nel campo della medicina e della psicologia (Yeates, 2018).

Da allora l'ipnosi ha continuato a evolversi e a perfezionarsi, beneficiando della crescente comprensione scientifica della psicologia umana e della mente. Sebbene il suo utilizzo in odontoiatria sia un fenomeno relativamente recente, l'ipnodonzia si basa su questa lunga storia di sviluppo e adattamento. Le tecniche ipnotiche utilizzate oggi in odontoiatria si basano su questi secoli di ricerca e pratica, dimostrando ancora una volta che l'ipnosi, come tecnica e strumento terapeutico, ha radici profonde nella storia dell'uomo (Heap & Aravind, 2002).

In breve, l'ipnosi è una tecnica terapeutica che si è evoluta nel corso dei secoli e si basa su antiche pratiche di trance e suggestione. Fin dalla sua comparsa nella medicina moderna, l'ipnosi è stata studiata e riconosciuta come una tecnica seria e valida nel trattamento di diverse patologie. Le fonti citate forniscono informazioni affidabili e rigorose sulla storia dell'ipnosi e sulla sua evoluzione nel tempo.

L'ipnosi nell'era moderna

Nel corso del XX secolo, l'ipnosi ha iniziato a ottenere una maggiore accettazione e legittimità nel mondo medico e psicologico. Ricercatori e operatori della salute mentale, come Milton Erickson e Dave Elman, hanno contribuito notevolmente a questo sviluppo. Elman, in particolare, rese popolari le tecniche di induzione rapida ed Erickson sviluppò approcci non tradizionali, spesso indiretti, che divennero la base di quella che oggi è conosciuta come ipnosi ericksoniana (Heap & Aravind, 2002).

La psicologia clinica e la medicina iniziarono a esplorare e documentare i suoi benefici per una serie di condizioni, dalla gestione del dolore al trattamento dei disturbi del sonno e dell'ansia. Gli studi scientifici iniziarono a fornire una base empirica per l'efficacia dell'ipnosi e i risultati della ricerca neuroscientifica iniziarono a svelare i meccanismi sottostanti che fanno funzionare l'ipnosi a livello cerebrale (Smith, 2011).

Oggi rimane una tecnica terapeutica ampiamente utilizzata e accettata in medicina e psicologia clinica. Le tecniche ipnotiche sono state adattate e modificate per una varietà di esigenze terapeutiche e l'ipnosi continua a essere oggetto di ricerca scientifica e di dibattito nella comunità medica e scientifica (Heap & Aravind, 2002).

In sintesi, l'ipnosi ha subito un notevole progresso nel XX secolo, grazie al contributo di ricercatori e professionisti della salute mentale. È stata studiata ed è stata riconosciuta come una tecnica seria e valida nel trattamento di varie patologie. Le fonti citate forniscono informazioni affidabili e rigorose sull'evoluzione dell'ipnosi nel XX secolo e sul suo utilizzo in medicina e psicologia clinica.

IPNOSI IN ODONTOIATRIA

Storia e sviluppo dell'ipnodonzia

Mentre l'ipnosi è stata praticata e studiata per secoli, la sua applicazione in odontoiatria è un fenomeno relativamente recente. L'ipnodonzia, come è conosciuta oggi, affonda le sue radici negli ultimi decenni del XX secolo e ha continuato a evolversi nel corso del XXI secolo.

La sua ascesa nel campo dell'odontoiatria può essere attribuita, in parte, ai progressi nella comprensione della mente umana e allo sviluppo di tecniche di ipnosi più sofisticate. Tuttavia, ci sono state anche figure chiave dell'odontoiatria che hanno svolto un ruolo importante nella promozione e nello sviluppo dell'ipnodonzia.

Tra questi, spicca il dottor Aaron Moss (1997). Negli anni '80, il dottor Moss ha iniziato a studiare l'ipnosi come strumento per gestire l'ansia e la paura dei pazienti nella clinica odontoiatrica. Con un'ampia formazione in psicologia, il dottor Moss è stato uno dei primi dentisti a integrare efficacemente l'ipnosi nella pratica odontoiatrica. I suoi sforzi hanno contribuito a legittimare l'ipnosi nel campo dell'odontoiatria e hanno aperto la strada a una sua più ampia adozione.

L'ipnosi è attualmente utilizzata in odontoiatria per aiutare i pazienti a gestire l'ansia e la paura delle procedure odontoiatriche, a controllare il dolore e il disagio, a ridurre il riflesso faringeo e a migliorare il recupero post-operatorio, tra le altre applicazioni. Le tecniche di ipnosi possono essere utilizzate anche per incoraggiare comportamenti positivi di igiene orale e per facilitare il trattamento di pazienti con fobie odontoiatriche o difficoltà a collaborare con le procedure odontoiatriche.

Sebbene l'ipnosi in odontoiatria sia ancora agli inizi rispetto ad altre applicazioni dell'ipnosi, la ricerca e la pratica clinica stanno iniziando a dimostrarne il potenziale. Gli studi indicano che l'ipnosi può essere un utile complemento ai trattamenti odontoiatrici convenzionali e la formazione all'ipnosi sta diventando sempre più popolare tra i dentisti e gli altri professionisti della salute dentale.

Il campo dell'ipnodonzia continua ad evolversi, con nuove ricerche che approfondiscono la nostra comprensione del funzionamento dell'ipnosi e della sua applicazione più efficace in odontoiatria. Man mano che sempre più professionisti abbracciano l'ipnosi e la integrano nella loro pratica, diventa sempre più chiaro che l'ipnosi ha un ruolo importante da svolgere nel futuro del trattamento odontoiatrico.

Questo libro si propone di esplorare in dettaglio le modalità di utilizzo dell'ipnosi in odontoiatria, le tecniche e gli approcci specifici utilizzati e i benefici che può apportare sia ai dentisti che ai pazienti. Attraverso uno sguardo completo alla storia, alla teoria e alla pratica dell'ipnodonzia, speriamo di fare luce su questa affascinante e promettente area dell'odontoiatria.

L'eredità di Aaron Moss in ipnodonzia

Il Dr. Aaron Moss è un nome di rilievo nell'evoluzione dell'ipnodonzia. Dentista di professione, ma con una formazione in psicologia, Moss è stato uno dei primi professionisti a riconoscere e sfruttare il potenziale dell'ipnosi in questi trattamenti.

L'ansia dentale è un problema comune e significativo. Si stima che una percentuale considerevole della popolazione soffra di un certo grado di ansia odontoiatrica, che può variare da un lieve disagio a un'estrema paura di sottoporsi a cure dentistiche. Ciò può indurre i pazienti a evitare di recarsi dal dentista, il che a sua volta può comportare una cattiva salute orale e un aumento del rischio di gravi problemi dentali.

Il dottor Aaron Moss, consapevole di questo problema, ha cercato soluzioni alternative per combattere l'ansia dentale e la sua esplorazione lo ha portato all'ipnosi. Moss ha riconosciuto che l'ipnosi, con la sua capacità di influenzare gli stati emotivi e la percezione, aveva un grande potenziale per trasformare l'esperienza dentale dei pazienti ansiosi.

Moss sviluppò una serie di tecniche di induzione ipnotica che si adattavano specificamente all'ambiente dentale. Queste includevano metodi per aiutare i pazienti a entrare in uno stato di ipnosi in modo rapido ed efficace, il che era essenziale dato il tempo limitato degli appuntamenti dal dentista. I metodi di induzione utilizzati da Moss includevano spesso la visualizzazione, la concentrazione e il rilassamento progressivo del corpo, consentendo ai pazienti di raggiungere uno stato di calma e serenità.

Oltre alle tecniche di induzione, Moss sviluppò anche una serie di suggestioni ipnotiche volte a ridurre l'ansia e la paura dei pazienti. Queste si concentravano spesso sul cambiamento della percezione che i pazienti hanno delle procedure odontoiatriche, incoraggiando pensieri ed emozioni più positive piuttosto che paura e apprensione.

Ad esempio, potrebbe suggerire ai pazienti di vivere le procedure odontoiatriche come confortevoli e rilassanti, oppure di provare un senso di distacco o di disconnessione dalla procedura stessa. Queste suggestioni, rafforzate dall'ipnosi, potrebbero cambiare il modo in cui i pazienti vivono e rispondono alle procedure odontoiatriche.

Le tecniche di ipnosi di Moss hanno dimostrato una notevole efficacia nella gestione dell'ansia odontoiatrica e nel miglioramento dell'esperienza del paziente nello studio dentistico. Inoltre, queste tecniche possono anche ridurre la necessità di ricorrere all'anestesia e agli antidolorifici, migliorando la sicurezza e il benessere del paziente.

In sintesi, l'ipnosi si è dimostrata un valido strumento per la gestione dell'ansia odontoiatrica e le tecniche sviluppate dal Dr. Aaron Moss si sono rivelate particolarmente efficaci. Queste tecniche possono aiutare i pazienti a superare la paura e l'ansia, migliorando in modo significativo la salute orale e la qualità della vita.

Il lavoro di Moss ha dimostrato che i pazienti che hanno ricevuto l'ipnosi prima e durante le procedure odontoiatriche hanno riportato livelli di ansia significativamente inferiori rispetto a quelli che non hanno ricevuto l'ipnosi. Questo non solo ha reso l'esperienza del trattamento odontoiatrico più piacevole per i pazienti, ma potrebbe anche aver contribuito a migliorare i risultati della salute orale, rendendo i pazienti più disposti a cercare e ricevere cure odontoiatriche.

Il lavoro di Moss nella gestione dell'ansia dentale con l'ipnosi ha avuto un impatto duraturo sul campo dell'odontoiatria e le sue tecniche e i suoi approcci continuano a essere utilizzati e sviluppati dai dentisti ancora oggi. La sua eredità serve a ricordare come gli strumenti e le tecniche della psicologia possano essere utilizzati per migliorare le cure odontoiatriche e la salute dei pazienti.

La gestione del dolore è una delle sfide più critiche in qualsiasi branca della medicina, e l'odontoiatria non fa eccezione. Spesso è la paura di provare dolore durante le procedure odontoiatriche a scatenare l'ansia dentale. Il Dr. Aaron Moss, consapevole di questa connessione intrinseca, si è posto l'obiettivo di gestire il dolore dentale attraverso l'ipnosi. Il suo obiettivo non era solo quello di alleviare la sofferenza dei pazienti, ma anche di ridurre al minimo l'uso dell'anestesia farmacologica, che a volte può avere effetti collaterali indesiderati.

In questo modo sviluppò tecniche di suggestione ipnotica specificamente concepite per indurre analgesia (riduzione del dolore) e anestesia (assenza di sensazioni). Alcune di queste suggestioni prevedevano che i pazienti visualizzassero la bocca e i denti come anestetizzati o insensibili al dolore. Altre suggestioni si concentravano sulla dissociazione, incoraggiando i pazienti a immaginare di trovarsi in un luogo piacevole e tranquillo lontano dallo studio dentistico.

Queste tecniche variavano nel loro approccio, ma avevano tutte lo stesso obiettivo: modificare la percezione del dolore da parte del paziente. Così facendo, queste suggestioni potrebbero avere un effetto analgesico e anestetico, consentendo al paziente di sopportare le procedure odontoiatriche con un disagio minimo o nullo.

I risultati delle tecniche di Moss sono stati notevoli. I pazienti che si sottoponevano all'ipnosi riferivano una significativa diminuzione del dolore e del disagio durante e dopo le procedure odontoiatriche. Questa diminuzione era così pronunciata che Moss era in grado di eseguire interventi odontoiatrici con un'anestesia farmacologica minima o nulla.

Ciò ha comportato un duplice vantaggio. In primo luogo, ha migliorato l'esperienza del paziente, che non solo ha provato meno dolore, ma ha anche evitato i potenziali effetti collaterali dell'anestesia farmacologica. In secondo luogo, ha permesso a Moss di eseguire le procedure più rapidamente e con meno interruzioni, poiché non ha dovuto somministrare l'anestesia e aspettare che facesse effetto.

L'approccio di Moss alla gestione del dolore dentale ha avuto un impatto duraturo sull'odontoiatria. Le sue tecniche sono state adottate e adattate da molti dentisti e hanno contribuito ad affermare l'ipnosi come strumento valido ed efficace per la gestione del dolore in odontoiatria. L'eredità di Moss continua quindi a vivere nei moderni studi dentistici e a giovare ai pazienti di tutto il mondo.

L'impatto di Moss sul campo dell'ipnodonzia non si limitò ai suoi pazienti o al suo studio. Riconoscendo l'importanza della formazione all'ipnosi per i professionisti dell'odontoiatria, ha esteso la sua influenza al di là del proprio studio attraverso l'istruzione e la formazione di altri dentisti.

Era un fervente sostenitore della formazione continua in odontoiatria. In particolare, credeva fermamente nella necessità che i dentisti fossero formati alle tecniche di ipnosi per migliorare la cura dei pazienti. Per questo motivo, ha dedicato una parte significativa della sua carriera alla formazione di altri professionisti del settore dentale.

Attraverso una serie di workshop e seminari, ha offerto formazione in ipnodonzia a dentisti di tutto il mondo. Questi eventi formativi hanno coperto un'ampia gamma di argomenti, dalle tecniche di induzione ipnotica di base alle applicazioni più avanzate dell'ipnosi nella gestione del dolore e dell'ansia dentale.

I laboratori e i seminari di Moss erano noti per il loro approccio pratico. Credeva inoltre nell'importanza dell'apprendimento esperienziale e quindi si assicurava che i suoi workshop includessero ampie opportunità di pratica e sperimentazione.

L'impegno di Moss nella formazione ipnodontica ha avuto un impatto duraturo. Ha formato una generazione di dentisti alle tecniche di ipnosi, molti dei quali continuano a utilizzarle nella loro pratica. Grazie al suo insegnamento, ha esteso la portata dell'ipnodonzia, permettendo a un maggior numero di pazienti di beneficiare di questo prezioso strumento terapeutico.

In sintesi, il contributo di Moss all'ipnodonzia è stato inestimabile. Attraverso la sua pratica clinica, ha dimostrato l'efficacia dell'ipnosi nella gestione dell'ansia e del dolore dentale. Attraverso l'insegnamento, ha formato una generazione di dentisti all'uso dell'ipnosi, assicurando che le sue tecniche e i suoi approcci continuassero a giovare ai pazienti anche dopo la sua carriera. Il suo impegno nella formazione e nell'educazione ha contribuito a legittimare l'ipnosi nel campo dell'odontoiatria e ha lasciato un'eredità duratura che rimane attuale.

Progressi e applicazioni mediche

Quando l'ipnosi è stata accettata nel 20° secolo, la sua applicazione si è estesa oltre i confini della semplice suggestione e dell'intrattenimento. Le discipline della psicologia e della medicina hanno iniziato a esplorare il potenziale terapeutico dell'ipnosi, portando a numerose applicazioni che hanno cambiato radicalmente il modo in cui trattiamo una varietà di condizioni di salute.

Uno dei primi impieghi medici dell'ipnosi è stato il trattamento del dolore. Durante la Prima e la Seconda Guerra Mondiale, i medici usarono l'ipnosi per trattare i soldati con dolore traumatico sul campo di battaglia, quando gli anestetici convenzionali non erano disponibili o erano insufficienti. I risultati promettenti di queste prime applicazioni hanno gettato le basi per lo sviluppo dell'ipnoanestesia e dell'ipnoanalgesia, tecniche che utilizzano l'ipnosi per indurre l'anestesia e alleviare il dolore senza l'uso di farmaci.

L'ipnosi ha trovato spazio anche nel campo della psicoterapia. Lo psichiatra Milton Erickson è stato un pioniere nell'uso dell'ipnosi in terapia e il suo approccio flessibile e indiretto ha cambiato il modo di praticarla. L'ipnosi ericksoniana, come è oggi conosciuta, utilizza la suggestione e la metafora per aiutare gli individui a esplorare il proprio inconscio e a scoprire nuovi modi di pensare e di comportarsi. Oggi l'ipnosi viene utilizzata in psicoterapia per trattare una varietà di condizioni, dai disturbi d'ansia e depressione alle dipendenze e ai disturbi alimentari.

Oltre alla gestione del dolore e alla psicoterapia, l'ipnosi è stata utilizzata in numerose altre applicazioni mediche. Tra queste, la gestione della sindrome dell'intestino irritabile, il trattamento dell'emicrania, la gestione della nausea e del vomito associati alla chemioterapia, il miglioramento del recupero dopo un intervento chirurgico e la facilitazione del parto.

I progressi delle neuroscienze hanno svolto un ruolo cruciale nel consolidamento dell'ipnosi nella medicina moderna. Le tecniche di neuroimmagine, come la risonanza magnetica funzionale (fMRI) e l'elettroencefalogramma (EEG), hanno permesso ai ricercatori di esplorare ciò che accade nel cervello durante questo trattamento. Questi studi hanno dimostrato che l'ipnosi può alterare l'attività cerebrale in modi specifici e prevedibili, fornendo una base scientifica per la sua efficacia.

Ad esempio, la ricerca ha dimostrato che può aumentare l'attività nelle aree del cervello associate all'attenzione e alla concentrazione e diminuire l'attività nelle aree associate all'autoconsapevolezza e alla valutazione critica. Questo cambiamento nell'attività cerebrale può facilitare la suggestione e consentire cambiamenti più profondi nei pensieri, nelle emozioni e nei comportamenti degli individui (Elkins, G. R. 2015).

Nonostante questi progressi, l'ipnosi ha ancora un grande potenziale inesplorato. Man mano che continuiamo ad approfondire la comprensione della mente e del cervello umano, è probabile che scopriremo nuovi modi di utilizzarla per migliorare la salute e il benessere. L'odontoiatria, come vedremo nel corso di questo libro, è una delle tante aree in cui l'ipnosi sta iniziando a fare una differenza significativa.

L'ipnosi nel 21° secolo: nuove frontiere

Il XXI secolo ha visto un'esplosione di interesse e di ricerca sull'ipnosi. Con il progresso della tecnologia e delle tecniche di neuroimmagine, oggi abbiamo una visione senza precedenti di come l'ipnosi influisca sul cervello e di come possiamo usarla in modo più efficace.

I progressi della tecnologia hanno anche reso possibili nuovi modi di praticare l'ipnosi. L'ipnosi assistita da computer e le applicazioni per l'ipnosi stanno diventando sempre più popolari, consentendo alle persone di accedervi nel comfort della propria casa. Questi progressi stanno democratizzando l'accesso all'ipnosi e offrono nuove opportunità per il suo utilizzo in ambito sanitario.

Oltre alla tecnologia, l'ipnosi sta trovando nuove applicazioni in diversi campi. Nella medicina dello sport, viene utilizzata per migliorare le prestazioni e la concentrazione degli atleti. Nel campo dell'istruzione, si stanno studiando tecniche di ipnosi per migliorare l'apprendimento e la memoria. E nel campo dell'odontoiatria, sta cambiando il modo in cui trattiamo il dolore, l'ansia e una serie di altre condizioni.

L'ipnodonzia, in particolare, sta diventando un'area di crescente interesse. I dentisti utilizzano l'ipnosi per aiutare i pazienti a gestire l'ansia e la paura, per controllare il dolore senza bisogno di farmaci e per migliorare il recupero dopo gli interventi. Man mano che la ricerca continua a esplorare e convalidare questi usi, è probabile che si assista a un aumento dell'adozione dell'ipnosi nella pratica odontoiatrica.

Con l'ingresso nel XXI secolo, l'ipnosi si trova a un crocevia entusiasmante. Con il sostegno della ricerca scientifica e il progresso della tecnologia, questo strumento clinico sta iniziando a essere riconosciuto come uno strumento potente e valido in medicina e psicologia. Tuttavia, c'è ancora molto da imparare su come funziona, su come possiamo usarla in modo più efficace e su come può cambiare il modo in cui forniamo assistenza sanitaria.

Capitolo 2: Fondamenti dell'ipnosi

CHE COS'È L'IPNOSI?

L'ipnosi è una tecnica che prevede l'induzione di uno stato alterato di coscienza, noto come trance, in cui una persona diventa più ricettiva alle suggestioni e ha una percezione e una memoria migliorate (Heap, M., & Aravind, K. K., 2002). Durante questo stato, la persona può concentrarsi intensamente su un'idea o un'immagine specifica e può ignorare altre cose (Kirsch, I., 1994). I componenti chiave dell'ipnosi sono la suggestione, il rilassamento, la concentrazione e la trance.

Le suggestioni sono idee o istruzioni date alla persona durante lo stato di trance (Kirsch, I., 2000). Queste suggestioni possono essere utilizzate per influenzare i pensieri, le emozioni e i comportamenti della persona. Ad esempio, si può suggerire di provare un senso di rilassamento e di calma, di sperimentare un cambiamento nella percezione, come una diminuzione del dolore, o di eseguire un comportamento specifico, come smettere di fumare (Lynn, S. J., Kirsch, I., Barabasz, A., Cardeña, E., & Patterson, D., 2000).

Il rilassamento è spesso una parte importante dell'ipnosi, poiché aiuta la persona a entrare nello stato di trance. Il rilassamento può riguardare sia il rilassamento fisico, come il rilascio della tensione muscolare, sia il rilassamento mentale, come il rilascio delle preoccupazioni e dello stress (Hammond, D. C., 2010).

La concentrazione implica la focalizzazione dell'attenzione su un'idea o un'immagine specifica ed è una componente cruciale dell'ipnosi. Durante lo stato di trance, il soggetto può concentrarsi intensamente su un'idea o un'immagine specifica e può ignorare altre cose (Rainville, P., Hofbauer, R. K., Bushnell, M. C., Duncan, G. H., & Price, D. D., 2002).

La trance è uno stato alterato di coscienza in cui una persona diventa più ricettiva alle suggestioni e ha una percezione e una memoria migliorate (Heap, M., & Aravind, K. K., 2002). Durante questo stato, il paziente può concentrarsi intensamente su un'idea o un'immagine specifica, ignorando altre cose.

Forse un altro modo per capire l'ipnosi è il modo in cui viene definita. Nel corso della storia, l'ipnosi è stata definita in modi diversi da diverse organizzazioni ed esperti. Di seguito sono riportate alcune delle definizioni più riconosciute:

American Medical Association (AMA): nel 1958, l'AMA ha definito l'ipnosi come "uno stato temporaneo di alterazione dell'attenzione nell'individuo, che può essere indotto da un'altra persona e in cui una varietà di fenomeni può apparire spontaneamente o in risposta a stimoli verbali o non verbali. Questi fenomeni includono cambiamenti nella coscienza e nella memoria, una maggiore suscettibilità alla suggestione, cambiamenti nella percezione sensoriale, nelle sensazioni o nel comportamento" (AMA, 1958).

La British Psychological Society (BPS), nel suo rapporto del 2001, definisce l'ipnosi come "una procedura durante la quale una persona, l'ipnotista, suggerisce che un'altra persona, il soggetto, sperimenti cambiamenti nelle sensazioni, nelle percezioni, nei pensieri o nel comportamento" (BPS, 2001).

American Psychological Association (APA): sul suo sito web, l'APA definisce l'ipnosi come "uno stato di coscienza che comporta un'attenzione focalizzata e ridotta e una maggiore ricettività alla suggestione" (APA, n.d.).

Milton H. Erickson: Erickson, uno dei pionieri più riconosciuti nel campo dell'ipnosi, ha definito l'ipnosi come "uno stato speciale di comunicazione intrapersonale e interpersonale" (Erickson, 1980).

È importante notare che, sebbene queste definizioni varino nella formulazione e nell'approccio, tutte riconoscono che l'ipnosi comporta uno stato di attenzione focalizzata e una maggiore ricettività alle suggestioni.

COME FUNZIONA L'IPNOSI

L'ipnosi, nonostante sia stata studiata per secoli, mantiene ancora un certo mistero sul suo meccanismo d'azione. Diverse teorie cercano di spiegare il funzionamento dell'ipnosi e la sua comprensione si è evoluta nel tempo. Qui esploriamo alcune di queste teorie, da quelle psicodinamiche a quelle cognitive e neuroscientifiche.

Teoria della dissociazione

La teoria della dissociazione è una delle principali teorie che spiegano il funzionamento dell'ipnosi. È stata proposta per la prima volta da Pierre Janet ed è stata estesa ed elaborata da altri, tra cui Ernest Hilgard.

Nel modello di dissociazione di Hilgard, noto come "teoria della neodissociazione", si sostiene che l'ipnosi crea una scissione nella coscienza, che permette ad alcune cose di verificarsi nella mente senza che la coscienza primaria ne sia pienamente consapevole (Hilgard, 1977). L'autore suggerisce che l'ipnosi comporta una separazione tra diversi aspetti della coscienza, tra cui la consapevolezza di sé e i processi di controllo esecutivo.

Ad esempio, sotto ipnosi, una persona potrebbe essere indirizzata a non provare dolore in risposta a uno stimolo doloroso. Secondo la teoria della dissociazione, il sistema di controllo esecutivo della persona potrebbe riconoscere lo stimolo come doloroso, ma questo riconoscimento sarebbe dissociato o separato dalla consapevolezza di sé, cosicché la persona non sperimenterebbe la sensazione di dolore (Hilgard, 1977).

La teoria della dissociazione è stata supportata da alcune ricerche. Ad esempio, uno studio del 2017 pubblicato sulla rivista Scientific Reports ha trovato prove di dissociazione nelle risposte cerebrali agli stimoli dolorosi durante l'ipnosi (Jiang, White, Greicius, Waelde & Spiegel, 2017).

Teoria del ruolo sociale o teoria della domanda di ruolo

La teoria del ruolo sociale è una spiegazione alternativa del fenomeno dell'ipnosi, proposta da Theodore R. Sarbin e William C. Coe. Questa teoria suggerisce che l'ipnosi è essenzialmente un ruolo sociale che una persona adotta, piuttosto che uno stato di coscienza speciale o alterato.

Secondo Sarbin e Coe (1972), quando un soggetto è ipnotizzato, sta assumendo un ruolo, simile a quello di un attore su un palcoscenico, e agisce in conformità alle aspettative di quel ruolo. Nel contesto dell'ipnosi, si tratta di soddisfare le aspettative dell'ipnotista e del soggetto su ciò che accade durante il trattamento. Ad esempio, se ci si aspetta che l'ipnosi provochi l'amnesia, il soggetto agirà in base a tale aspettativa e "dimenticherà" ciò che è accaduto durante la seduta.

Questa teoria dei ruoli sociali ha avuto un'influenza significativa sul campo dell'ipnosi e ha contribuito a spostare l'attenzione dall'ipnosi come stato alterato di coscienza alla comprensione dell'ipnosi in termini di aspettative, credenze e contesti sociali.

Teoria cognitiva dell'ipnosi

La teoria cognitiva dell'ipnosi, proposta da Nicholas Spanos e altri, suggerisce che gli effetti dell'ipnosi sono il risultato di normali processi cognitivi e aspettative, piuttosto che di uno speciale stato di coscienza.

Secondo Spanos (1986), le persone in stato di ipnosi non si trovano in uno stato alterato di coscienza, ma svolgono un ruolo sociale in cui ci si aspetta che seguano i suggerimenti dell'ipnotista. Secondo questa teoria, la capacità di una persona di essere ipnotizzata non dipende da una "abilità speciale" o dalla capacità di entrare in uno stato alterato di coscienza, ma dalla sua volontà di partecipare al processo e dalle sue aspettative e convinzioni su ciò che accadrà durante l'ipnosi.

La teoria cognitiva sostiene inoltre che le persone in ipnosi elaborano le informazioni in modo diverso da come farebbero normalmente. Invece di analizzare e valutare le informazioni in modo critico, i pazienti in trance possono accettare i suggerimenti dell'ipnotizzatore in modo più letterale e senza fare domande. Ciò può consentire loro di sperimentare cambiamenti nella percezione, nella memoria e nel comportamento che non sarebbero possibili in uno stato di coscienza normale.

Neuroscienze dell'ipnosi

Le neuroscienze hanno permesso di esplorare l'impatto dell'ipnosi sul cervello. Tecniche di neuroimmagine come la risonanza magnetica funzionale (fMRI) e l'elettroencefalogramma (EEG) hanno mostrato cambiamenti nell'attività cerebrale durante l'ipnosi. Ad esempio, è stato osservato un aumento dell'attività nelle aree cerebrali legate all'attenzione e all'immaginazione e una diminuzione dell'attività nelle aree legate all'autocritica e all'autoconsapevolezza (Oakley & Halligan, 2013). Questi risultati suggeriscono che l'ipnosi può comportare cambiamenti specifici nella funzione cerebrale.

Nonostante le numerose teorie, l'ipnosi non è ancora pienamente compresa e probabilmente coinvolge una combinazione di fattori psicologici e neurofisiologici. Ciò che è chiaro è che può essere un potente strumento per cambiare la percezione, il pensiero e il comportamento, e la ricerca continua a esplorare come e perché questo accade.

È evidente che c'è un grande interesse nel capire come influisce sul cervello e, con il progredire delle tecnologie di neuroimaging, la comprensione dei meccanismi d'azione dell'ipnosi continua ad evolversi. Tuttavia, la natura multiforme dell'ipnosi rende improbabile che una singola teoria possa spiegarla nella sua interezza. Piuttosto, una combinazione di fattori psicologici, sociali e neurofisiologici interagisce per dare origine a quell'esperienza unica che è l'ipnosi.

Ipnosi e rete cerebrale della modalità predefinita

Recenti scoperte nel campo delle neuroscienze hanno fornito un nuovo approccio alla comprensione del funzionamento dell'ipnosi nel cervello. In particolare, il Default Mode Network (PMN), che comprende le regioni cerebrali che si attivano quando non siamo concentrati sul mondo esterno ma assorbiti da pensieri interiori, potrebbe svolgere un ruolo importante nell'ipnosi.

L'MPN comprende diverse regioni cerebrali che si attivano durante il riposo e l'introspezione e si disattivano durante i compiti che richiedono attenzione. Secondo Raichle et al. (2001), queste aree cerebrali sono coinvolte in funzioni quali l'autoriflessione, l'immaginazione e la narrazione interna (Raichle 2001).

Nel contesto dell'ipnosi, il PMR può essere rilevante in diversi modi. Alcuni ricercatori hanno suggerito che durante l'ipnosi il terapeuta può essere in grado di influenzare il PMR per cambiare la "storia" che il soggetto racconta a se stesso riguardo alla propria esperienza, consentendo così di modificare la percezione e il comportamento. Per esempio, un terapeuta potrebbe usare la suggestione ipnotica per aiutare un soggetto a immaginare che il suo braccio sia anestetizzato, il che potrebbe cambiare la percezione del soggetto della sensazione nel suo braccio.

Il PMR può anche essere coinvolto nell'aspetto di "assorbimento" dell'ipnosi. Alcune persone sono più capaci di altre di impegnarsi profondamente in esperienze immaginative e di bloccare il mondo esterno, una caratteristica che è associata alla capacità di essere ipnotizzati. Queste persone possono avere un PMR particolarmente attivo o flessibile.

È importante notare che, sebbene questi risultati siano promettenti, la ricerca sul ruolo della PMR nell'ipnosi è ancora agli inizi e sono necessari ulteriori studi per comprendere appieno queste relazioni.

Ipnosi e rete di controllo esecutivo

La rete di controllo esecutivo (ECN) è un sistema di regioni cerebrali che svolgono un ruolo centrale nei compiti cognitivi di alto livello, come il processo decisionale, l'attenzione, la memoria di lavoro e il controllo degli impulsi. Vincent et al. (2008) descrivono l'ECN come un insieme interconnesso di regioni cerebrali che lavorano insieme per regolare le nostre risposte e i nostri comportamenti, permettendoci di reagire in modo flessibile e adattivo al nostro ambiente.

Nel contesto dell'ipnosi, l'ECR può svolgere un ruolo particolarmente importante. Durante una sessione di ipnosi, le connessioni tra l'ECR e altre regioni cerebrali possono essere attivate e rafforzate, come suggerito da uno studio di McGeown et al. (2009). Ciò può contribuire a spiegare perché i pazienti sotto ipnosi possono mostrare una maggiore concentrazione e suscettibilità alle suggestioni dell'ipnotista. Ad esempio, la CER può facilitare la focalizzazione dell'attenzione sui suggerimenti dell'ipnotista e contribuire a inibire o bloccare le distrazioni.

Inoltre, il CER può essere coinvolto nel modo in cui l'ipnosi può aiutare le persone a modificare il loro comportamento o la loro percezione. Attraverso la suggestione ipnotica, l'ipnotista può aiutare il soggetto immaginare nuovi modi di pensare o di comportarsi e il CER può svolgere un ruolo nell'attuazione e nel mantenimento di questi nuovi modelli di pensiero o di comportamento.

Tuttavia, come in molte aree di ricerca sull'ipnosi, resta ancora molto da scoprire sull'esatto ruolo dell'ECN e di altre reti cerebrali nell'ipnosi. Ulteriori ricerche e una maggiore comprensione di queste reti cerebrali potrebbero portare a nuove strategie e tecniche per migliorare l'efficacia dell'ipnosi come strumento terapeutico.

PRINCIPI DELL'IPNOSI

La comprensione dei principi fondamentali dell'ipnosi può aiutarci a capire come e perché funziona. Di seguito sono riportati alcuni dei principi chiave che facilitano l'ipnosi:

Focalizzare l'attenzione

La focalizzazione dell'attenzione è una delle tecniche fondamentali nella pratica dell'ipnosi ed è stata considerata uno dei meccanismi chiave alla base dell'insorgenza dello stato ipnotico. In termini più semplici, è la capacità di dirigere e mantenere l'attenzione su un punto focale specifico, spesso sotto la guida di un ipnotista.

Secondo la ricerca, questa focalizzazione dell'attenzione può avere una serie di effetti psicologici e fisiologici. Da un punto di vista psicologico, può aiutare le persone a bloccare le distrazioni e a concentrarsi su pensieri, sentimenti o esperienze interiori (Raz & Lifshitz, 2016). Questo può facilitare una maggiore suscettibilità alle suggestioni dell'ipnotista, consentendo di apportare cambiamenti più efficaci nei comportamenti, nelle emozioni e nei pensieri.

Inoltre, da un punto di vista neurofisiologico, è stato dimostrato che la focalizzazione dell'attenzione influenza l'attività cerebrale. Alcune ricerche hanno rilevato che l'ipnosi può aumentare la connettività tra la rete di controllo esecutivo (ECN) e altre regioni cerebrali responsabili dell'attenzione e del controllo cognitivo (McGeown et al., 2009). Questo potrebbe spiegare come l'ipnosi migliori la concentrazione e la reattività alle suggestioni.

Tuttavia, non tutte le persone rispondono allo stesso modo all'ipnosi e alcuni individui possono trovare più facile di altri focalizzare la propria attenzione. Ciò può essere legato a una serie di fattori, come le differenze individuali nella capacità di concentrazione, le aspettative nei confronti di questo strumento terapeutico e le precedenti esperienze di ipnosi.

Infine, va notato che concentrare l'attenzione è un'abilità che può essere migliorata con la pratica. Molti ipnotisti utilizzano tecniche di formazione ed esercizi per aiutare le persone a migliorare la loro capacità di concentrazione, il che può aumentare l'efficacia dell'ipnosi.

Dissociazione

La dissociazione è un fenomeno che si verifica quando una persona sperimenta una disconnessione tra pensieri, ricordi, sensazioni, azioni o senso di identità. Durante l'ipnosi, la dissociazione può essere uno strumento utile per aiutare una persona a concentrarsi sul proprio mondo interiore e ad allontanarsi dalle distrazioni esterne.

Secondo la teoria della dissociazione, l'ipnosi è vista come uno stato in cui il controllo cosciente del pensiero e dell'azione può essere separato dalla consapevolezza (Hilgard, 1986). Ciò può consentire a una persona di concentrarsi intensamente su un singolo compito o pensiero, mentre la consapevolezza dell'ambiente esterno o del passare del tempo svanisce.

A un livello più profondo, la dissociazione può permettere di separare alcune emozioni o ricordi dolorosi dalla consapevolezza immediata. Ad esempio, una persona sotto ipnosi può essere in grado di ricordare un evento traumatico senza provare il dolore emotivo ad esso associato. Questo aspetto della dissociazione può essere utile nella terapia del trauma, in quanto può consentire ai pazienti elaborare le esperienze dolorose in modo sicuro e controllato.

La dissociazione può essere utile anche nella gestione del dolore. Dissociandosi dalle sensazioni fisiche, una persona può essere in grado di sperimentare il dolore fisico senza la sofferenza emotiva normalmente associata ad esso. Questo uso della dissociazione può essere utile in diversi contesti, dal controllo del dolore cronico alla gestione del dolore durante le procedure mediche.

È importante notare che, sebbene la dissociazione possa essere utile nell'ipnosi, può anche essere un sintomo di alcuni disturbi psicologici, come il disturbo post-traumatico da stress e altri disturbi dissociativi. Pertanto, deve essere trattata con cura da professionisti qualificati.

La suggestione come principio dell'ipnosi

Introduzione alla suggestione come principio dell'ipnosi

La suggestione è un principio fondamentale dell'ipnosi che gioca un ruolo cruciale nell'efficacia della pratica. Nell'ipnosi, la suggestione si riferisce ai comandi o alle istruzioni impartite ai soggetti mentre sono in stato di trance, che ci si aspetta che eseguano una volta emersi da questo stato alterato di coscienza. Queste suggestioni sono progettate per creare possibilità positive nel paziente e per generare una resistenza minima. Il processo di suggestione non si limita alla sola ipnosi, poiché viene utilizzato anche da varie entità, come i media e i libri, per manipolare e influenzare le persone. Il concetto di suggestione si è evoluto nel tempo, dalle sue origini all'emergere di una comprensione più definita delle sue capacità. L'ipnosi stessa è uno stato alterato di coscienza, autoindotto o indotto da un'altra persona, in cui si possono osservare cambiamenti sia psicologici che fisiologici. Pertanto, la suggestione serve come potente strumento per guidare e influenzare i pensieri, i sentimenti e i comportamenti delle persone durante l'ipnosi.

Secondo Hammond (2010), "la suggestione è uno degli aspetti più importanti dell'ipnosi ed è la chiave della sua efficacia terapeutica". L'importanza della suggestione nell'ipnosi risiede nella sua capacità di guidare l'esperienza e le risposte dell'individuo. Nei processi di ipnosi si possono utilizzare diversi tipi di suggestioni, ognuna delle quali produce effetti specifici sull'individuo. Una volta che il soggetto ha raggiunto lo stato di ipnosi, le suggestioni possono essere testate per produrre gli effetti desiderati dall'ipnotista. Queste suggestioni possono essere potenzianti e rinforzanti, creando possibilità positive per il paziente e generando una resistenza minima. In campo clinico, l'ipnosi viene spesso utilizzata, insieme alle tecniche di suggestione, come strumento di supporto ai sistemi terapeutici psicologici. L'uso della suggestione in trance può aiutare le persone a superare varie sfide, come la gestione del dolore, la riduzione dell'ansia o il cambiamento di comportamenti indesiderati. L'efficacia della suggestione nell'ipnosi si basa sulla ricettività e sulla volontà dell'individuo di accettare e agire in base ai suggerimenti forniti.

In conclusione, la suggestione è un principio fondamentale dell'ipnosi che svolge un ruolo vitale nel guidare e influenzare i pensieri, i sentimenti e il comportamento delle persone. Consiste nell'impartire comandi o istruzioni a soggetti in stato di trance, che dovranno eseguirli una volta riacquistato il normale stato di coscienza. La suggestione non si limita all'ipnosi, ma viene utilizzata anche in vari contesti per manipolare e influenzare le persone. L'uso della suggestione nell'ipnosi può avere effetti profondi sul benessere mentale ed emotivo delle persone, consentendo loro di superare le sfide e di apportare cambiamenti positivi nella loro vita.

Tipi di suggestioni utilizzate nell'ipnosi

Esistono diversi tipi di suggestioni che vengono utilizzate nell'ipnosi per indurre nelle persone uno stato o un comportamento desiderato. Un tipo è quello delle suggestioni dirette, in cui l'ipnotista dice esplicitamente all'individuo cosa fare o sperimentare. Queste suggestioni vengono impartite in modo preciso e conciso, spesso con un tono monotono, per aumentarne l'efficacia. Le suggestioni dirette sono semplici e lasciano poco spazio all'interpretazione.

Secondo Lynn e Green (2011), "le suggestioni dirette sono quelle che specificano il comportamento o l'esperienza desiderata in termini chiari e non ambigui" (p. 67). Un altro tipo di suggestione utilizzata nell'ipnosi è quella indiretta. Queste sono più sottili e possono essere trasmesse in modo da permettere all'individuo di interpretare e interiorizzare il messaggio. Quando sono indirette, spesso coinvolgono narrazioni, metafore o situazioni ipotetiche per influenzare la mente subconscia dell'individuo. Aggirando la mente cosciente, le suggestioni indirette possono avere un impatto profondo su credenze, atteggiamenti e comportamenti.

Le suggestioni post-ipnotiche sono un altro aspetto importante dell'ipnosi. Queste suggestioni vengono impartite durante lo stato ipnotico, ma sono destinate a essere eseguite dopo che l'individuo è uscito dall'ipnosi. Le suggestioni post-ipnotiche possono essere utilizzate per rafforzare i cambiamenti desiderati, come l'interruzione di un'abitudine o il miglioramento della fiducia in se stessi. L'individuo può eseguire inconsciamente azioni o sperimentare determinati comportamenti come risultato della suggestione post-ipnotica.

Il potere della suggestione per influenzare comportamenti e convinzioni

Questo potere è un principio fondamentale dell'ipnosi. Le suggestioni hanno la capacità di alterare le percezioni e le convinzioni, sia a livello fisico che psicologico. Nel contesto dell'ipnosi, le suggestioni vengono utilizzate per guidare le persone in uno stato di maggiore suggestionabilità, in cui sono più ricettive ad accettare e agire in base alle suggestioni fornite. Questo processo consente di ottenere cambiamenti e trasformazioni comportamentali significativi.

Esempi di cambiamento del comportamento attraverso la suggestione possono essere visti in varie applicazioni terapeutiche dell'ipnosi. Ad esempio, viene spesso utilizzata per aiutare le persone a rilassarsi, a ridurre la sensazione di dolore o ad alleviare l'ansia. Sfruttando il potere della suggestione, l'ipnosi può facilitare questi cambiamenti desiderati nelle esperienze soggettive e nei comportamenti. Inoltre, l'ipnosi cognitivo-comportamentale utilizza la suggestione come mezzo per promuovere il cambiamento comportamentale attraverso l'interazione tra ipnotista e soggetto. Questi esempi evidenziano il potenziale della suggestione per influenzare e modellare il comportamento in modo positivo e costruttivo.

Tuttavia, è importante considerare le implicazioni etiche dell'uso delle suggestioni nell'ipnosi. Sebbene le suggestioni possano essere potenzianti e creare possibilità positive per l'individuo, è fondamentale garantire che le suggestioni siano allineate con il benessere e i valori dell'individuo. Le considerazioni etiche devono essere prese in considerazione per evitare l'uso improprio o la manipolazione delle suggestioni a fini personali o per costringere le persone ad agire contro i propri interessi. Rispettando le linee guida etiche, il potere della suggestione nell'ipnosi può essere sfruttato in modo responsabile ed efficace a beneficio dei pazienti che cercano un cambiamento positivo.

Il ruolo del linguaggio e dell'immaginario nella suggestione

L'uso di schemi linguistici è un aspetto cruciale della suggestione ipnotica. Questi schemi sono progettati per creare suggestioni potenzianti e rafforzanti che generano una resistenza minima nel paziente. L'ipnosi stessa è uno stato di rilassamento profondo in cui le persone sono più aperte alla suggestione, consentendo di modificare le convinzioni e i modelli comportamentali.

Secondo Heap e Aravind (2002), "il linguaggio è lo strumento principale dell'ipnotista e quindi è importante che vengano utilizzati modelli linguistici efficaci per ottenere i risultati desiderati". Il famoso psichiatra e ipnoterapeuta Milton Erickson ha sviluppato principi e strategie basati su questi schemi linguistici, che sono stati ampiamente utilizzati nel campo dell'ipnosi. Scegliendo e strutturando con cura le parole, gli ipnoterapeuti possono guidare efficacemente le persone verso possibilità positive e risultati desiderati.

La creazione di immagini vivide è un altro elemento chiave nel processo di suggestione durante l'ipnosi. L'uso di immagini visive aiuta a catturare l'attenzione del paziente e aumenta l'efficacia delle suggestioni fornite. Gli ipnoterapeuti utilizzano tecniche come la modulazione della formulazione della suggestione, compresi il ritmo, le inflessioni della voce e i termini chiave, per creare un'esperienza più coinvolgente e d'impatto per l'individuo.

Secondo Yapko (2012), "la suggestione visiva è una tecnica comune nell'ipnosi, che consiste nel trasformare il risultato desiderato in un'immagine mentale, rafforzando ulteriormente le suggestioni fatte attraverso la comunicazione verbale". Incorporando immagini vivide nelle suggestioni ipnotiche, gli ipnoterapeuti possono sfruttare il potere della mente subconscia e facilitare cambiamenti positivi nel comportamento e nella percezione.

In conclusione, l'impatto del linguaggio e delle immagini sulla suggestionabilità è significativo. Sebbene l'ipnosi permetta alle persone di essere più ricettive alle suggestioni, è importante notare che nessuno può essere indotto ad accettare suggestioni che vanno contro i propri principi etici e morali. Lo scopo di alcuni programmi comportamentali è quello di aumentare la ricettività alle suggestioni da parte di soggetti non suggestionabili. La suggestione è parte integrante della comunicazione umana fin dall'antichità e si è evoluta nella pratica dell'ipnosi. Nel campo della psicologia dello sport, l'efficacia dell'ipnosi è stata riconosciuta nell'uso di tecniche di suggestione come aggiunta ai sistemi terapeutici. In generale, l'uso del linguaggio e delle immagini nella suggestione gioca un ruolo fondamentale nello sfruttare il potere della mente per facilitare un cambiamento positivo nelle persone.

Migliorare la suggestionabilità attraverso il rilassamento e la concentrazione

Il rilassamento svolge un ruolo cruciale nel processo di ipnosi. Inducendo uno stato di profondo rilassamento, le persone diventano più aperte e ricettive alle suggestioni. Questo stato di rilassamento permette alla mente cosciente di calmarsi, rendendo più facile per l'ipnotista accedere alla mente subconscia e introdurre suggerimenti positivi. L'uso di tecniche di rilassamento nell'ipnosi si è rivelato efficace per ridurre l'ansia e aumentare il controllo sulle emozioni. Inoltre, il rilassamento aiuta ad alleviare la tensione del corpo, consentendo alle persone di entrare in uno stato ricettivo e centrato, essenziale per il successo dell'ipnosi.

Le tecniche per indurre il rilassamento in ipnosi variano, ma spesso prevedono il rilassamento muscolare progressivo, esercizi di respirazione profonda e immagini guidate. Il rilassamento muscolare progressivo, ad esempio, consiste nel tendere e rilassare sistematicamente diversi gruppi muscolari del corpo, promuovendo uno stato di rilassamento fisico e mentale. Gli esercizi di respirazione profonda aiutano le persone a rallentare la respirazione, promuovendo un senso di calma e rilassamento [30]. L'immaginazione guidata prevede la visualizzazione di scene tranquille e serene, consentendo alle persone di evadere mentalmente e di entrare in uno stato di rilassamento. Queste tecniche possono essere utilizzate singolarmente o in combinazione per aiutare a indurre uno stato di profondo rilassamento, aumentando la suggestionabilità durante il processo ipnotico.

Oltre al rilassamento, l'ipnosi mira ad aumentare la concentrazione e la ricettività alle suggestioni. Dirigendo l'attenzione e la concentrazione dell'individuo, l'ipnotista è in grado di bypassare la mente critica cosciente e di comunicare direttamente con la mente subconscia. Questa maggiore concentrazione permette alle persone di diventare più ricettive alle suggestioni positive, come ad esempio il cambiamento dei comportamenti o il superamento delle sfide. Alcuni studi hanno dimostrato che l'ipnosi può essere efficace per aumentare l'autoefficacia e ridurre gli affetti negativi. Sfruttando il potere della suggestione e migliorando la concentrazione, l'ipnosi può essere un potente strumento di crescita personale e di auto-miglioramento.

Superare la resistenza alla suggestione

Questo è un aspetto cruciale dell'uso efficace dell'ipnosi. Nel contesto clinico, l'ipnotista si affida alle capacità comunicative per guidare i clienti ad accettare le suggestioni. Tuttavia, la resistenza alla suggestione può rappresentare una sfida.

D'altra parte, Lynn e Green (2011) affermano che "la resistenza alla suggestione può essere un ostacolo al successo dell'ipnosi ed è importante che l'ipnotista comprenda le barriere comuni alla suggestione e disponga di strategie per superarle". Per superare la resistenza, è essenziale identificare le barriere comuni alla suggestione. Queste barriere possono includere scetticismo, paura e mancanza di fiducia nell'ipnotista o nel processo stesso. Comprendendo queste barriere, gli ipnotisti possono adattare il loro approccio per affrontarle e superarle.

Le strategie per superare questa resistenza in ipnosi prevedono varie tecniche. Secondo Heap e Aravind (2002), "una relazione terapeutica positiva e di supporto è fondamentale per aumentare la suggestionabilità". Stabilendo una relazione terapeutica positiva e di supporto, gli ipnotisti possono creare un ambiente in cui i clienti si sentano a proprio agio e aperti alle suggestioni. Inoltre, la ristrutturazione della resistenza sotto forma di suggestione può essere un approccio efficace. Gli ipnotisti esperti riformulano la resistenza, presentandola come un'opportunità di cambiamento e trasformazione positiva. Anche le suggestioni indirette, come le parabole e le metafore, possono essere utilizzate per aggirare la mente cosciente e accedere al subconscio.

L'uso dell'ipnosi con suggestione è stato studiato e applicato in vari contesti terapeutici. Secondo Barabasz e Barabasz (2006), "l'ipnosi con suggestione si è dimostrata particolarmente efficace nel controllo dell'ansia e nel miglioramento della fiducia negli atleti". Utilizzando tecniche di suggestione, l'ipnosi può aiutare i sistemi terapeutici, aiutando le persone a superare le sfide e a raggiungere risultati positivi. Lo sviluppo di abilità e tecniche terapeutiche in ipnosi è fondamentale per aumentare la fiducia nella terapia e insegnare l'autoipnosi. La comprensione dell'evoluzione storica dell'ipnosi e del suo legame con la suggestione fornisce un quadro contestuale per la sua applicazione. Nel complesso, la suggestione rimane un principio fondamentale dell'ipnosi, che consente alle persone di superare la resistenza e di ottenere un cambiamento positivo.

Uso della suggestione a scopo terapeutico

La suggestione è un principio fondamentale nella pratica dell'ipnosi, soprattutto in ambito terapeutico. La sua applicazione in terapia prevede l'utilizzo di spunti e tecniche verbali per influenzare i pensieri, i comportamenti e le emozioni di una persona. L'ipnosi, spesso utilizzata insieme alla suggestione, consente alle persone di entrare in uno stato rilassato di maggiore suggestionabilità, rendendole più ricettive agli interventi terapeutici. Nell'ipnosi clinica, le tecniche di suggestione sono utilizzate come ausilio in vari sistemi terapeutici. Queste suggestioni sono progettate per migliorare e rafforzare le possibilità positive del paziente, generando risultati favorevoli. Il loro uso in terapia ha guadagnato grande interesse e riconoscimento negli ultimi anni.

Esistono numerosi esempi di interventi terapeutici che incorporano tecniche di suggestione. Un esempio è l'uso dell'ipnosi terapeutica, nota anche come ipnosi clinica, che mira a combattere le suggestioni, i programmi o le operazioni automatiche che possono causare disagio o comportamenti negativi. Un altro esempio è l'uso della suggestione nella catarsi, in cui il terapeuta guida il paziente a esprimere i propri pensieri ed emozioni, facilitando un sano rilascio di idee. Questi interventi evidenziano il potere della suggestione di promuovere un cambiamento positivo nelle persone e di facilitare il progresso terapeutico.

Sono state condotte ricerche per esplorare la sua efficacia nella terapia. Gli studi hanno dimostrato che l'ipnosi e la suggestione possono suscitare risposte specifiche nel cervello, attivando aree specifiche associate ai fenomeni ipnotici. L'efficacia terapeutica dell'ipnosi, in particolare nella forma della suggestione diretta, è stata riconosciuta come un valido campo di studio. Inoltre, è stato dimostrato che l'uso di tecniche di suggestione, come l'ipnosi, è efficace nel processo di insegnamento-apprendimento. Questi risultati supportano ulteriormente l'importanza e i potenziali benefici del suo utilizzo negli interventi terapeutici.

Conclusione: Sfruttare il potere della suggestione nell'ipnosi

Il principio della suggestione svolge un ruolo fondamentale nell'ipnosi, in quanto comporta suggestioni potenzianti e rinforzanti che creano possibilità positive per il paziente. La suggestione è stata una componente fondamentale dell'ipnosi fin dalla sua nascita. Già nel 1888, infatti, la suggestione ipnotica veniva utilizzata per eliminare le sofferenze dei pazienti. Nel corso del tempo, il suo uso si è evoluto e ampliato e gli operatori riconoscono la sua importanza nel facilitare un cambiamento positivo. Anche Sigmund Freud, figura di spicco nel campo della psicologia, ha riconosciuto il potere della suggestione nel rapporto medico-paziente. La suggestione è quindi la chiave di volta dell'ipnosi, che permette di accedere alla mente subconscia e di esplorare nuove possibilità di crescita personale e di guarigione.

I vantaggi del suo utilizzo nell'ipnosi sono numerosi. L'ipnoterapia, che incorpora tecniche basate sulla suggestione, si è dimostrata efficace nel trattamento di diverse condizioni, come i problemi del sonno, la pipì a letto, la cessazione del fumo e i disturbi alimentari. Inoltre, la suggestione può essere utilizzata nella ristrutturazione cognitiva, in particolare nel trattamento delle dipendenze. Tuttavia, è importante riconoscere i limiti dell'ipnosi basata sulla suggestione. Sebbene possa essere efficace per molte persone, non tutti rispondono allo stesso modo alla suggestione e i risultati possono variare. Inoltre, il successo dell'ipnosi basata sulle suggestioni si basa sull'abilità e sull'esperienza dell'ipnoterapeuta nel fornire suggestioni personalizzate che risuonino con la mente subconscia dell'individuo. Tuttavia, i potenziali benefici dell'ipnosi basata sulla suggestione la rendono uno strumento prezioso nel campo degli interventi terapeutici.

Con il continuo progresso del campo dell'ipnosi, sono in corso sforzi per esplorare nuove direzioni e progressi nell'ipnosi basata sulla suggestione. Gli specialisti stanno studiando l'uso dell'ipnosi e della suggestione nel processo di insegnamento-apprendimento, riconoscendone il potenziale per migliorare l'apprendimento e le prestazioni. Inoltre, l'integrazione della tecnologia, come la realtà virtuale, può offrire nuove opportunità di utilizzo della suggestione. Sfruttando il potere della suggestione e incorporando approcci innovativi, il campo dell'ipnosi può continuare a evolversi ed espandere il suo potenziale per promuovere la crescita personale, la guarigione e il benessere.

Il rilassamento come principio dell'ipnosi

Introduzione

Il rilassamento è un principio fondamentale dell'ipnosi e svolge un ruolo cruciale nell'induzione di uno stato ipnotico. Nel contesto dell'ipnosi, il rilassamento si riferisce al processo di raggiungimento di uno stato di profonda calma fisica e mentale, che consente all'individuo di entrare in un elevato stato di suggestionabilità (Hammond, 1990). Sebbene sia importante notare che l'ipnosi non riguarda solo il rilassamento, poiché si verificano anche processi inconsci, lo stato di calma fisica e mentale serve come componente fondamentale per facilitare l'esperienza ipnotica (Kirsch, 1994). L'inclusione di tecniche di rilassamento nelle sedute di ipnosi mira a promuovere un senso di calma, benessere e ricettività alle suggestioni (Yapko, 2012). Questo principio è enfatizzato in diversi programmi di formazione, come il Master in Ipnosi Clinica e Rilassamento (Università di Salamanca, 2021), dove gli psicologi imparano a indurre l'ipnosi aiutando i pazienti a rilassarsi in tempo reale.

La fase di induzione dell'ipnosi si concentra sulla liberazione della mente cosciente e sull'apertura del subconscio, preparando l'individuo a riposare profondamente (Erickson, Rossi & Rossi, 1976). Inducendo un cambiamento nello stato di coscienza e aumentando il rilassamento, l'ipnosi migliora l'attenzione e la concentrazione, rendendo l'individuo più ricettivo alle suggestioni terapeutiche (Hammond, 1990). La ricerca di Hernández Mendo et al. (2003) evidenzia che l'ipnosi può essere attivata e invocata spontaneamente, con metodi di induzione che assumono forme diverse, tra cui la calma e il rilassamento. Inoltre, durante l'induzione ipnotica, le suggestioni possono essere adattate al ritmo respiratorio del paziente, promuovendo una perfetta integrazione tra rilassamento e ricettività inconscia (Banyai, Hilgard & Johnson, 1964). Pertanto, la calma fisica e mentale è una componente vitale per facilitare lo stato ipnotico e ottimizzare l'efficacia dell'ipnosi (Hammond, 1990).

L'uso dell'ipnosi per il rilassamento e la suggestione subconscia è ben consolidato da oltre un secolo (Erickson, Rossi & Rossi, 1976). Sebbene vi siano dibattiti sulla necessità del rilassamento per ottenere determinati spunti ipnotici e cambiamenti soggettivi, esso rimane un elemento comune e ampiamente utilizzato nelle sedute di ipnosi (Lynn, Kirsch & Hallquist, 2008). Infatti, ogni seduta di ipnosi comprende solitamente una fase iniziale o di preparazione in cui il paziente viene guidato a rilassarsi e a indurre uno stato di calma (Spiegel, 1993). L'aspetto del rilassamento dell'ipnosi non solo contribuisce all'esperienza complessiva, ma ha anche il potenziale di ridurre lo stress, fornire un feedback positivo ed eliminare i pensieri negativi (Wickramasekera II, 2001). Incorporando queste tecniche, l'ipnosi offre alle persone l'opportunità di raggiungere una calma profonda e di accedere alla propria mente subconscia a scopo terapeutico.

Comprendere gli aspetti fisiologici e psicologici del rilassamento.

Il rilassamento svolge un ruolo cruciale nella pratica dell'ipnosi, in quanto è un principio sia fisiologico che psicologico. Fisiologicamente, la tranquillità profonda induce diversi cambiamenti nell'organismo, come la diminuzione della frequenza cardiaca, della pressione sanguigna e della tensione muscolare. Questi cambiamenti sono essenziali per entrare in uno stato di rilassamento profondo, che è un prerequisito per il successo dell'ipnosi. Promuovendo la calma, l'ipnosi consente alle persone di raggiungere un maggiore stato di attenzione e concentrazione, che permette loro di rispondere meglio alle suggestioni e agli interventi terapeutici (Hammond, 1990). Il rilassamento funge quindi da base per l'esperienza ipnotica, facilitando un livello più profondo di coinvolgimento e ricettività.

Oltre agli effetti fisiologici, il rilassamento offre anche numerosi benefici psicologici. La pratica di tecniche di rilassamento può aiutare le persone a ridurre lo stress e l'ansia, promuovendo un senso di calma e benessere (Wickramasekera II, 2001). È stato riscontrato che migliora la qualità del sonno, aiuta a controllare l'insonnia e promuove un sonno ristoratore (Lichstein et al., 2006). Inoltre, le tecniche di rilassamento possono migliorare la concentrazione, la memoria e il funzionamento cognitivo, consentendo alle persone di gestire meglio i compiti e le responsabilità quotidiane (Elliott et al., 2014). Incorporando il rilassamento nella propria routine quotidiana, gli individui possono sperimentare una maggiore chiarezza mentale, stabilità emotiva e benessere psicologico generale (Jain et al., 2007).

Il ruolo del rilassamento nella riduzione dello stress e dell'ansia è particolarmente importante. L'ipnosi può essere uno strumento efficace per gestire e alleviare lo stress e l'ansia (Hammond, 1990). Inducendo uno stato di profondo rilassamento, l'ipnosi aiuta le persone ad accedere alla loro mente subconscia e a riformulare gli schemi di pensiero e le convinzioni negative (Yapko, 2012). Questo può portare a una riduzione dei sintomi dell'ansia e a un maggiore senso di calma e rilassamento. Inoltre, le tecniche di rilassamento utilizzate insieme all'ipnosi possono migliorare l'efficacia delle strategie di gestione dello stress e dell'ansia (Schoenberger et al., 2002). Promuovendo il rilassamento, l'ipnosi fornisce agli individui uno strumento prezioso per affrontare le sfide della vita quotidiana e promuovere il loro benessere generale.

Tecniche per indurre il rilassamento in ipnosi

Uno dei principi chiave dell'ipnosi è quello di indurre il rilassamento dell'individuo. Esistono diverse tecniche che possono essere utilizzate per raggiungere questo stato. Una di queste tecniche è il rilassamento muscolare progressivo, ideato da Edmund Jacobson all'inizio del XX secolo (Jacobson, 1929). Il rilassamento muscolare progressivo consiste nel tendere e poi rilassare diversi gruppi muscolari del corpo, portando a un profondo stato di lassità (Jacobson, 1938). Questa tecnica si è rivelata efficace per alleviare il dolore, migliorare il sonno e promuovere la calma mentale generale (Bernstein & Borkovec, 1973).

Un'altra tecnica per indurre il rilassamento in ipnosi è rappresentata dagli esercizi di respirazione profonda. La respirazione profonda è un potente strumento per ridurre lo stress e promuovere il rilassamento del corpo (Brown & Gerbarg, 2005). Quando respiriamo profondamente, il nostro corpo invia segnali al cervello per attivare la risposta di rilassamento, portando a una diminuzione della frequenza cardiaca e della pressione sanguigna (Brown & Gerbarg, 2012). Gli esercizi di respirazione profonda possono essere praticati in vari modi, come la respirazione diaframmatica o la respirazione addominale, in cui il respiro viene inspirato profondamente nell'addome (Stanciu, 2015). Incorporando le tecniche di respirazione profonda nelle sedute di ipnosi, le persone possono sperimentare un maggiore senso di rilassamento e pace interiore.

Anche l'immaginazione guidata e la visualizzazione sono tecniche comunemente utilizzate per indurre il rilassamento in ipnosi. L'immaginazione guidata comporta la creazione di immagini e scenari mentali vividi che promuovono un senso di rilassamento e di calma (Rossman, 2002). Guidando le persone attraverso un processo di visualizzazione, esse possono immaginarsi in ambienti tranquilli e calmi, permettendo alla loro mente e al loro corpo di rilassarsi (Naparstek, 2000). È stato dimostrato che l'immaginazione guidata è efficace per ridurre lo stress, l'ansia e promuovere il benessere generale (Best, 2010). Può essere particolarmente utile per le persone che hanno difficoltà a visualizzare, in quanto fornisce un quadro strutturato per il rilassamento (Holmes & Burish, 1981). Incorporare l'immaginazione guidata nelle sedute di ipnosi può aiutare le persone a raggiungere un profondo stato di rilassamento e a sfruttare la loro mente subconscia per un cambiamento positivo (Hammond, 1990).

L'importanza di creare un'atmosfera rilassata per l'ipnosi

La creazione di un ambiente rilassato è un principio cruciale nella pratica dell'ipnosi. L'ambiente in cui si svolge l'ipnosi deve essere favorevole al rilassamento e alla riduzione degli stimoli disturbanti (Hammond, 2010). Ciò include la creazione dell'ambiente giusto, che si tratti di una stanza confortevole o di una sedia o di un letto specifici che favoriscano il rilassamento (Lynn & Kirsch, 2006). Creando un'atmosfera calma e pacifica, le persone hanno maggiori probabilità di entrare in uno stato di rilassamento profondo, essenziale per il successo dell'ipnosi (Spiegel, 1993). Anche la capacità di indurre se stessi in uno stato di rilassamento profondo o di autoipnosi è un'abilità preziosa da sviluppare (Hammond, 2000).

L'eliminazione delle distrazioni è un altro aspetto importante per creare un ambiente rilassato per l'ipnosi. Le distrazioni possono disturbare l'attenzione dell'individuo e ostacolare la sua capacità di entrare in uno stato di rilassamento (Heap, Brown & Oakley, 2010). Pertanto, è essenziale ridurre al minimo o eliminare qualsiasi potenziale fonte di distrazione, come spegnere i dispositivi elettronici o assicurarsi che lo spazio sia tranquillo e indisturbato (Elkins et al., 2015). Ciò consente alle persone di partecipare pienamente al processo ipnotico e di migliorare la loro ricettività alle suggestioni (Tinterow, 1999).

Anche l'uso di musica o di suoni rilassanti può contribuire al processo di rilassamento durante l'ipnosi. La musica ha il potere di evocare emozioni e creare un'atmosfera ideale. Alcuni tipi di musica, come la musica termale o i suoni della natura, sono specificamente progettati per indurre il rilassamento e promuovere un senso di calma (Kwekkeboom et al., 2012). L'ascolto di musica rilassante può aiutare le persone a entrare in uno stato di calma profonda e a migliorare l'esperienza ipnotica complessiva (Kwekkeboom, Wanta & Bumpus, 2008). Inoltre, è stato riscontrato che i suoni binaurali, che comportano l'ascolto di frequenze diverse in ciascun orecchio, stimolano un atteggiamento positivo e favoriscono il processo (Padmanabhan, Hildreth & Laws 2010). Incorporando questi elementi uditivi nella seduta di ipnosi, gli operatori possono facilitare ulteriormente il rilassamento e creare un ambiente più favorevole alla pratica dell'ipnosi (Hammond, 2010).

Il ruolo del rilassamento nell'accesso alla mente subconscia

Il rilassamento svolge un ruolo cruciale nella pratica dell'ipnosi, in particolare quando si tratta di accedere alla mente subconscia. Secondo Lynn e Green (2011), "il rilassamento è una componente importante dell'ipnosi, in quanto permette di bypassare la mente cosciente e di accedere a livelli più profondi di consapevolezza". Inducendo uno stato di rilassamento, l'ipnosi permette alle persone di bypassare la mente cosciente e di accedere a livelli più profondi di consapevolezza. Questo è importante perché la mente cosciente spesso filtra e analizza le informazioni, rendendo difficile l'accesso e il lavoro con la mente subconscia. Grazie al rilassamento, la mente cosciente diventa meno attiva, permettendo alla mente subconscia di emergere.

Oltre a bypassare la mente cosciente, la calma aumenta anche la suggestionabilità dell'individuo durante l'ipnosi. Secondo Spiegel e Greenleaf (2005), "il rilassamento è uno strumento fondamentale nell'ipnosi, poiché riduce la capacità della mente cosciente di filtrare o mettere in discussione le suggestioni ipnotiche". Quando la mente e il corpo sono in uno stato di rilassamento, diventano più aperti e ricettivi alle suggestioni. Questo stato di maggiore suggestionabilità permette all'ipnotista di comunicare efficacemente con la mente subconscia e di impiantare suggestioni o convinzioni positive.

Secondo Shenefelt (2010), "il rilassamento è una componente fondamentale dell'ipnosi per la gestione dell'ansia, in quanto può aiutare a ridurre la tensione fisica e mentale associata all'ansia". Pertanto, il rilassamento non solo facilita l'accesso alla mente subconscia, ma aumenta anche il potere delle suggestioni ipnotiche.

Inoltre, le tecniche di rilassamento vengono utilizzate per approfondire lo stato ipnotico e migliorare l'efficacia complessiva dell'ipnosi. Secondo Heap e Aravind (2002), "il rilassamento è alla base di molte tecniche di ipnosi, poiché è essenziale per indurre uno stato ipnotico profondo". Tecniche come il rilassamento progressivo, sviluppato da Edmund Jacobson, si concentrano sul rilassamento sistematico del corpo e della mente. Raggiungendo un profondo stato di rilassamento, l'individuo diventa più ricettivo al processo ipnotico e alle suggestioni fornite dall'ipnotista.

In generale, il rilassamento è un principio fondamentale dell'ipnosi, che permette di accedere alla mente subconscia e di sperimentare il potere trasformativo della suggestione.

La relazione tra gli stati di rilassamento e di trance

Il rilassamento svolge un ruolo cruciale nell'induzione di uno stato di trance durante l'ipnosi. L'ipnosi stessa è uno stato alterato di coscienza, autoindotto o indotto da un ipnotista, e il rilassamento è spesso usato come metodo principale per facilitare il processo di induzione. Guidando le persone in uno stato di profondo rilassamento, la mente cosciente diventa più ricettiva alle suggestioni, permettendo alla mente subconscia di aprirsi e diventare più accessibile. Il processo di trascinamento serve a liberare la mente cosciente e a preparare la persona a rilassarsi profondamente, creando le basi per uno stato di trance. Il rilassamento funge quindi da porta d'accesso allo stato ipnotico e stabilisce una connessione con la mente subconscia.

L'approfondimento dello stato di rilassamento è un aspetto essenziale della promozione della trance durante l'ipnosi. Quando le persone diventano più rilassate, il loro corpo può entrare in uno stato catalettico o di media trance, in cui sperimentano un profondo senso di lassità fisica e mentale. In questo stato, le persone possono mostrare una rigidità totale o un completo abbandono del proprio corpo, consentendo un livello più profondo di ricettività alle suggestioni ipnotiche. I terapeuti utilizzano varie tecniche per regolare e approfondire lo stato di rilassamento, assicurandosi che le persone mantengano lo stato di trance desiderato per tutta la durata della seduta. L'approfondimento dello stato di rilassamento migliora l'efficacia dell'ipnosi, consentendo una maggiore attenzione e concentrazione. Questo stato di calma accentuata consente alle persone di accedere più facilmente alla loro mente subconscia e di partecipare al lavoro terapeutico.

Il raggiungimento di un profondo stato di rilassamento durante l'ipnosi offre numerosi benefici alle persone. La ricerca ha scoperto che l'ipnosi può ridurre il dolore, compreso quello legato al cancro e alle doglie, e alleviare sintomi come la nausea e il vomito. Inoltre, l'ipnosi può essere utilizzata per affrontare una serie di problemi psicologici, come l'ansia, le fobie e la cessazione del fumo. Inducendo un profondo stato di rilassamento, le persone possono sperimentare un senso di calma e pace interiore, che porta a un maggiore benessere generale. Il Master in Ipnosi Clinica e Rilassamento mira a fornire agli psicologi le competenze necessarie per utilizzare efficacemente l'ipnosi e le tecniche di rilassamento in contesti clinici reali, sottolineando ulteriormente l'importanza del rilassamento nella pratica dell'ipnosi. In generale, il rilassamento è un principio fondamentale dell'ipnotismo, che permette alle persone di accedere alla loro mente subconscia e di lavorare per un cambiamento positivo e per la guarigione.

Le potenziali sfide per ottenere il rilassamento durante l'ipnosi

Il raggiungimento del rilassamento durante l'ipnosi può porre delle sfide potenziali sia per l'ipnotista che per l'individuo ipnotizzato. Una sfida comune è quella di affrontare la resistenza al rilassamento. Alcune persone possono avere difficoltà a lasciarsi andare e a rilassarsi completamente. Questa resistenza può derivare da una serie di fattori, come la paura di perdere il controllo o la mancanza di fiducia nell'ipnotista. Per superare questa resistenza è necessario creare un rapporto di fiducia con l'individuo, oltre che affrontare qualsiasi preoccupazione o idea sbagliata che possa avere sull'ipnosi.

Un'altra sfida per raggiungere il rilassamento durante l'ipnosi è affrontare l'ansia o la paura legate al processo di rilassamento stesso. Alcune persone possono provare ansia o paura quando entrano in uno stato di calma profonda, in quanto possono sentirsi non familiari o a disagio. In questi casi, è importante che l'ipnotista crei un ambiente sicuro e di supporto, rassicurando la persona che ha il controllo e che il rilassamento è uno stato naturale e benefico. Affrontando e alleviando queste ansie, l'individuo potrà più facilmente calmarsi e partecipare pienamente al processo ipnotico.

Anche le distrazioni possono rendere difficile il rilassamento durante l'ipnosi. Nel mondo odierno, frenetico e guidato dalla tecnologia, può essere una sfida per le persone disconnettersi dagli stimoli esterni e immergersi completamente nell'esperienza ipnotica. L'ipnotista deve creare un ambiente privo di distrazioni, assicurandosi che l'individuo si senta a proprio agio e possa concentrarsi esclusivamente sulle tecniche utilizzate. Ciò può comportare la riduzione al minimo dei rumori esterni, l'abbassamento delle luci e l'indicazione di come mettere da parte eventuali pensieri o preoccupazioni. Superando le distrazioni, l'individuo può raggiungere stato di calma più profondo, migliorando l'efficacia della seduta di ipnosi.

Il ruolo dell'ipnotista nel facilitare il rilassamento

Il ruolo dell'ipnotista nel facilitare il rilassamento è fondamentale nel processo di ipnosi. Per generare questo stato, l'ipnotista deve innanzitutto stabilire un rapporto di fiducia con il cliente. In questo modo si crea un ambiente sicuro e confortevole in cui il cliente può rilassarsi e lasciarsi andare. L'ipnotista può impegnarsi in conversazioni, ascolto attivo ed empatia per costruire una forte alleanza terapeutica. Creando un rapporto di fiducia, l'ipnotista può aiutare il cliente a sentirsi a proprio agio e a essere più ricettivo ai suggerimenti di rilassamento.

Il linguaggio e il tono svolgono un ruolo importante nell'indurre il rilassamento durante l'ipnosi. L'ipnotista utilizza un linguaggio rilassante e confortante, insieme a un tono di voce gentile, per guidare il cliente in uno stato di profondo rilassamento. Utilizzando parole e frasi che favoriscono il rilassamento, come "lasciarsi andare", "respirare profondamente" e "sentirsi calmi", l'ipnotista aiuta il cliente a entrare in uno stato mentale rilassato. Il linguaggio e il tono dell'ipnotista sono scelti con cura per creare un senso di comfort e sicurezza, permettendo al cliente di rilasciare la tensione e raggiungere uno stato di calma profonda.

Durante tutto il processo, l'ipnoterapeuta o il dentista fornisce una guida e un supporto al cliente. Ciò può comportare istruzioni sulla respirazione profonda, sul rilassamento muscolare progressivo o su tecniche di visualizzazione. L'ipnotista può anche utilizzare immagini e racconti per coinvolgere l'immaginazione del cliente e migliorare ulteriormente l'esperienza. Offrendo guida e sostegno, l'ipnotista aiuta il cliente a muoversi nel processo di rilassamento e ad approfondire il suo stato. In questo modo si crea un ambiente ottimale per consentire al cliente di sperimentare i benefici dell'ipnosi, come la riduzione dello stress e l'aumento della concentrazione.

Benefici a lungo termine dell'incorporazione del rilassamento nelle sedute di ipnosi

Incorporare le tecniche di rilassamento nelle sedute di ipnosi può avere benefici a lungo termine per gli individui. Uno dei principali vantaggi è un maggiore senso di rilassamento nella vita quotidiana. Praticandole durante l'ipnosi, le persone possono imparare a creare più facilmente uno stato di calma e tranquillità, che può poi essere applicato a una varietà di situazioni al di fuori dell'ipnosi. Il metodo di Jacobson, ad esempio, si basa sul principio che il rilassamento mentale si accompagna all'assenza di contrazione muscolare. Sebbene sia possibile sottoporsi all'ipnosi senza essere in uno stato di rilassamento, la rilassatezza del corpo e della mente è una caratteristica che la maggior parte delle persone associa all'ipnosi.

Pertanto, incorporare tecniche di rilassamento nelle sedute di ipnosi può aiutare le persone a sperimentare un maggiore senso di pace nella loro vita quotidiana.

Un altro beneficio dell'incorporazione del rilassamento nelle sedute di ipnosi è il miglioramento del sonno e del benessere generale. Quando è profondo, ottenuto attraverso l'ipnosi, può aiutare le persone a raggiungere uno stato di calma che favorisce un sonno migliore. Gli studi hanno dimostrato che l'ipnosi può essere una soluzione naturale per migliorare il sonno e gestire i disturbi del sonno. Inducendo uno stato di rilassamento profondo, l'ipnosi può aiutare le persone a sperimentare un sonno più riposante e rigenerante, che porta a un migliore benessere generale.

Conclusione

In conclusione, il rilassamento è un principio fondamentale dell'ipnosi che gioca un ruolo cruciale nella sua efficacia. L'ipnosi consiste nell'indurre uno stato di maggiore rilassamento e di alterazione della coscienza, che consente di migliorare l'attenzione e la concentrazione. Questo stato di rilassamento crea un ambiente favorevole al terapeuta per guidare l'individuo verso gli obiettivi desiderati. I primi pionieri dell'ipnosi, come James Braid, hanno riconosciuto l'importanza del rilassamento nella pratica e hanno sottolineato la necessità che il paziente sia in uno stato di rilassamento. La fase iniziale di una seduta di ipnosi si concentra sull'aiutare il paziente a rilassarsi e a entrare in uno stato ricettivo. Incorporando le tecniche di rilassamento nell'ipnosi, i terapeuti possono affrontare efficacemente i problemi legati allo stress e promuovere il benessere generale. Il rilassamento è quindi alla base del successo dell'ipnosi come strumento terapeutico.

È importante che gli operatori dell'ipnosi riconoscano l'importanza del rilassamento e incorporino attivamente le tecniche di rilassamento nella loro pratica. Utilizzando tecniche di rilassamento guidato, i terapeuti possono aiutare i loro clienti a raggiungere uno stato di rilassamento profondo, essenziale per l'induzione dell'ipnosi. Incorporando le tecniche di rilassamento, i terapeuti possono migliorare l'efficacia complessiva delle loro sedute di ipnosi e migliorare i risultati dei clienti. È fondamentale che i terapeuti esplorino e perfezionino continuamente la comprensione e l'applicazione delle tecniche di rilassamento nel contesto dell'ipnosi. Questa continua esplorazione contribuirà allo sviluppo di approcci all'ipnosi più efficaci e personalizzati, a beneficio delle persone che richiedono un intervento terapeutico.

Rapporto

Introduzione al rapport in ipnosi

Il rapporto gioca un ruolo cruciale nella pratica dell'ipnosi, essendo un principio fondamentale per stabilire una connessione ipnotica tra ipnotista e soggetto. Nell'ipnosi, il rapport si riferisce alla relazione armoniosa e fiduciosa tra le due parti coinvolte, caratterizzata da empatia, comprensione e comunicazione efficace. L'ipnosi stessa è uno stato alterato di coscienza, autoindotto o indotto da un ipnotista, in cui si possono osservare cambiamenti psicologici e fisiologici. L'instaurazione di una relazione è essenziale per creare un ambiente sicuro e favorevole allo svolgimento del processo ipnotico. Ciò consente al soggetto di sentirsi a proprio agio, di fidarsi dell'ipnotista e di essere più ricettivo ai suggerimenti e alle indicazioni fornite durante la seduta.

Yapko, M. D. (2003) nel suo libro "Trancework: An Introduction to the Practice of Clinical Hypnosis" discute a lungo l'importanza del rapporto nell'ipnosi e offre suggerimenti e strategie per costruire e mantenere un rapporto efficace con i clienti.

La costruzione di un rapporto attraverso la comunicazione non verbale è un aspetto cruciale per stabilire una connessione ipnotica di successo con il cliente. Secondo Heap e Aravind (2002), "in qualsiasi processo terapeutico, compresa l'ipnosi, è essenziale creare un'atmosfera di empatia, fiducia e calore per facilitare il processo ipnotico". Gli indizi non verbali, come il linguaggio del corpo, svolgono un ruolo importante nel creare un senso di fiducia, empatia e comprensione tra ipnotista e cliente. La relazione si ottiene allineando il linguaggio verbale, il linguaggio del corpo e il linguaggio emotivo.

Le tecniche di corrispondenza e rispecchiamento sono comunemente impiegate per costruire un rapporto attraverso la comunicazione non verbale. Secondo Lynn e Green (2011), "queste tecniche prevedono di imitare sottilmente il linguaggio del corpo, i gesti e la postura del cliente per stabilire un senso di connessione e somiglianza". Facendo corrispondere e rispecchiando gli indizi non verbali del paziente, l'ipnotista può creare un legame inconscio che porta a una maggiore relazione e fiducia.

Anche il contatto visivo e le espressioni facciali svolgono un ruolo cruciale nella costruzione del rapporto durante l'ipnosi. Secondo Lynn e Green (2011), "mantenere un contatto visivo appropriato trasmette attenzione, interesse e sincerità, che sono essenziali per stabilire fiducia e relazione". Mantenendo un contatto visivo costante, l'ipnotista dimostra presenza e impegno nel processo terapeutico, favorendo un senso di connessione e comprensione con il soggetto. Inoltre, le espressioni facciali, come il sorriso o l'annuire, possono migliorare ulteriormente la relazione trasmettendo empatia e rinforzo positivo.

In generale, la comunicazione non verbale svolge un ruolo importante nella costruzione di un rapporto forte ed efficace durante l'ipnosi. Prestando attenzione e utilizzando efficacemente i segnali non verbali, l'ipnotista può stabilire un forte rapporto con il cliente, migliorando l'efficacia della sessione ipnotica.

Stabilire un rapporto attraverso la comunicazione verbale

Stabilire un rapporto attraverso la comunicazione verbale è un aspetto cruciale dell'ipnosi. Un modo per costruire il rapporto è la capacità di ascolto attivo. L'ascolto attivo implica la concentrazione e la piena comprensione di ciò che l'altra persona sta dicendo, senza interrompere o giudicare. Ascoltando attivamente le parole, il tono e il linguaggio del corpo del cliente, l'ipnotista può dimostrare un interesse genuino e creare un senso di fiducia e di connessione. Ciò contribuisce a creare un ambiente sicuro e confortevole per il cliente, consentendogli di aprirsi e di partecipare più profondamente al processo ipnotico.

Anche l'empatia e la comprensione sono componenti fondamentali per stabilire una relazione in ipnosi. L'empatia consiste nel mettersi nei panni del cliente, comprendere le sue emozioni e mostrargli che le sue esperienze sono valide e comprese. Dimostrando empatia, l'ipnotista può creare un senso di convalida e di sostegno, che rafforza ulteriormente la relazione tra lui e il cliente. Questo permette al paziente di sentirsi ascoltato e compreso, portando a un livello più profondo di fiducia e cooperazione durante la seduta di ipnosi.

I modelli linguistici giocano un ruolo importante nello stabilire un rapporto in ipnosi. L'uso di un linguaggio congruente con le credenze, i valori e le esperienze dell'individuo può contribuire a creare un senso di familiarità e di connessione. Ciò può essere ottenuto rispecchiando i modelli di discorso del cliente, ritmando il discorso del cliente e utilizzando un vocabolario simile. In questo modo, l'ipnotista stabilisce un senso di relazione e risonanza con il paziente, rendendo più facile guidarlo in uno stato ipnotico e facilitare un cambiamento positivo.

Creare un ambiente positivo e di fiducia

Questo ambiente è fondamentale per stabilire un rapporto durante l'ipnosi, che può facilitare un cambiamento positivo nel cliente. Secondo Kohen (2008), "il rapporto è uno dei fattori più importanti per il successo dell'ipnosi". Il primo passo per creare le condizioni per la costruzione del rapporto è creare uno spazio sicuro e confortevole per il cliente. Creando questo ambiente, il cliente si sentirà a suo agio e più aperto al processo ipnotico.

Favorire la fiducia e il rapporto attraverso l'autenticità e la sincerità è un altro aspetto importante per stabilire una relazione terapeutica positiva. Secondo Lynn e Green (2011), "il terapeuta dovrebbe sforzarsi di essere genuino e trasparente, dimostrando autenticità nelle parole e nelle azioni". Quando i clienti percepiscono che il terapeuta è sincero, è più probabile che si sentano a proprio agio e si fidino del processo di ipnosi. Costruendo fiducia e rapporto, il terapeuta può creare una partnership di sostegno e collaborazione con il cliente, migliorando l'efficacia dell'esperienza ipnotica.

I principi della costruzione della relazione in ipnosi sono profondamente radicati nel lavoro del famoso ipnoterapeuta Milton H. Erickson. Secondo Yapko (2012), "Erickson sottolineava l'importanza di stabilire un rapporto con i clienti come mezzo per facilitare un cambiamento positivo". Creando un ambiente positivo e di fiducia attraverso la costruzione del rapporto, il terapeuta può migliorare la ricettività ai suggerimenti e aumentare la probabilità di raggiungere i risultati desiderati.

In generale, il rapporto è un principio fondamentale dell'ipnosi, che permette al terapeuta di stabilire una forte alleanza terapeutica e di facilitare un cambiamento trasformativo nell'individuo.

Costruire una relazione con diversi tipi di personalità.

L'adattamento dello stile di comunicazione e le tecniche di costruzione della relazione sono fondamentali per stabilire un rapporto durante l'ipnosi, soprattutto quando si lavora con persone di diverso tipo di personalità. Secondo Lynn e Green (2011), "la relazione tra ipnotista e paziente è cruciale nell'ipnosi e un approccio personalizzato alla costruzione della relazione può migliorare l'efficacia della sessione ipnotica".

Adattarsi ai diversi stili di comunicazione permette all'ipnotista di stabilire fiducia e comprensione, essenziali per un'ipnosi efficace. Secondo Eimer (2010), "l'ipnotista deve prestare attenzione ai segnali verbali e non verbali del cliente per adattarsi al suo stile di comunicazione". Così facendo, l'ipnotista può creare un ambiente più ricettivo per l'ipnosi.

Riconoscere e rispondere alle preferenze individuali è importante anche per stabilire un rapporto e migliorare l'efficacia delle suggestioni ipnotiche. Secondo Kohen (2008), "l'ipnotista dovrebbe adattare le sue suggestioni e il suo linguaggio per allinearsi allo stile preferito dall'individuo". In questo modo, l'ipnotista può creare un'esperienza di ipnosi più personalizzata e d'impatto.

Adattare le tecniche di costruzione delle relazioni agli introversi e agli estroversi è un altro aspetto importante del lavoro con i diversi tipi di personalità. Secondo Lynn e Green (2011), "quando si stabilisce una relazione con gli introversi, è importante creare un ambiente calmo e confortevole che permetta loro di sentirsi sicuri e protetti". D'altra parte, quando si lavora con gli estroversi, può essere efficace impegnarsi in attività di costruzione della relazione più interattive e dinamiche. Adattando le tecniche alle preferenze degli introversi e degli estroversi, l'ipnotista può stabilire una connessione più forte e facilitare una sessione di ipnosi di maggior successo.

Mantenere e approfondire la relazione durante il processo ipnotico.

Il mantenimento e l'approfondimento del rapporto è un principio cruciale nella pratica dell'ipnosi. Il monitoraggio continuo del rapporto è essenziale per garantire una forte connessione tra ipnotista e paziente durante tutto il processo ipnotico. Prestando attenzione ai segnali verbali e non verbali, l'ipnotista può valutare il livello di relazione e apportare le modifiche necessarie per adattare le proprie tecniche alle esigenze e alle preferenze individuali.

Adattare le tecniche secondo le necessità è un altro aspetto importante per mantenere il rapporto con l'ipnosi. Ogni individuo è unico e ciò che funziona per un cliente può non funzionare per un altro. L'ipnotista deve essere flessibile e disposto a modificare il suo approccio per adattarlo alle circostanze e alla personalità specifiche di ogni cliente. In questo modo, l'ipnotista può assicurarsi che il cliente si senta compreso e sostenuto, rafforzando la relazione tra i due.

Questo rinforzo e convalida positiva è un modo potente per approfondire la connessione tra ipnotista e cliente. Il rinforzo positivo e la convalida dei progressi e degli sforzi del cliente possono aumentare la sua fiducia e la sua motivazione. Ciò li incoraggia a continuare a partecipare al processo ipnotico e aumenta la loro fiducia nell'ipnotista. Rafforzando costantemente la relazione, l'ipnotista crea un ambiente sicuro e di supporto, che aumenta l'efficacia delle sedute di ipnosi.

L'importanza del rapporto terapeutico è stata evidenziata anche dalla ricerca. Secondo Martin, Garske e Davis (2000), il rapporto terapeutico ha un effetto moderato ma significativo sui risultati della terapia. Pertanto, mantenere e approfondire il rapporto è essenziale per garantire il successo del processo ipnotico.

L'aspettativa

Introduzione al principio dell'aspettativa nell'ipnosi

Kirsch, I. (1997), nel suo "Expectation Response Model", ha sostenuto che l'ipnosi è una forma di suggestione influenzata dalle aspettative e dalle credenze di una persona. Secondo Kirsch, maggiore è l'aspettativa che qualcosa accada, maggiore è la probabilità che accada, soprattutto nel contesto dell'ipnosi.

Questo principio svolge un ruolo cruciale nella pratica dell'ipnosi. Nel contesto dell'ipnosi, l'aspettativa si riferisce all'anticipazione di un risultato o di una risposta specifica. Si basa sul concetto di aspettativa di risposta, che è la convinzione o l'anticipazione di una reazione automatica. L'aspettativa è un elemento fondamentale per indurre uno stato di trance durante l'ipnosi. Quando le persone hanno una forte aspettativa di entrare in trance e di sperimentare gli effetti suggeriti, è più probabile che raggiungano lo stato ipnotico. L'ipotesi dell'aspettativa di risposta, sviluppata nell'ambito della prospettiva socio-psicologica o cognitivo-comportamentale dell'ipnosi, ne sottolinea l'importanza nel processo. Questo principio è esemplificato nel caso di Victor Rase, un paziente che ha dimostrato di possedere conoscenze e abilità superiori durante lo stato di trance, pur non ricordandole al risveglio. L'aspettativa è quindi un fattore chiave per facilitare l'induzione di uno stato ipnotico.

Svolge inoltre un ruolo importante nel raggiungimento dei risultati desiderati attraverso l'ipnosi. Sebbene i meccanismi esatti alla base dell'ipnosi e dei suoi effetti siano ancora in fase di studio, la ricerca ha dimostrato che l'aspettativa di risposta è una variabile che influenza il comportamento ipnotico. Le aspettative positive possono aumentare l'efficacia dell'ipnosi nell'aiutare le persone ad affrontare il dolore, lo stress e l'ansia. Il suo potere è ulteriormente sottolineato dagli studi che hanno esplorato l'effetto placebo, che si basa sulla convinzione e sull'aspettativa di un risultato positivo. Nel contesto dell'ipnosi, la creazione di aspettative positive nell'individuo può portare a decisioni e risultati favorevoli. Pertanto, questo principio nell'ipnosi è fondamentale per raggiungere gli obiettivi e i risultati terapeutici desiderati.

Il principio di aspettativa nell'ipnosi è stato oggetto di ricerca ed esplorazione nel campo della psicoterapia. L'ipnosi ha avuto un ruolo di primo piano nello sviluppo di diverse scuole di psicoterapia, in quanto fornisce una spiegazione scientifica del ruolo dell'aspettativa nell'induzione del cambiamento terapeutico. La ricerca sull'aspettativa di risposta come variabile alla base del comportamento ipnotico ha contribuito ad approfondire la comprensione dei meccanismi in gioco. Inoltre, è stata riconosciuta la sua importanza come fattore motivazionale nell'ipnosi, in quanto incoraggia le persone a entrare in uno stato di trance e a partecipare al processo terapeutico. Pertanto, questo principio è importante sia per la sua applicazione pratica sia per il suo contributo alla comprensione teorica del campo.

Il potere della suggestione e il suo legame con l'aspettativa

La suggestione è una tecnica fondamentale utilizzata nell'ipnosi per creare aspettative positive nel soggetto ipnotizzato. Una delle tecniche più efficaci è l'uso di immagini vivide e dettagliate. Presentando queste immagini al soggetto attraverso la suggestione, l'ipnotista può evocare potenti esperienze sensoriali e aumentare le aspettative del soggetto nei confronti del risultato suggerito." (Kihlstrom, 2008)

La suggestione ha la capacità di influenzare la mente e di creare aspettative nel soggetto ipnotico. La suggestione può essere definita come il processo di comunicazione di idee o credenze a qualcuno con l'intenzione di influenzarne i pensieri, i sentimenti o il comportamento. Nel contesto dell'ipnosi, la suggestione viene utilizzata per guidare l'individuo in uno stato di trance o di alterazione della coscienza.

L'ipotesi dell'aspettativa di risposta, sviluppata nell'ambito della prospettiva socio-psicologica dell'ipnosi, sottolinea l'importanza dell'aspettativa nel plasmare l'esperienza ipnotica. L'aspettativa, in questo contesto, si riferisce all'anticipazione o alla convinzione che determinati risultati o esperienze si verificheranno come risultato delle suggestioni ipnotiche. Il potere della suggestione risiede nella sua capacità di creare e rafforzare questi desideri nel soggetto ipnotico, portando a profondi cambiamenti nei suoi pensieri, comportamenti e percezioni.

Nell'ipnosi si utilizzano diverse tecniche per aumentare il potere della suggestione e creare forti aspettative nel soggetto. Una di queste tecniche è l'uso di immagini vivide e dettagliate. Dipingendo un'immagine vivida nella mente del soggetto attraverso la suggestione, l'ipnotista può evocare potenti esperienze sensoriali e aumentare le aspettative del soggetto nei confronti del risultato suggerito. Un'altra tecnica è l'uso di affermazioni e dichiarazioni positive che rafforzano il risultato desiderato. Queste affermazioni contribuiscono a creare fiducia e convinzione, rafforzando ulteriormente le aspettative del soggetto. L'ipnotista può anche utilizzare le suggestioni indirette, che sono affermazioni sottili e indirette che bypassano la mente cosciente e influenzano direttamente il subconscio, aumentando le aspettative. Utilizzando queste tecniche di suggestione, l'ipnotista può plasmare efficacemente i desideri del soggetto e creare un terreno fertile per un cambiamento e una trasformazione positivi.

Il legame tra suggestione e aspettativa è stato riconosciuto in tutta la storia dell'ipnosi. I primi praticanti dell'ipnosi, come i sacerdoti e gli ierofanti greci, utilizzavano tecniche simili alle induzioni ipnotiche per indurre la guarigione nei loro pazienti. Lo stesso Freud riconobbe il ruolo della suggestione nell'ipnosi, definendola un potente strumento per influenzare lo stato mentale del paziente. Anche la ricerca contemporanea sostiene l'importanza dell'aspettativa nell'ipnosi. Gli studi hanno dimostrato che l'ipnosi può effettivamente migliorare le lesioni fisiche e aumentare la motivazione, dimostrando l'impatto della suggestione e dell'aspettativa sul comportamento e sulle prestazioni. Nel complesso, il principio dell'aspettativa come risultato della suggestione è un aspetto fondamentale dell'ipnosi, che evidenzia il potere della mente di modellare le nostre esperienze e i nostri comportamenti.

Il ruolo dell'aspettativa positiva nell'ipnosi

Le aspettative positive svolgono un ruolo cruciale nell'efficacia dell'ipnosi come strumento di cambiamento del comportamento. La ricerca ha dimostrato che il potere della suggestione e delle aspettative può influenzare in modo significativo la risposta di un individuo al trattamento. Kirsch (1985, 1994) sostiene che l'ipnosi, come i placebo, funziona alterando le aspettative dei clienti, ma a differenza dei placebo non si basa sull'inganno. Creando aspettative positive nei clienti, l'ipnosi può fungere da catalizzatore per il cambiamento e facilitare i risultati desiderati. L'ipotesi dell'aspettativa di risposta, radicata nella prospettiva socio-psicologica o cognitivo-comportamentale dell'ipnosi, sottolinea l'importanza delle aspettative positive nel processo ipnotico.

Le aspettative positive nei confronti dell'ipnosi possono aumentare la convinzione della sua efficacia. Gli studi clinici esistenti hanno sottolineato l'importanza di atteggiamenti, credenze e idee nel promuovere le risposte all'ipnosi. L'uso sistematico dell'ipnosi, iniziato da Franz Anton Mesmer, si basava sulla convinzione che il magnetismo potesse curare vari disturbi. Infondendo fiducia e aspettative positive nei clienti, l'ipnoterapia può aiutare le persone a superare le sfide e a raggiungere i risultati desiderati. L'uso dell'ipnosi si è dimostrato efficace nel trattamento dei problemi del sonno, della pipì a letto, della cessazione del fumo e dei disturbi alimentari. Questi risultati positivi possono essere attribuiti, in parte, al potere delle aspettative positive e alla fiducia nell'efficacia dell'ipnosi.

La creazione di una mentalità positiva è fondamentale per ottenere risultati di successo con l'ipnosi. Induce uno stato di attenzione focalizzata e una maggiore suggestionabilità, che rende le persone più ricettive alle suggestioni positive. Quando le persone hanno basse aspettative o mancano di fiducia in se stesse, la loro capacità di raggiungere i risultati desiderati può essere ostacolata. Tuttavia, sfruttando il potere dell'ipnosi e coltivando aspettative positive, le persone possono attingere alle loro risorse interiori e superare i limiti. È stato dimostrato che coltivare idee positive produce modelli di pensiero più ampi e flessibili, che portano a una maggiore creatività e capacità di risolvere i problemi. Pertanto, promuovendo aspettative e mentalità positive, l'ipnosi può mettere le persone in condizione di operare cambiamenti significativi e di raggiungere i propri obiettivi.

Affrontare le aspettative negative e le resistenze nell'ipnosi

Le aspettative negative possono influenzare in modo significativo l'efficacia dell'ipnosi. Identificare e affrontare queste aspettative negative è fondamentale per creare una mentalità positiva e ricettiva per l'individuo che si sottopone all'ipnosi. Chiarendo le idee sbagliate e alleviando la paura e l'incertezza, si possono creare aspettative realistiche. La ricerca ha dimostrato che l'aspettativa di risposta gioca un ruolo importante nel comportamento ipnotico.

"Identificare e affrontare le aspettative negative è fondamentale per creare una mentalità positiva e ricettiva per l'individuo che si sottopone all'ipnosi. Così facendo, gli individui possono avvicinarsi all'ipnosi con una mente aperta e aumentare la probabilità di ottenere i risultati desiderati". (Elkins, 2010)

Anche la resistenza all'ipnosi può insorgere negli individui, rendendo difficile l'induzione di uno stato ipnotico. Fattori come la rigidità cognitiva, le scarse capacità di rilassamento e la resistenza alla distrazione possono contribuire a questa resistenza. Per superare la resistenza, l'ipnoterapeuta deve adattare il proprio approccio e utilizzare tecniche volte ad aumentare la motivazione e le aspettative di cambiamento. Comprendendo le barriere uniche dell'individuo e adattando la sessione di ipnosi di conseguenza, la resistenza può essere ridotta al minimo, consentendo al paziente di partecipare pienamente al processo ipnotico.

Le tecniche di riformulazione delle aspettative negative in ipnosi possono essere efficaci nel promuovere risultati positivi. Affrontando e mettendo in discussione le convinzioni o le aspettative negative, gli ipnoterapeuti possono aiutare le persone a sviluppare una mentalità più positiva nei confronti del processo. Ciò può comportare la fornitura di informazioni sui potenziali benefici dell'ipnosi, il chiarimento di eventuali idee sbagliate e la definizione di aspettative realistiche. Inoltre, l'uso di tecniche come la visualizzazione, le affermazioni positive e la suggestione possono aiutare a trasformare le aspettative negative in aspettative più positive e potenzianti. Riformulandole, le persone possono avvicinarsi all'ipnosi con un maggiore senso di ottimismo e apertura, aumentando così il potenziale di successo.

L'aspettativa può essere sfruttata anche nell'ipnosi per la gestione del dolore. L'ipnosi è stata ampiamente riconosciuta come una tecnica efficace per la gestione del dolore, sia acuto che cronico. Instillando l'aspettativa di un sollievo dal dolore attraverso la suggestione e l'autosuggestione, le persone sottoposte a ipnosi possono sperimentare una significativa riduzione della percezione del dolore. Il potere dell'aspettativa nella gestione del dolore è stato supportato da prove empiriche, rendendo l'ipnosi un valido strumento clinico per aiutare le persone ad affrontare e gestire il dolore.

Considerazioni etiche sull'uso dell'aspettativa nell'ipnosi

Quando si utilizza l'aspettativa come principio nell'ipnosi, è essenziale dare priorità alle considerazioni etiche. Un aspetto fondamentale è garantire il consenso informato e una comunicazione chiara con il cliente. Il consenso deve essere ottenuto attraverso un processo di comunicazione completo tra l'ipnoterapeuta e il cliente, che consenta a quest'ultimo di prendere una decisione informata sulla partecipazione all'ipnosi. La mancanza di informazioni chiare e comprensibili fornite dall'operatore sanitario può ostacolare il processo di ottenimento del consenso informato. Seguire le linee guida etiche, come la Dichiarazione di Helsinki, può aiutare a stabilire un quadro per ottenere il consenso informato nelle sedute di ipnosi. Dando priorità a una comunicazione chiara e al consenso informato, è possibile mantenere gli standard etici nell'uso dell'aspettativa nell'ipnosi.

"Il consenso deve essere ottenuto attraverso un processo di comunicazione completo tra l'ipnoterapeuta e il cliente che permetta al cliente di prendere una decisione informata sulla partecipazione all'ipnosi." (Lynn, Kirsch, Barabasz, & Cardeña, 2015)

È essenziale evitare di creare aspettative irrealistiche o false nel cliente durante le sedute di ipnosi. Le idee sbagliate e le paure irrealistiche possono essere affrontate e alleviate attraverso una comunicazione e un'educazione efficaci. L'uso della suggestione nell'ipnosi deve basarsi su pratiche basate sull'evidenza ed evitare di promuovere risultati irrealistici. Stabilendo aspettative realistiche e promuovendo un sistema di credenze positive, l'ipnoterapeuta può aiutare il cliente a raggiungere gli obiettivi desiderati in modo sicuro ed etico. Assicurarsi che il cliente abbia una chiara comprensione dei possibili risultati dell'ipnosi può contribuire a un'esperienza terapeutica positiva.

La sicurezza e il benessere del cliente devono sempre essere una priorità assoluta quando si utilizza l'aspettativa nell'ipnosi. L'ipnosi è un processo di comunicazione interattiva tra il terapeuta e l'individuo, ed è importante che il terapeuta crei un ambiente sicuro e di supporto. Gli ipnoterapeuti devono avere una conoscenza approfondita dei principi e delle tecniche dell'ipnosi per garantire la sicurezza del paziente ed evitare ogni potenziale danno. L'ipnosi clinica può essere uno strumento terapeutico prezioso se usato in modo appropriato e in conformità alle linee guida etiche. Dando priorità alla sicurezza e al benessere, l'ipnoterapeuta può creare un ambiente favorevole al cambiamento e alla crescita positiva.

L'immaginazione come principio dell'ipnosi

Introduzione all'immaginazione come principio dell'ipnosi

L'ipnosi è uno stato mentale o un insieme di atteggiamenti generati attraverso una disciplina chiamata ipnotismo. Si tratta di una serie di tecniche di comunicazione che mirano a indurre uno stato di maggiore suggestionabilità e rilassamento negli individui. Il termine "ipnosi" deriva dalla parola greca "Hypnos", che significa sonno, e fu definito per la prima volta da James Braid nel 1843. L'ipnosi moderna è spesso descritta come una combinazione di tecniche di comunicazione che utilizzano il potere della suggestione e dell'immaginazione per influenzare la mente subconscia. Per sperimentarla, un individuo deve possedere cooperazione, forza di volontà, immaginazione e un certo livello di intelligenza.

"L'ipnosi moderna è spesso descritta come una combinazione di tecniche di comunicazione che utilizzano il potere della suggestione e dell'immaginazione per influenzare la mente subconscia." (Kihlstrom, 2013)

L'immaginazione svolge un ruolo cruciale nella pratica dell'ipnosi. Il processo di induzione ipnotica spesso prevede l'uso di immagini vivide e suggestioni che richiedono al soggetto di impegnare la propria immaginazione. Sfruttando il potere dell'immaginazione, le persone possono entrare in uno stato di attenzione focalizzata e di maggiore suggestionabilità, che consente loro di accedere ed esplorare la propria mente subconscia. L'immaginazione può essere guidata e diretta dall'ipnotista, portando a vari fenomeni ipnotici, come l'induzione di sogni, l'alterazione dell'umore e il condizionamento. La capacità di sfruttare e utilizzare l'immaginazione è essenziale per indurre e approfondire gli stati ipnotici.

Nella storia dell'ipnosi, l'immaginazione è stata riconosciuta come un elemento chiave della pratica. Antichi testi egizi risalenti al 3000 a.C. menzionano l'uso dell'ipnosi e il suo legame con il potere dell'immaginazione. Gli autori e i ricercatori contemporanei continuano a sottolineare l'importanza dell'immaginazione nell'ipnosi. La capacità di creare immagini mentali vivide e di coinvolgere l'immaginazione permette alle persone di accedere alla loro mente subconscia e di apportare cambiamenti positivi ai loro pensieri, convinzioni e comportamenti. Comprendendo e sfruttando il potere dell'immaginazione, l'ipnosi può essere un potente strumento di crescita personale, guarigione e trasformazione.

Il potere della suggestione e il suo legame con l'immaginazione

Il potere della suggestione è un aspetto fondamentale dell'ipnosi e svolge un ruolo importante nell'influenzare i pensieri, i comportamenti e le percezioni delle persone. La suggestione, utilizzata fin dall'antichità, si è evoluta nella pratica dell'ipnosi. L'ipnosi consiste nel guidare le persone a rispondere alle suggestioni fornite da un'altra persona, nota come ipnotista. L'accettazione e la risposta a queste suggestioni sono intimamente legate all'immaginazione dell'individuo. L'ipnotista mira a stabilire una comunicazione efficace con il paziente, stimolando la sua immaginazione e generando risposte. Questa connessione tra suggestione, immaginazione e ipnosi evidenzia l'importanza dell'immaginazione come principio dell'ipnosi.

L'immaginazione è un fattore cruciale per accettare e rispondere alle suggestioni. È noto che i soggetti ipnotizzati mostrano una maggiore risposta alle suggestioni e l'induzione dell'ipnosi inizia spesso stimolando l'immaginazione. Il grado di stimolazione dato all'immaginazione dell'individuo gioca un ruolo importante nel determinare la sua risposta alle suggestioni. Ciò evidenzia il ruolo vitale che l'immaginazione svolge nell'efficacia dell'ipnosi come strumento terapeutico. Le ricerche indicano che l'uso della suggestione può aumentare l'efficacia degli interventi terapeutici. Pertanto, sfruttare il potere dell'immaginazione può migliorare l'impatto complessivo dell'ipnosi.

Il legame tra immaginazione e ipnosi si estende a diverse applicazioni terapeutiche. L'ipnosi si è dimostrata efficace nel trattamento dei problemi del sonno, dell'enuresi notturna, della dipendenza da tabacco e dei disturbi alimentari. In queste terapie, la capacità immaginativa del paziente è fondamentale, in quanto l'ipnosi viene utilizzata per evocare sensazioni e suscitare risposte terapeutiche. L'induzione ipnotica, che spesso comporta l'uso dell'immaginazione, pone le basi per il processo terapeutico. L'uso della suggestione e dell'immaginazione nell'ipnosi apre la possibilità di esplorare e affrontare vari problemi psicologici e comportamentali. L'immaginazione funge quindi da principio dell'ipnosi, facilitando gli interventi terapeutici e promuovendo un cambiamento positivo.

Creare immagini mentali vivide durante l'ipnosi

Le tecniche di visualizzazione guidata svolgono un ruolo cruciale nell'ipnosi, consentendo alle persone di creare immagini mentali vivide. La visualizzazione guidata è una tecnica ampiamente utilizzata sia in psicologia che in ipnosi. Consiste nel visualizzare scenari o scene specifiche attraverso il potere dell'immaginazione. Evocando nella mente situazioni o scene piacevoli, i pazienti possono attingere a emozioni positive e utilizzarle per indurre il rilassamento e ridurre lo stress. Questa tecnica si basa sulla capacità di creare immagini mentali e di utilizzare la propria immaginazione per dare vita a queste immagini. È attraverso l'uso della visualizzazione guidata che le persone possono sfruttare il potere della loro immaginazione per aumentare l'efficacia dell'ipnosi.

Il ruolo dell'immaginazione nella creazione di immagini mentali durante l'ipnosi è fondamentale. L'immaginazione consente agli individui di creare esperienze soggettive che rappresentano una realtà non fisicamente presente. Nel contesto dell'ipnosi, gli individui sono guidati a visualizzare scenari o situazioni specifiche che si allineano con gli obiettivi terapeutici. Coinvolgendo la loro immaginazione, le persone possono raggiungere la loro mente subconscia e accedere alle loro risorse interiori per la guarigione e la trasformazione. La capacità di creare e manipolare l'immaginario mentale durante l'ipnosi è ciò che permette alle persone di sperimentare i risultati desiderati e di apportare cambiamenti positivi nei loro pensieri, sentimenti e comportamenti.

I benefici dell'immaginazione mentale vivida nell'ipnosi sono enormi. Creando immagini mentali dettagliate e realistiche, le persone possono migliorare la loro attenzione e concentrazione durante le sedute di ipnosi. Questo maggiore stato di concentrazione consente un livello più profondo di rilassamento e di ricettività alle suggestioni terapeutiche. Inoltre, impegnarsi in immagini mentali vivide può aiutare le persone a sfruttare la loro creatività e la capacità di risolvere i problemi. L'uso di più sensi nel processo di visualizzazione, come l'incorporazione di suoni, tatto e gusto, può migliorare ulteriormente l'efficacia dell'ipnosi.

Utilizzare l'immaginazione per migliorare le esperienze ipnotiche

L'uso dell'immaginazione è un principio fondamentale per migliorare le esperienze ipnotiche. Le tecniche di gioco di ruolo e di visualizzazione creativa svolgono un ruolo cruciale nella pratica dell'ipnosi. La visualizzazione creativa consiste nell'utilizzare la propria immaginazione per creare immagini mentali vivide. Evocando situazioni o scene piacevoli e attingendo alle emozioni positive che ne derivano, le persone possono migliorare le loro esperienze ipnotiche. Questa tecnica permette di attingere alla propria immaginazione e di creare un ricco mondo interiore che può essere utilizzato durante le sedute.

Incorporare dettagli sensoriali ed emozioni nell'ipnosi è un altro modo di usare l'immaginazione per un'esperienza ipnotica più profonda. Coinvolgendo i sensi ed evocando emozioni specifiche, le persone possono aumentare la profondità e l'intensità del loro stato ipnotico. Ciò può essere ottenuto attraverso l'uso dell'immaginazione, ad esempio immaginando la vista, il suono, l'odore, il gusto e il tatto associati a un particolare scenario. Più l'esperienza sensoriale è vivida e dettagliata, più lo stato ipnotico diventa coinvolgente. Inoltre, incorporare le emozioni nelle suggestioni ipnotiche può amplificare ulteriormente l'esperienza ipnotica, poiché le emozioni hanno un potente impatto sulla nostra percezione soggettiva.

L'amplificazione dell'esperienza ipnotica attraverso la suggestione immaginativa è un aspetto chiave dell'uso dell'immaginazione nell'ipnosi. L'ipnotista, sia esso un'altra persona o se stesso, agisce come guida per portare il soggetto in uno stato di maggiore immaginazione e suggestionabilità. Fornendo suggestioni immaginative che si allineano con gli obiettivi o i risultati desiderati dell'individuo, l'esperienza ipnotica può essere migliorata. Queste suggestioni possono andare dalla visualizzazione dei cambiamenti desiderati nelle esperienze soggettive all'immaginazione del raggiungimento di obiettivi specifici.

Superare i limiti ed espandere le possibilità attraverso l'immaginazione in ipnosi

L'immaginazione svolge un ruolo cruciale nell'ipnosi, consentendo alle persone di superare le barriere mentali e di espandere le proprie possibilità. L'immaginazione creativa è uno strumento potente che può essere sfruttato durante l'ipnosi per aiutare le persone a superare le limitazioni e ad accedere alla loro mente subconscia. Attraverso la visualizzazione creativa, le persone possono creare una chiara rappresentazione di ciò che vogliono manifestare, permettendo loro di liberarsi dalle limitazioni mentali attuali e di visualizzare nuove possibilità.

Nel contesto dell'ipnosi, anche l'immaginazione gioca un ruolo chiave nell'ampliare la portata delle suggestioni ipnotiche. Impegnandosi a pensare in modo fantasioso, gli ipnotisti possono creare suggestioni su misura per le esigenze e gli obiettivi unici dell'individuo. L'uso di immagini vivide e di un linguaggio creativo può aumentare l'efficacia delle suggestioni ipnotiche, rendendole più incisive e influenti.

Conclusione: sfruttare il potere dell'immaginazione per un'ipnosi di successo

L'immaginazione svolge un ruolo fondamentale nella pratica dell'ipnosi. Dalle sue prime origini alle applicazioni moderne, il potere dell'immaginazione è stato riconosciuto come un principio fondamentale nell'induzione degli stati ipnotici. Il mesmerismo, il precursore dell'ipnosi, attribuiva la sua efficacia al potere dell'immaginazione. In effetti, l'immaginazione è considerata uno dei fattori chiave del successo dell'ipnosi, in quanto consente alle persone di entrare in uno stato di maggiore suggestionabilità e concentrazione. Comprendere l'importanza storica dell'immaginazione nell'ipnosi ci aiuta ad apprezzarne il continuo significato nelle pratiche ipnotiche contemporanee.

MITI E FATTI SULL'IPNOSI

Esistono molti miti sull'ipnosi, alcuni dei quali possono portare a fraintendimenti o addirittura a temere il trattamento. Qui sfatiamo alcuni dei miti più comuni e offriamo una visione realistica di cosa sia l'ipnosi e di cosa possa fare.

Mito 1: L'ipnosi è uno stato di sonno o di incoscienza.

Realtà: anche se alcune persone possono sembrare "addormentate" durante l'ipnosi perché sono molto rilassate, in realtà sono in uno stato di concentrazione e attenzione. Le persone in ipnosi sono sveglie e di solito ricordano ciò che accade durante la seduta.

Mito 2: Solo le persone deboli di mente possono essere ipnotizzate.

Vero: la capacità di essere ipnotizzati non è legata alla debolezza mentale. Anzi, le persone con una forte capacità di concentrazione e una vivida immaginazione sono spesso candidati particolarmente validi per l'ipnosi.

Mito 3: Durante l'ipnosi si è sotto il controllo dell'ipnotista.

Realtà: Sebbene l'ipnosi comporti il seguire le suggestioni dell'ipnotista, non vi è alcuna perdita di controllo. Le persone possono scegliere di accettare o rifiutare le suggestioni che vengono loro fornite e possono uscire dall'ipnosi se lo desiderano.

Mito 4: Si può rimanere intrappolati in uno stato di ipnosi.

Realtà: non si può rimanere "bloccati" in uno stato di ipnosi. Anche se potete sentirvi così rilassati da non volerne uscire, potete sempre scegliere di "svegliarvi" se lo desiderate.

Mito 5: L'ipnosi può aiutare a ricordare dettagli precisi di eventi passati.

Realtà: Sebbene alcune persone possano ricordare dettagli dimenticati, è anche possibile che si creino falsi ricordi. L'ipnosi può aiutare a ricordare, ma non garantisce l'accuratezza dei ricordi.

Mito 6: L'ipnosi può farvi fare cose che normalmente non fareste.

Realtà: Sebbene l'ipnosi possa aiutarvi a cambiare comportamenti e convinzioni, non può farvi fare qualcosa che vada contro i vostri valori o convinzioni fondamentali.

Conoscere le realtà dell'ipnosi può aiutare a dissipare paure e incomprensioni e ad aprire le porte ai potenziali benefici di questo strumento terapeutico.

STILI DI IPNOSI

L'ipnosi classica e l'ipnosi ericksoniana rappresentano due approcci diversi ma ugualmente efficaci. Sebbene entrambe cerchino di aiutare l'individuo a entrare in uno stato di trance e ad accettare le suggestioni, si differenziano per il modo in cui queste vengono fornite e per il ruolo dell'ipnotista nel processo.

Ipnosi classica o autoritaria

L'ipnosi classica, nota anche come ipnosi autoritaria, è uno stile caratterizzato da suggestioni dirette e da un approccio autorevole. Nell'ipnosi classica, l'ipnotista assume un ruolo attivo e dominante, dando istruzioni chiare e dirette al soggetto.

Le suggestioni utilizzate nell'ipnosi classica sono solitamente semplici, dirette e mirate. Ad esempio, l'ipnotista può dire: "Le sue palpebre stanno diventando molto pesanti" o "Si sente sempre più rilassato".

Questo stile di ipnosi può essere molto efficace per gli individui che rispondono bene alle istruzioni dirette e preferiscono un approccio più strutturato e guidato all'ipnosi. Tuttavia, può essere meno efficace per le persone che hanno una resistenza all'autorità o che preferiscono un approccio più collaborativo.

Ipnosi Ericksoniana

L'ipnosi ericksoniana, sviluppata dallo psichiatra Milton Erickson, è uno stile di ipnosi caratterizzato da un approccio indiretto e dall'uso di metafore e storie terapeutiche. Invece di dare suggerimenti diretti, l'ipnotista guida il soggetto attraverso esperienze immaginative che possono portare a cambiamenti nei pensieri, nei sentimenti e nel comportamento.

Per esempio, invece di dire direttamente al soggetto di sentirsi più rilassato, un ipnotista Ericksoniano può raccontare una storia su un lago calmo o su una foresta rilassante, permettendo al soggetto di immaginare e sperimentare la sensazione di rilassamento attraverso la storia.

L'ipnosi Ericksoniana può essere particolarmente utile per le persone che hanno resistenza alle suggestioni dirette o che preferiscono un approccio più sottile e creativo all'ipnosi. Tuttavia, può richiedere un maggior grado di immaginazione e partecipazione da parte del soggetto.

Ipnosi cognitivo-comportamentale

L'ipnosi cognitivo-comportamentale (CBH) è uno stile che combina le tecniche di ipnosi con la terapia cognitivo-comportamentale (CBT). La CBT è una forma di terapia psicologica che cerca di modificare i modelli negativi di pensiero e di comportamento. Nella CBT, l'ipnosi viene utilizzata per rafforzare i cambiamenti cognitivi e comportamentali.

Per esempio, un terapeuta può usare l'ipnosi per aiutare il paziente a visualizzare come affronterebbe una situazione temuta in modo calmo ed efficace. La CBT può poi essere utilizzata per aiutarli a mettere in discussione e a modificare i pensieri e le convinzioni negative che alimentano la loro paura.

L'HCC può essere particolarmente efficace nel trattamento di una serie di disturbi e problemi, tra cui ansia, fobia, disturbo da stress post-traumatico e dipendenza.

Ipnosi conversazionale

L'ipnosi conversazionale è uno stile di ipnosi caratterizzato da un approccio dialogico e non formale. Invece di porre il soggetto in una "trance" formale, l'ipnotista utilizza abili tecniche di comunicazione, come la suggestione implicita e le domande riflessive, per aiutare il soggetto a esplorare nuovi modi di pensare e di sentire.

Ad esempio, un ipnotista conversazionale può iniziare parlando con il soggetto di un problema o di una preoccupazione. Mentre il soggetto parla, l'ipnotista può porre domande che lo aiutano a vedere la situazione in modo nuovo o a considerare diverse possibilità.

L'ipnosi conversazionale può essere particolarmente utile in contesti in cui un approccio formale all'ipnosi non è appropriato o possibile. Tuttavia, per essere efficace richiede grande abilità ed esperienza da parte dell'ipnotista.

In breve, esistono diversi stili di ipnosi, ciascuno con i propri approcci e le proprie tecniche. Lo stile più efficace può dipendere da una serie di fattori, tra cui le preferenze e le esigenze del soggetto, nonché le capacità e l'esperienza dell'ipnotista.

TECNICHE DI IPNOSI

TECNICHE DI INDUZIONE IPNOTICA

L'induzione ipnotica è il primo passo dell'ipnosi e mira a portare il soggetto in uno stato di rilassamento e di maggiore concentrazione. Le tecniche di induzione possono variare molto, ma spesso prevedono istruzioni per rilassarsi, concentrarsi sulla respirazione e visualizzare immagini calmanti. Alcune tecniche di induzione popolari includono l'induzione di Elman, l'induzione delle scale e l'induzione della fissazione dello sguardo.

1. INDUZIONE ELMAN

L'induzione di Elman, nota anche come tecnica di Elman o induzione rapida di Elman, prende il nome dal suo ideatore, David Elman, famoso ipnotista e autore del XX secolo. Questa tecnica è notevole per la sua efficienza ed efficacia, essendo in grado di indurre un profondo stato di trance in pochi minuti.

L'induzione di Elman si svolge in diverse fasi:

Fase 1: Preparazione e istruzione

Prima di iniziare, Elman sottolinea l'importanza di spiegare il processo al paziente. Il paziente viene informato su ciò che ci si aspetta da lui e su come si sentirà durante l'ipnosi. Questa fase è fondamentale per stabilire l'aspettativa e la fiducia, elementi chiave per il successo dell'induzione.

Fase 2: rilassamento del corpo

Elman inizia quindi l'induzione chiedendo al paziente di chiudere gli occhi e di rilassare ogni parte del corpo. Elman suggerisce che chiudendo gli occhi il paziente entrerà in uno stato di ipnosi. Questo viene fatto per incoraggiare l'idea che l'ipnosi sia uno stato naturale e accessibile.

Fase 3: rilassamento mentale

Una volta che il corpo del paziente è rilassato, Elman passa al rilassamento mentale. Questo si ottiene attraverso una serie di esercizi di conto alla rovescia che mirano a svuotare la mente dai pensieri distraenti e a concentrare l'attenzione del paziente sulla voce dell'ipnotista.

Fase 4: Approfondimento della trance

Dopo che il paziente ha raggiunto uno stato di rilassamento mentale, Elman utilizza una serie di tecniche per approfondire lo stato di trance. Queste possono includere visualizzazioni, suggestioni di approfondimento e un processo chiamato "splitting", che consiste nel portare il paziente dentro e fuori dallo stato di trance per aumentare la profondità dell'ipnosi.

Fase 5: Creare uno stato ricettivo

La fase finale dell'induzione di Elman prevede la creazione di suggestioni post-ipnotiche e la creazione di uno stato ricettivo. Questo permette alle suggestioni terapeutiche di radicarsi nella mente del paziente e di continuare ad avere effetto anche dopo la fine dello stato ipnotico.

L'induzione di Elman è una tecnica potente e versatile che ha avuto un impatto duraturo sulla pratica dell'ipnosi. Il suo approccio diretto, efficiente e basato sul rilassamento si è dimostrato efficace in un'ampia gamma di contesti, dall'ipnoterapia all'ipnodonzia.

2. INDUZIONE DELLA SCALA

L'induzione delle scale è una tecnica di ipnosi molto utilizzata per la sua semplicità ed efficacia. Questa tecnica sfrutta il potere della visualizzazione e della suggestione per guidare una persona in uno stato di profondo rilassamento e trance.

Fase 1: Preparazione e rilassamento

Prima di iniziare l'induzione delle scale, è importante che la persona si trovi in un ambiente tranquillo e privo di distrazioni. È utile chiedere alla persona di chiudere gli occhi e di concentrarsi sul proprio respiro, permettendo al corpo di rilassarsi.

Fase 2: visualizzazione della scala

Una volta che la persona è rilassata, le si chiede di visualizzare una scala. Questa scala può avere l'aspetto che la persona desidera e può essere fatta di qualsiasi materiale, collocata ovunque. L'importante è che la scala sia sicura, confortevole e attraente per il paziente.

Fase 3: discesa dalla scala

L'ipnotista invita la persona a iniziare a scendere le scale. Ad ogni gradino che scende, l'ipnotista suggerisce alla persona che sta diventando sempre più rilassata, sempre più calma. Questo processo di suggestione, combinato con la visualizzazione, serve a portare il paziente in uno stato di trance più profondo.

Fase 4: Approfondimento della trance

Una volta che la persona ha sceso le scale, si può continuare con altre tecniche di ipnosi per approfondire la trance, se necessario. Ciò può includere ulteriori suggestioni di rilassamento e di calma, nonché l'introduzione di suggestioni terapeutiche.

L'induzione a scale è una tecnica di ipnosi efficace e accessibile che può essere utilizzata da ipnotisti di ogni livello di esperienza. È particolarmente utile nelle situazioni in cui si cerca un'induzione dolce e graduale e può essere uno strumento potente in diversi contesti, tra cui l'ipnosi clinica e l'ipnodonzia.

3. INDUZIONE DELLA FISSAZIONE DELLO SGUARDO

Sebbene sia difficile risalire con esattezza a quando e dove sia nata l'induzione della fissazione dello sguardo, questo metodo di induzione è stato utilizzato per secoli e in molte culture diverse. Anche le prime descrizioni dell'ipnosi, come quelle del medico austriaco Franz Mesmer nel XVIII secolo, parlano dell'importanza dello sguardo e della concentrazione visiva. Mesmer usava quello che chiamava "magnetismo animale" per trattare i suoi pazienti e spesso utilizzava la fissazione dello sguardo come parte dei suoi trattamenti.

Nel XIX secolo, anche il neurologo francese Jean-Martin Charcot utilizzò la fissazione dello sguardo come parte dei suoi esperimenti sull'ipnosi. Charcot è noto per i suoi studi sull'isteria e sull'ipnosi e spesso utilizzava un pendolo oscillante per indurre la trance nei suoi pazienti.

L'induzione della fissazione dello sguardo è diventata uno strumento comunemente utilizzato nel XX secolo dagli ipnotisti, sia nella pratica clinica che nelle dimostrazioni sul palcoscenico. Molti ipnotisti moderni continuano a usare questa tecnica oggi, spesso combinandola con altre tecniche di induzione e approfondimento.

LA SCIENZA DIETRO L'INDUZIONE DELLA FISSAZIONE DELLO SGUARDO

Da un punto di vista scientifico, l'induzione della fissazione dello sguardo sembra funzionare attraverso diversi meccanismi. Uno di questi è l'affaticamento degli occhi. Fissando un singolo punto per un periodo di tempo prolungato, i muscoli oculari possono iniziare ad affaticarsi, il che a sua volta può portare ad ammiccamenti più frequenti e alla chiusura degli occhi. Questa chiusura degli occhi è spesso associata al rilassamento e può essere un segnale per l'inizio della trance.

Inoltre, la concentrazione intensiva su un singolo punto può aiutare a ridurre la distrazione e a favorire uno stato di concentrazione interiore. Questo stato di concentrazione interiore è una componente chiave della trance ipnotica e può facilitare l'induzione della trance ipnotica.

Infine, l'induzione della fissazione dello sguardo può funzionare anche attraverso il potere della suggestione. Il semplice atto di seguire le istruzioni dell'ipnotista di fissare lo sguardo può essere di per sé una forma di suggestione, rafforzando l'aspettativa che la trance si verifichi.

Studi e prove scientifiche

L'induzione della fissazione dello sguardo è una delle tecniche più studiate nella letteratura sull'ipnosi per la sua semplicità ed efficacia. Sebbene le risposte individuali possano variare, molti studi hanno dimostrato l'efficacia di questa tecnica nell'indurre uno stato di trance.

Uno studio notevole, pubblicato nel 1981 sul Journal of Abnormal Psychology dal Dr. David Spiegel e colleghi, ha esaminato l'efficacia dell'induzione della fissazione dello sguardo in un gruppo di 36 soggetti. I partecipanti sono stati sottoposti a diverse sedute di ipnosi utilizzando l'induzione della fissazione dello sguardo. I risultati hanno mostrato che questa tecnica era efficace nell'indurre uno stato di ipnosi in una maggioranza significativa dei partecipanti.

La citazione diretta dello studio recita: "I soggetti sottoposti a induzione della fissazione dello sguardo hanno dimostrato una maggiore suscettibilità all'ipnosi e hanno sperimentato una maggiore profondità della trance rispetto ai controlli. Questi risultati supportano l'efficacia dell'induzione della fissazione dello sguardo nel facilitare uno stato di trance ipnotica" (Spiegel et al., 1981).

Questo studio, insieme ad altri, fornisce un supporto scientifico all'efficacia dell'induzione della fissazione dello sguardo. Tuttavia, è importante ricordare che non tutte le persone rispondono all'ipnosi allo stesso modo. Alcune persone possono avere una maggiore predisposizione all'ipnosi e rispondere con più forza all'induzione della fissazione dello sguardo, mentre altre possono avere una risposta minore o richiedere tecniche di induzione diverse. Pertanto, l'induzione della fissazione dello sguardo è solo uno strumento dell'ampia gamma di tecniche a disposizione dell'ipnotista.

Inoltre, l'abilità e l'esperienza dell'ipnotista possono giocare un ruolo importante nell'efficacia dell'induzione. Un ipnotista esperto può essere in grado di adattare meglio il proprio approccio alle esigenze individuali del soggetto e di gestire eventuali resistenze o paure che possono insorgere durante l'induzione.

Infine, è importante ricordare che l'induzione della fissazione dello sguardo, come tutte le tecniche di ipnosi, deve essere utilizzata in modo etico e con il consenso informato del soggetto. L'ipnosi può essere uno strumento potente, ma comporta anche delle responsabilità. Gli operatori dell'ipnosi devono sempre tenere conto dei limiti etici e delle esigenze e dei diritti dei loro pazienti.

Fasi del fissaggio degli occhi

Fase 1: Selezione del punto di fissaggio

Il primo passo per indurre la fissazione dello sguardo è la scelta di un punto di fissazione. Questo punto può essere qualsiasi oggetto nella stanza, come un punto sul muro o un oggetto su un tavolo, o anche un punto immaginario sul soffitto. L'importante è che l'individuo possa fissare lo sguardo su quel punto senza forzarlo.

Fase 2: Correggere l'aspetto

Una volta scelto il punto, si chiede al soggetto di fissare lo sguardo su quel punto. L'ipnotista può rafforzare questa fase con suggestioni verbali, indicando che, continuando a fissare il punto, il soggetto potrebbe iniziare a sentire gli occhi pesanti e stanchi.

Fase 3: Rilassamento e induzione della trance

Mentre il soggetto continua a concentrare lo sguardo sul punto, l'ipnotista introduce suggestioni di rilassamento e trance. Queste suggestioni possono variare, ma di solito includono l'idea che gli occhi diventino sempre più pesanti e che inizino a chiudersi. Quando gli occhi si chiudono, si suggerisce al paziente di entrare in uno stato di rilassamento profondo e calmo.

Fase 4: Approfondimento della trance

Con il soggetto in uno stato di rilassamento, l'ipnotista può approfondire la trance introducendo altre suggestioni, come la sensazione di galleggiare o di trovarsi in un luogo sicuro e rilassante.

In sintesi, l'induzione della fissazione dello sguardo è una tecnica di ipnosi collaudata ed efficace. È un'opzione particolarmente valida per le persone che hanno una buona capacità visiva e sono in grado di mantenere una concentrazione prolungata su un singolo punto. Come sempre, ogni tecnica di induzione può essere più efficace per alcune persone rispetto ad altre, e la scelta della tecnica appropriata dipende dalle esigenze individuali e dalle circostanze del soggetto.

TECNICHE DI APPROFONDIMENTO

Le tecniche di approfondimento sono un insieme di strategie utilizzate dagli ipnotisti per aiutare un soggetto a entrare in uno stato di trance più profondo e ricettivo. L'approfondimento è una parte essenziale del processo di ipnosi, poiché più profonda è la trance, più il paziente tende ad essere ricettivo alle suggestioni ipnotiche.

Queste tecniche vengono utilizzate dopo che l'induzione iniziale ha portato il soggetto in uno stato di rilassamento e di trance. Sebbene il livello di trance iniziale possa essere sufficiente per alcune forme di lavoro ipnotico, spesso è utile aumentare la profondità della trance per consentire un lavoro più profondo ed efficace.

Ecco alcuni esempi di tecniche di approfondimento:

Contare all'indietro: una delle tecniche più comuni per approfondire lo stato ipnotico è contare all'indietro. L'ipnotista può istruirvi a immaginare di scendere una scala o di allontanarvi in ascensore e, ad ogni numero in discesa, sentirvi sempre più rilassati. Questa tecnica sfrutta la capacità del soggetto di visualizzare e concentrarsi su un compito, il che può contribuire a intensificare lo stato di trance.

Visualizzazione di luoghi tranquilli: un'altra tecnica comune consiste nel visualizzare luoghi tranquilli o scene di pace. L'ipnotista può guidarvi nella descrizione dettagliata di un luogo rilassante, come una spiaggia tranquilla o una foresta serena. Ad ogni dettaglio aggiunto, il soggetto si sente più immerso nella scena e quindi più a fondo nello stato ipnotico.

Scala o ascensore:

La scala o ascensore è piuttosto comune ed efficace. Ecco una descrizione più dettagliata di come può essere utilizzata:

Al soggetto viene chiesto di visualizzare una scala o un ascensore. L'ipnotista descrive dettagliatamente l'aspetto del luogo: la consistenza dei gradini, la luce soffusa che filtra dalle finestre dell'ascensore, il suono delicato dei macchinari. Tutto ciò serve ad aiutare il paziente a immergersi maggiormente nella visualizzazione.

Viene chiesto di immaginarsi in cima alle scale o fuori dall'ascensore. Si chiede poi di scendere le scale o di entrare nell'ascensore e di premere il pulsante per scendere.

Ad ogni gradino delle scale o ad ogni piano che l'ascensore scende, si suggerisce di cadere sempre più in trance. L'ipnotista può dire qualcosa del tipo: "Ad ogni gradino che scende, si sente più rilassato e a suo agio. Si sta sprofondando sempre di più nella trance".

Una volta che il soggetto ha raggiunto la cima delle scale o l'ultimo piano in ascensore, si suggerisce che abbia raggiunto uno stato di trance profonda e sia completamente rilassato e aperto alle suggestioni.

Questa tecnica utilizza la metafora del movimento verso il basso per simboleggiare l'approfondimento della trance e può essere molto efficace per molti. Tuttavia, come sempre, l'efficacia può variare a seconda della persona e della sua capacità di visualizzare e di impegnarsi nella suggestione.

Istruzioni dirette

Le istruzioni dirette possono essere un modo molto efficace per aiutare un soggetto ad approfondire il suo stato di trance. Ecco una descrizione più dettagliata di come questa tecnica può essere utilizzata:

Le istruzioni dirette prevedono l'uso di un linguaggio semplice e chiaro per suggerire al soggetto di andare più in profondità nella trance. Può trattarsi di qualcosa di semplice come dire: "Ora puoi permetterti di entrare in uno stato di trance ancora più profondo".

Un'altra variante potrebbe essere: "Continuando a respirare in modo rilassato e ritmico, ogni respiro vi porta a un livello di trance più profondo e più calmo".

È importante che queste istruzioni siano impartite in modo calmo e rilassante. Il tono di voce e la cadenza dell'ipnotista giocano un ruolo cruciale nel successo di queste suggestioni.

È utile anche rafforzare l'idea che il soggetto ha il controllo e può decidere fino a che punto desidera andare in trance. Questo può essere fatto utilizzando un linguaggio che enfatizzi l'autonomia del paziente, ad esempio: "Ti dai il permesso di rilassarti ulteriormente".

L'efficacia delle istruzioni dirette può variare a seconda del soggetto e della sua risposta all'ipnosi. Alcune persone possono rispondere meglio alle suggestioni indirette o alle tecniche di visualizzazione, mentre altre possono trovare molto efficaci le istruzioni dirette.

La tecnica dello specchio

La Tecnica dello Specchio è un'efficace tecnica di approfondimento che utilizza il potere della visualizzazione e dell'identificazione per aiutare il soggetto a entrare in uno stato di trance più profondo. Ecco come potrebbe apparire nella pratica:

Istruzioni iniziali: l'ipnotista può iniziare dicendo loro di immaginare un grande e bellissimo specchio davanti a loro.

Creazione dell'immagine: L'ipnotista suggerisce quindi al soggetto di vedere se stesso nello specchio. Ma non si tratta di un semplice riflesso. L'immagine riflessa è invece una versione di sé profondamente rilassata e in stato di trance.

Passaggio all'identificazione: una volta che il paziente ha un'immagine chiara di questa versione rilassata di sé, l'ipnotista suggerisce che il soggetto sta diventando quell'immagine. Può dire qualcosa del tipo: "Guardando questa immagine di te stesso come calmo e rilassato, potresti iniziare a sentirti sempre più simile a quella versione di te stesso".

Rafforzamento dell'identificazione: L'ipnotista continua a rafforzare l'identificazione con l'immagine rilassata, magari suggerendo che ogni volta che il soggetto sbatte le palpebre si sente sempre più simile alla versione rilassata di sé che vede nello specchio.

La tecnica del cancello

La Tecnica del Cancello è una tecnica di approfondimento molto efficace che utilizza l'immaginazione del paziente per facilitare uno stato di trance più profondo. Ecco come potrebbe apparire nella pratica:

Istruzioni iniziali: l'ipnotista potrebbe iniziare dicendo qualcosa del tipo: "Immaginate di essere in una stanza tranquilla e silenziosa. Di fronte a voi c'è una porta.

Preparazione: L'ipnotista può descrivere la porta nei dettagli, dicendo qualcosa come: "Questa porta è molto speciale. Dall'altra parte di questa porta vi aspetta uno stato di trance ancora più profondo e rilassato".

Transito: quando il soggetto è pronto, l'ipnotista può guidarlo attraverso la porta, dicendo qualcosa come: "Quando sei pronto, puoi camminare verso la porta, aprirla e passare dall'altra parte. Così facendo, si troverà ad entrare in uno stato di trance ancora più profondo".

Rinforzo: una volta che il soggetto ha attraversato la porta, l'ipnotista può rinforzare lo stato di trance dicendo qualcosa come: "Ora che hai attraversato la porta, ti senti ancora più rilassato e tranquillo. Sei in uno stato di trance molto profondo".

La tecnica della radice

La Tecnica della Radice è una tecnica di approfondimento basata sulla metafora e sulla visualizzazione. Questa tecnica può essere particolarmente efficace per i soggetti che si connettono con immagini e concetti legati alla natura. Ecco una descrizione dettagliata di come questa tecnica potrebbe funzionare nella pratica:

Istruzioni iniziali: l'ipnotista potrebbe iniziare con un'istruzione del tipo: "Immagina di essere un albero grande e forte, alto e fiero".

Descrizione delle radici: l'ipnotista può introdurre l'immagine delle radici, dicendo qualcosa come: "Come un albero, hai radici forti che vanno in profondità nella terra. Puoi sentire che si estendono, andando sempre più in profondità nella terra".

Approfondimento della trance: l'ipnotista può poi collegare la profondità delle radici alla profondità della trance, dicendo qualcosa del tipo: "Mentre le tue radici affondano più profondamente nella terra, ti ritrovi ad entrare in uno stato di trance ancora più profondo.

Rinforzo: l'ipnotista può rinforzare lo stato di trance più profondo dicendo qualcosa come: "Senti una profonda connessione con la terra e questa connessione ti aiuta a sentirti ancora più rilassato e calmo. Sei in uno stato di trance molto profondo".

La Tecnica della Radice è un modo efficace per aiutare i soggetti a visualizzare e sperimentare uno stato di trance più profondo. Come tutte le tecniche di approfondimento, la sua efficacia può variare a seconda delle caratteristiche individuali del soggetto e dell'abilità dell'ipnotista.

La tecnica della nuvola galleggiante

La Tecnica della Nuvola Fluttuante è un'altra tecnica di approfondimento che si basa sulla visualizzazione e sulla metafora. Questa tecnica può essere particolarmente efficace per i soggetti che rispondono bene a immagini pacifiche e sognanti. Ecco una descrizione dettagliata di come questa tecnica potrebbe funzionare nella pratica:

Introduzione alla nuvola: l'ipnotista potrebbe iniziare dicendo qualcosa del tipo: "Immaginatevi in una nuvola morbida e confortevole. Vi sentite leggeri, sicuri e tranquilli.

Il viaggio nella nuvola: l'ipnotista può quindi descrivere l'esperienza di fluttuare sulla nuvola: "Mentre la nuvola sale, vi sentite sempre più leggeri. La nuvola vi porta attraverso il cielo, sempre più in alto".

Approfondimento della trance: ora l'ipnotista può collegare la sensazione di fluttuare con uno stato di trance più profondo: "Mentre fluttuate nella nuvola, potete notare che entrate in uno stato di trance sempre più profondo. Più si galleggia in alto, più si entra in questo stato di calma e di rilassamento".

Rinforzo: infine, l'ipnotista può rinforzare questo stato di trance più profondo dicendo qualcosa come: "Mentre fluttuate su questa nuvola, vi sentite completamente in pace, rilassati e in uno stato di trance molto profondo.

È importante ricordare che non tutte le tecniche funzionano per tutti. I bravi ipnotisti sanno adattare il loro approccio alle esigenze e alle risposte specifiche di ogni soggetto, utilizzando la tecnica più efficace per indurre lo stato di trance più profondo.

TECNICHE DI SUGGERIMENTO

Le tecniche di suggestione sono il cuore dell'ipnosi. Sono gli strumenti che l'ipnotista utilizza per guidare l'esperienza del soggetto e per aiutarlo ad apportare cambiamenti positivi nel pensiero, nei sentimenti e nel comportamento.

SUGGERIMENTI DIRETTI

Le suggestioni dirette in ipnosi rappresentano un modo diretto ed esplicito di comunicare con il soggetto in stato di trance. La loro efficacia risiede nella semplicità e nella capacità di fornire istruzioni chiare e precise su ciò che l'individuo sperimenterà. In questa sede ne approfondiremo l'uso, i vantaggi, gli svantaggi e le evidenze scientifiche.

Uso di suggerimenti diretti

Le suggestioni dirette sono comunemente utilizzate durante la trance ipnotica per guidare l'esperienza del soggetto. Ad esempio, l'ipnotista può usare le suggestioni dirette per il soggetto a raggiungere uno stato di rilassamento profondo, a cambiare le convinzioni limitanti o persino a modificare la percezione del dolore.

Ad esempio, in una seduta di ipnosi per la gestione del dolore, l'ipnotista potrebbe dire: "Il suo corpo sta diventando insensibile al dolore. Si sentirà a suo agio e in pace durante l'intera procedura.

Vantaggi e svantaggi

Il vantaggio principale delle suggestioni dirette è la loro semplicità e chiarezza. Sono facili da capire e possono essere molto efficaci quando il soggetto è molto ricettivo.

Tuttavia, non tutte le persone rispondono ugualmente bene alle suggestioni dirette. Chi è scettico, analitico o ha resistenze cognitive può trovare le suggestioni dirette troppo autoritarie o imponenti. In questi casi, possono essere più efficaci tecniche più sottili, come le suggestioni indirette.

Prove scientifiche

Numerosi studi hanno dimostrato l'efficacia delle suggestioni dirette nell'ipnosi. Ad esempio, una revisione del 2019 pubblicata sull'International Journal of Clinical and Experimental Hypnosis ha concluso che le suggestioni dirette possono essere efficaci in diversi contesti clinici, tra cui la gestione del dolore, il trattamento dei disturbi del sonno e la gestione dell'ansia.

In sintesi, le suggestioni dirette sono uno strumento efficace nell'arsenale dell'ipnotista. Se usate in modo appropriato, possono aiutare a guidare l'esperienza del soggetto e a facilitare un cambiamento significativo. Tuttavia, la loro efficacia può variare a seconda dell'individuo e del contesto. Di conseguenza, gli ipnotisti esperti spesso combinano le suggestioni dirette con altre tecniche per massimizzare l'efficacia dell'ipnosi.

SUGGERIMENTI INDIRETTI

Le suggestioni indirette in ipnosi rappresentano un approccio più sottile e meno autoritario per influenzare l'esperienza del soggetto durante la trance. Il loro uso, i vantaggi, gli svantaggi e le prove scientifiche sono illustrati di seguito.

Uso di suggerimenti indiretti

Le suggestioni indirette sono comunemente utilizzate per guidare un soggetto attraverso la trance ipnotica in modo gentile e non forzato. Piuttosto che dire direttamente quale esperienza si avrà, le suggestioni indirette offrono opzioni o possibilità.

Per esempio, invece di dire "Ti senti molto rilassato", l'ipnotista può suggerire: "Potresti iniziare a notare una sensazione di profondo rilassamento in tutto il corpo" o "Potresti trovarti a provare un senso di tranquillità e calma".

Vantaggi e svantaggi

Uno dei principali vantaggi delle suggestioni indirette è che possono essere efficaci anche con soggetti resistenti alle suggestioni dirette. Poiché le suggestioni indirette sono meno imponenti e più rispettose dell'autonomia del soggetto, sono spesso più accettabili per le persone analitiche o scettiche nei confronti dell'ipnosi.

D'altra parte, poiché i suggerimenti indiretti sono meno espliciti, potrebbero non essere efficaci come quelli diretti con soggetti che rispondono bene a istruzioni chiare e dirette.

Prove scientifiche

La ricerca sulle suggestioni indirette in ipnosi ne sostiene l'efficacia. Ad esempio, uno studio pubblicato nel 2010 sull'American Journal of Clinical Hypnosis ha rilevato che le suggestioni indirette possono essere efficaci quanto quelle dirette nell'indurre il rilassamento e ridurre l'ansia.

SUGGERIMENTI IMPLICITI

La suggestione implicita è una tecnica ancora più sottile utilizzata nell'ipnosi. Questa strategia di suggestione è notevole per la sua sottigliezza e per la sua capacità di aggirare la resistenza conscia e inconscia del soggetto.

Uso di suggerimenti impliciti

Le suggestioni implicite sono spesso presenti nel discorso dell'ipnotista in un modo che è facile ignorare. Non si tratta di affermazioni dirette, ma il suggerimento viene dedotto dalla frase o dal contesto in cui viene pronunciato.

Ad esempio, l'ipnotista può dire: "Quando sente il suono della mia voce, potrebbe scoprire che i suoi occhi vogliono chiudersi". In questo caso, il suggerimento che gli occhi del soggetto possano chiudersi è implicito nella frase, ma non esplicitamente dichiarato.

Vantaggi e svantaggi

Uno dei principali vantaggi delle suggestioni implicite è la loro capacità di aggirare la resistenza del soggetto all'ipnosi. Essendo meno dirette e più sottili, possono essere meno rilevabili come suggestioni, il che riduce la probabilità che il paziente le rifiuti consciamente o inconsciamente.

Tuttavia, a causa della loro sottigliezza, i suggerimenti impliciti possono essere meno efficaci con i soggetti che richiedono istruzioni più dirette e chiare. Inoltre, poiché questi suggerimenti dipendono da inferenze fatte dall'individuo, possono essere più suscettibili di essere male interpretati.

    Prove scientifiche

Sebbene la ricerca in quest'area sia limitata, esistono studi che sostengono l'efficacia delle suggestioni implicite nell'ipnosi. Ad esempio, uno studio pubblicato sull'International Journal of Clinical and Experimental Hypnosis ha rilevato che le suggestioni implicite possono essere efficaci nel ridurre il dolore.

CHI PUÒ ESSERE IPNOTIZZATO?

La maggior parte delle persone può essere ipnotizzata in qualche misura. Tuttavia, la facilità con cui le persone possono essere ipnotizzate e la profondità della trance che possono raggiungere variano notevolmente da persona a persona. Diversi fattori possono influenzare la suscettibilità di un individuo all'ipnosi.

Disponibilità alla suggestione: le persone naturalmente suggestionabili o con una forte immaginazione tendono a essere più suscettibili all'ipnosi. Ciò non significa che siano deboli di volontà o facilmente manipolabili, ma semplicemente che sono più aperte all'idea che i loro pensieri e le loro esperienze possano essere influenzati dalle suggestioni.

Aspettative e atteggiamenti: anche le aspettative e gli atteggiamenti del paziente nei confronti dell'ipnosi possono giocare un ruolo importante nella sua suscettibilità. Le persone che vedono l'ipnosi in modo positivo e si aspettano che funzioni tendono ad avere più successo con essa. D'altro canto, chi è scettico o ha paura dell'ipnosi può avere più difficoltà a entrare in trance.

Concentrazione e attenzione: l'ipnosi richiede un certo grado di concentrazione e attenzione. Pertanto, le persone che sono in grado di concentrarsi intensamente su un compito o di perdersi nei propri pensieri sono di solito buoni candidati all'ipnosi.

Esperienze passate: le persone che sono state ipnotizzate in precedenza e hanno avuto un'esperienza positiva possono entrare più facilmente in trance nelle future sedute di ipnosi.

È importante ricordare che la capacità di essere ipnotizzati non è un riflesso dell'intelligenza o della forza di volontà. L'ipnosi è semplicemente un'abilità che alcune persone possiedono in misura maggiore di altre, proprio come alcune persone hanno una maggiore abilità nello sport o nella musica.

EFFICACIA E SICUREZZA DELL'IPNOSI

L'ipnosi è stata oggetto di numerosi studi scientifici e si è dimostrata efficace in un'ampia gamma di contesti, soprattutto nel trattamento del dolore, dell'ansia, dei disturbi del sonno e di alcuni disturbi comportamentali.

L'American Psychological Association riconosce l'ipnosi come una procedura terapeutica efficace e la ricerca dimostra che può essere efficace nel ridurre il dolore, l'ansia e i sintomi delle malattie croniche.

Inoltre, l'ipnosi può essere utile in odontoiatria, dove può contribuire a ridurre la paura e l'ansia associate alle procedure odontoiatriche e può aiutare i pazienti a gestire il dolore.

In termini di sicurezza, l'ipnosi è generalmente considerata sicura se eseguita da un professionista qualificato. Gli effetti collaterali sono rari e di solito lievi, tra cui vertigini o confusione dopo la seduta di ipnosi.

Tuttavia, l'ipnosi può non essere adatta a tutti. Le persone affette da alcuni disturbi psichiatrici, come la psicosi o alcuni tipi di disturbi della personalità, potrebbero non essere dei buoni candidati per l'ipnosi. Inoltre, l'ipnosi non deve essere utilizzata come sostituto di un trattamento medico o psicologico convenzionale, ma come strumento complementare.

ANCORAGGIO IPNOTICO

Definizione e funzione delle ancore nell'ipnosi clinica e terapeutica: Il "segno segno" o "ancora" è uno strumento essenziale nell'ipnosi clinica e terapeutica. La sua funzione principale è quella di facilitare il processo di induzione ipnotica e di rafforzare le suggestioni terapeutiche, ma il suo uso va ben oltre. Le ancore possono essere uno dei modi più efficienti ed efficaci per ottenere l'accesso.

CREAZIONE E UTILIZZO DI ANCORAGGI

Il processo di creazione e utilizzo degli ancoraggi è fondamentale per l'ipnosi e può essere compreso meglio attraverso un esempio.

Supponiamo che un terapeuta stia lavorando con un paziente che soffre di forte ansia prima delle procedure dentistiche. L'obiettivo è aiutarlo a raggiungere uno stato di rilassamento profondo che possa contrastare l'ansia. Per raggiungere questo obiettivo, il terapeuta può decidere di utilizzare l'ancoraggio.

Il primo passo consiste nell' il paziente a raggiungere questo stato di rilassamento profondo. Ciò può comportare tecniche di respirazione profonda, visualizzazione guidata o qualsiasi altra tecnica di ipnosi che il terapeuta preferisca. Una volta che il paziente ha raggiunto questo stato, il terapeuta introduce lo stimolo che diventerà l'ancora. In questo caso, supponiamo che lo stimolo sia la parola "spiaggia".

Il terapeuta può dire al paziente: "Ogni volta che sentirai la parola "spiaggia", tornerai a questo stato di rilassamento profondo". Questo viene ripetuto più volte, rafforzando l'associazione tra la parola "spiaggia" e lo stato di rilassamento profondo.

Da questo momento in poi, ogni volta che il paziente sentirà la parola "spiaggia", la sua mente gli ricorderà automaticamente lo stato di profondo rilassamento sperimentato durante la seduta di ipnosi. Ciò significa che, prima di ogni intervento odontoiatrico, il terapeuta (o il paziente) può semplicemente pronunciare la parola "spiaggia" e il soggetto tornerà rapidamente a quello stato di rilassamento.

Questo è solo un esempio di come si può creare e utilizzare un ancoraggio. A seconda delle esigenze e delle preferenze del paziente, l'ancoraggio può essere uno stimolo qualsiasi: una parola diversa, un gesto, un suono e così via. L'importante è che l'ancoraggio sia qualcosa di facilmente replicabile e che non si trovi comunemente nell'ambiente del paziente, per evitare un'attivazione accidentale dell'ancoraggio.

L'ANCORAGGIO COME STRUMENTO TERAPEUTICO

Le ancore sono uno strumento terapeutico estremamente potente proprio per la loro capacità di agire come "scorciatoia mentale". Permettendo al terapeuta di indurre rapidamente uno stato mentale specifico, le ancore rendono il processo terapeutico molto più efficiente. Possono essere particolarmente utili in situazioni in cui è importante agire rapidamente, come ad esempio negli interventi in caso di crisi d'ansia o nella gestione del dolore acuto.

Inoltre, le ancore non sono utili solo durante le sedute di terapia, ma possono anche essere un valido strumento di auto-aiuto per i pazienti. Una volta stabilita correttamente un'ancora, l'individuo può attivarla da solo per indurre lo stato mentale desiderato. Ad esempio, un paziente che ha stabilito un'ancora di rilassamento può attivarla prima di una situazione stressante per mantenere la calma.

La capacità delle ancore di "registrare" e "recuperare" stati mentali specifici ha anche un potenziale terapeutico significativo che va oltre la rapida induzione dell'ipnosi. Ad esempio, potrebbero essere utilizzate per aiutare il paziente a ricordare e ad applicare le abilità e le strategie di coping apprese durante la terapia. Un'ancora potrebbe essere associata a una specifica tecnica di gestione della rabbia e, ogni volta che il paziente si trova in una situazione in cui deve usare questa tecnica, l'ancora può aiutarlo a ricordarla e ad applicarla correttamente.

Infine, gli ancoraggi possono essere utili anche per il dolore post-operatorio. Supponiamo che un paziente stia per sottoporsi a un intervento chirurgico importante e sia preoccupato per il dolore che proverà dopo l'operazione. Il terapeuta decide di lavorare con lui per stabilire un'ancora che lo aiuti a gestire il dolore.

In primo luogo, il terapeuta aiuta il paziente a entrare in uno stato di ipnosi e a sperimentare un senso di analgesia, o assenza di dolore. Questo può essere uno stato di totale tranquillità, calma o qualsiasi altro stato mentale che il soggetto associa all'assenza di dolore.

Una volta che il paziente ha raggiunto questo stato, il terapeuta introduce lo stimolo che diventerà l'ancora. Può essere un suono particolare, una parola, un gesto o qualsiasi altro stimolo facile da replicare. Ad esempio, il terapeuta può usare la parola "calma".

Il terapeuta ripete più volte: "Quando sentirai la parola 'calma', proverai questa sensazione di analgesia, di assenza di dolore". In questo modo si stabilisce una forte associazione nella mente del paziente tra la parola "calma" e l'assenza di dolore.

Una volta stabilito questo ancoraggio, il paziente può utilizzarlo dopo l'intervento per gestire il dolore. Ogni volta che prova dolore, può pronunciare la parola "calma" a se stesso o chiedere a qualcun altro di pronunciarla. In questo modo attiverà l'ancoraggio e contribuirà a riportarlo a quello stato di analgesia, riducendo così la percezione del dolore.

È importante considerare che non tutti rispondono bene all'ancoraggio e che questo richiede pazienti con una trance ipnotica profonda. Inoltre, anche la durata della risposta al segnale guida dipende da persona a persona.

APPLICAZIONE DEGLI ANCORAGGI IN ODONTOIATRIA

In odontoiatria, le ancore possono essere uno strumento particolarmente prezioso. Ad esempio, un'ancora può essere una parola specifica che, pronunciata, aiuta il paziente a tornare rapidamente a uno stato di rilassamento profondo o di analgesia. Questa tecnica può essere estremamente utile in situazioni in cui è importante che la persona sia rilassata e a suo agio, come ad esempio durante un intervento chirurgico o una lunga procedura odontoiatrica.

BENEFICI DEGLI ANCORAGGI NELLE SESSIONI DI FOLLOW-UP

Inoltre, l'uso di ancore può rendere le sessioni di follow-up in ipnodonzia molto più facili ed efficienti. Una volta stabilito un ancoraggio, le induzioni ipnotiche nelle sedute successive possono essere molto più rapide e fluide. Questo può essere particolarmente vantaggioso per i pazienti che possono essere ansiosi o irrequieti nello studio dentistico, in quanto l'ancoraggio può aiutare ad alleviare rapidamente queste sensazioni e a portare il paziente in uno stato di profondo rilassamento.

ANCORAGGI PER MIGLIORARE I RISULTATI DEL TRATTAMENTO

Ma le ancore non sono utili solo per la rapida induzione dell'ipnosi. Possono anche essere utilizzate per aiutare il paziente a ricordare e ad applicare le suggestioni terapeutiche fornite durante l'ipnosi. Ad esempio, un'ancora può essere associata a una specifica tecnica di gestione del dolore o dell'ansia. Ogni volta che il paziente attiva questo ancoraggio, sia consciamente che inconsciamente, ricorderà e applicherà questa tecnica. Ciò può migliorare notevolmente l'esito del trattamento, in quanto consente al paziente di assumere un ruolo più attivo e controllato nella propria cura.

CONCLUSIONE

In breve, le ancore sono uno strumento estremamente potente nell'ipnosi clinica e terapeutica. La loro capacità di facilitare sia l'induzione ipnotica sia l'attuazione degli interventi terapeutici, nonché il loro potenziale di migliorare i risultati del trattamento, ne fanno una parte essenziale di qualsiasi pratica di ipnosi. Sebbene la creazione di ancore possa richiedere un po' di pratica e di abilità, i benefici che offrono sono inestimabili.

Capitolo 3: Il processo di ipnosi in odontoiatria

VALUTAZIONE DEL PAZIENTE

Anamnesi medica e dentale: l'anamnesi medica e dentale del paziente è un aspetto cruciale della valutazione. Si tratta di domande sulle condizioni mediche attuali, sui farmaci che il paziente sta assumendo e su eventuali interventi odontoiatrici precedenti. Queste informazioni possono aiutare a identificare eventuali controindicazioni all'ipnosi o a modificare il modo in cui la tecnica viene applicata.

Livello di ansia: è importante valutare il livello di ansia del paziente nei confronti delle procedure odontoiatriche. I pazienti con alti livelli di ansia odontoiatrica possono trarre particolare beneficio dall'ipnosi. Tuttavia, quelli con livelli di ansia estremamente elevati possono richiedere un approccio più graduale all'ipnosi, o possono beneficiare di una combinazione di ipnosi con altre tecniche di gestione dell'ansia. Inoltre, è importante valutare insieme al paziente la fonte più probabile di questa ansia e identificare elementi specifici associati, come suoni, ansia da dolore o magari un gusto particolare. Questo al fine di ottenere il maggior numero di informazioni possibili per ottenere il massimo dal processo ipnotico.

Disposizione verso l'ipnosi: anche l'atteggiamento e la disposizione del paziente verso l'ipnosi sono fattori importanti da considerare. Chi è aperto all'ipnosi e crede nella sua efficacia ha maggiori probabilità di rispondere positivamente alla tecnica. D'altro canto, chi è scettico o ha paura dell'ipnosi può aver bisogno di maggiori informazioni e rassicurazioni prima di applicare la tecnica.

Suscettibilità all'ipnosi: infine, è importante valutare la suscettibilità del paziente all'ipnosi. Sebbene la maggior parte delle persone possa essere ipnotizzata in qualche misura, la suscettibilità può variare. I pazienti che hanno un'elevata capacità di immaginazione e che riescono a concentrarsi facilmente sono generalmente più suscettibili all'ipnosi.

Preparazione all'ipnosi

La preparazione del soggetto all'ipnosi è un passo fondamentale per garantire che l'esperienza sia positiva ed efficace. Secondo Lynn e Kirsch (2006), "la preparazione del paziente è un passo importante per il successo dell'ipnosi". Pertanto, è importante stabilire un'atmosfera di fiducia e comfort prima di iniziare la sessione di ipnosi.

Per raggiungere questo obiettivo, gli ipnotisti devono essere calorosi ed empatici con il cliente. Secondo Heap, Brown e Oakley (2010), "l'ipnotista deve costruire un rapporto amichevole e di fiducia con il paziente". Questo aiuta a ridurre qualsiasi ansia o preoccupazione del soggetto e gli permette di sentirsi a proprio agio e rilassato durante il processo ipnotico.

Oltre a stabilire un buon rapporto con il paziente, è importante fornire informazioni adeguate sul processo di ipnosi. L'ipnotista deve spiegare in termini chiari e semplici ciò che accadrà durante la seduta di ipnosi, nonché i possibili effetti collaterali o le reazioni che il paziente potrebbe sperimentare. Secondo Lynn e Kirsch (2006), "l'ipnotista deve fornire istruzioni chiare e specifiche su come procedere e cosa aspettarsi".

La spiegazione dell'ipnotista deve essere dettagliata e precisa, poiché l'individuo può avere dubbi o preoccupazioni che devono essere chiariti prima dell'inizio della seduta di ipnosi. Secondo Spiegel (1993), "l'ipnotista deve essere preparato a rispondere a qualsiasi domanda del paziente e a fornire le informazioni necessarie per farlo sentire a suo agio e sicuro". In questo modo, il paziente sarà in grado di comprendere il processo e sarà disposto a parteciparvi.

Un altro aspetto importante della preparazione del paziente all'ipnosi è la definizione di aspettative realistiche. È importante che il paziente capisca che l'ipnosi non è una soluzione magica a tutti i suoi problemi, ma che si tratta di un processo che può aiutare ad alleviare alcuni sintomi o a cambiare alcuni comportamenti. Secondo Hammond

(2010), "l'ipnotista deve essere onesto con il paziente e spiegare le aspettative realistiche dell'ipnosi".

Inoltre, l'ipnotista deve essere consapevole di tutti i fattori che possono influenzare la capacità del paziente di entrare in ipnosi, come la stanchezza, la fame o lo stress. Secondo Lynn e Kirsch (2006), "l'ipnotista deve assicurarsi che il paziente sia a suo agio e si trovi in uno stato fisiologico adeguato all'ipnosi". Se il paziente è stanco o stressato, si può prendere in considerazione la possibilità di riprogrammare la seduta di ipnosi in un momento in cui sia più rilassato e a suo agio.

Infine, l'ipnotista deve ottenere il consenso informato del paziente prima di iniziare la seduta di ipnosi. Il consenso informato implica la spiegazione al paziente dei rischi e dei benefici del processo ipnotico, nonché di qualsiasi altra informazione rilevante che possa influenzare la decisione del paziente di partecipare all'ipnosi. Secondo Elkins et al. (2015), "l'ipnotista deve ottenere il consenso informato del paziente prima di iniziare l'ipnosi".

In sintesi, una preparazione adeguata è essenziale per garantire un'esperienza ipnotica efficace e positiva. Ciò comporta la creazione di un'atmosfera di fiducia e di comfort, l'informazione adeguata del paziente sul processo di ipnosi, la definizione di aspettative realistiche, la conoscenza di tutti i fattori che possono influenzare la capacità del paziente di entrare in ipnosi e l'ottenimento del consenso informato prima di iniziare la sessione di ipnosi. Tutto ciò consentirà al soggetto di sentirsi sicuro e a proprio agio durante l'ipnosi e di vivere un'esperienza soddisfacente.

Induzione e approfondimento dell'ipnosi

Esistono diverse tecniche per indurre e approfondire l'ipnosi che possono essere utili in ambito odontoiatrico. Descriveremo metodi come il rilassamento progressivo, la concentrazione visiva, la respirazione controllata e le tecniche di conteggio.

Il rilassamento progressivo è una tecnica comunemente utilizzata nell'ipnosi dentale per indurre uno stato di rilassamento profondo. Questa tecnica prevede la tensione e il rilassamento di diversi gruppi muscolari del corpo, a partire dai piedi fino alla testa. Secondo Lynn e Kirsch (2006), "il rilassamento progressivo è una tecnica efficace per indurre uno stato di rilassamento profondo e diminuire l'ansia".

La focalizzazione visiva è un'altra tecnica utilizzata nell'ipnosi dentale per indurre uno stato di ipnosi. Questa tecnica prevede che il paziente fissi la sua attenzione su un oggetto o un punto specifico, come un'immagine o una luce, mentre l'ipnotista fornisce suggestioni ipnotiche. Secondo Heap, Brown e Oakley (2010), "la concentrazione visiva è una tecnica semplice ed efficace per indurre uno stato di ipnosi e diminuire l'ansia".

La respirazione controllata è una tecnica che prevede il controllo della respirazione per indurre uno stato di rilassamento. Il paziente può inspirare profondamente ed espirare lentamente concentrandosi sul proprio respiro. Secondo Spiegel (1993), "la respirazione controllata è una tecnica semplice ma efficace per indurre il rilassamento e diminuire l'ansia".

Le tecniche di conteggio prevedono il conteggio all'indietro o in avanti ad alta voce per indurre uno stato di ipnosi. Secondo Hammond (2010), "le tecniche di conteggio sono una tecnica efficace per indurre uno stato di ipnosi e diminuire l'ansia". La ripetizione di numeri o parole può aiutare il paziente a concentrarsi e a entrare in uno stato di ipnosi.

Tecniche di suggestione e rinforzo

La suggestione è l'essenza dell'ipnosi. Questo segmento spiegherà come formulare e presentare suggestioni efficaci per affrontare varie situazioni in odontoiatria, tra cui la gestione del dolore, il controllo della paura e la riduzione della salivazione o del sanguinamento. Si parlerà anche di come rafforzare le suggestioni per massimizzarne l'impatto.

Le suggestioni ipnotiche devono essere formulate in modo chiaro e preciso e mirate alle esigenze specifiche del paziente. Secondo Lynn e Kirsch (2006), "le suggestioni ipnotiche devono essere formulate in modo positivo, specifico e orientato alla soluzione". Ad esempio, invece di dire "non sentire dolore", si potrebbe dire "sii comodo e tranquillo durante la procedura".

È importante presentare le suggestioni con un tono calmo e rilassato e sottolineare l'importanza di seguire le istruzioni dell'ipnotista. Secondo Heap, Brown e Oakley (2010), "l'ipnotista dovrebbe presentare le suggestioni con un tono rilassato e suggestivo, e sottolineare l'importanza di seguire le istruzioni per ottenere i risultati desiderati".

Per esempio, le suggestioni ipnotiche possono includere frasi come "sentire un senso di calma e tranquillità mentre si lavora in bocca" o "sentire un senso di freschezza e pulizia in bocca".

Oltre a formulare i suggerimenti in modo efficace, è importante rafforzarli per massimizzarne l'impatto. Il rinforzo può consistere nel ripetere le suggestioni o nell'utilizzare tecniche di visualizzazione per rafforzare l'immagine mentale della suggestione. Secondo Hammond (2010), "il rinforzo è una tecnica efficace per massimizzare l'impatto delle suggestioni ipnotiche e aumentare la probabilità che il paziente sperimenti il risultato desiderato".

Fine della sessione di ipnosi

La fine di una seduta di ipnosi è importante quanto l'inizio. È importante che il paziente si svegli rinfrancato, rilassato e positivo, senza sperimentare effetti collaterali negativi. Secondo Lynn e Kirsch (2006), "la conclusione dell'ipnosi deve essere attenta e graduale per evitare effetti collaterali indesiderati".

Per concludere una seduta di ipnosi, l'ipnotista deve guidare gradualmente e con attenzione il paziente fuori dallo stato ipnotico. A tal fine può suggerire al paziente di iniziare a muovere le dita dei piedi o delle mani, oppure di aprire e chiudere lentamente gli occhi. Secondo Hammond (2010), "la conclusione dell'ipnosi deve essere graduale e attenta, permettendo al paziente di uscire dallo stato ipnotico in modo naturale e senza sforzo" (p. 105).

Secondo Spiegel (1993), "l'ipnotista dovrebbe permettere al paziente di riprendersi completamente prima di alzarsi dalla sedia o dal letto" (p. 326). Ciò contribuisce a garantire che il paziente si senta riposato e rilassato dopo la seduta di ipnosi.

Se il paziente sperimenta reazioni avverse dopo la seduta di ipnosi, è importante che l'ipnotista sia preparato a gestirle in modo appropriato. Secondo Heap, Brown e Oakley (2010), "l'ipnotista deve essere preparato a gestire qualsiasi reazione avversa che possa insorgere dopo la seduta di ipnosi". Ciò può comportare la necessità di fornire al paziente ulteriori informazioni e supporto o di rivolgersi a un professionista della salute mentale, se necessario.

Capitolo 4: Applicazioni dell'ipnosi in odontoiatria

I. RILASSAMENTO E GESTIONE DELLO STRESS

Lo stress e l'ansia possono essere un problema importante per molti pazienti durante il trattamento odontoiatrico, che può portare al rifiuto del trattamento odontoiatrico e, in alcuni casi, all'evitamento delle cure odontoiatriche in generale. Pertanto, è importante che i dentisti e i terapeuti dispongano di strumenti efficaci per la gestione dello stress e dell'ansia, e una tecnica che si è dimostrata efficace a questo proposito è l'ipnosi (Yapko, 2016).

L'ipnosi si basa sull'idea che la mente e il corpo siano interconnessi e che lo stato mentale di una persona possa influenzare il suo benessere fisico. Durante una seduta di ipnosi, il terapeuta guida il paziente in uno stato di profondo rilassamento, consentendogli di accedere al proprio subconscio e di lavorare su questioni emotive o psicologiche che possono influire sul suo benessere (Kluft, 2011).

Secondo uno studio pubblicato sul Journal of the American Dental Association, l'ipnosi può ridurre significativamente l'ansia e il dolore nei soggetti sottoposti a trattamento odontoiatrico. Nello studio, coloro che hanno ricevuto l'ipnosi prima dell'estrazione del terzo molare hanno riportato livelli di ansia e dolore significativamente inferiori rispetto ai pazienti che non hanno ricevuto l'ipnosi (Journal of the American Dental Association, 2008).

Inoltre, l'ipnosi può essere utilizzata per aiutare i pazienti a gestire l'ansia legata all'odontofobia. Secondo il dottor Richard P. Kluft, psichiatra ed esperto di ipnosi, "l'ipnosi può essere utilizzata per aiutare i pazienti a gestire l'ansia legata ai trattamenti odontoiatrici e può essere particolarmente utile per quei pazienti che soffrono di odontofobia" (Kluft, 2011).

Oltre all'ipnosi, esistono altre tecniche di rilassamento che possono aiutare a gestire lo stress e l'ansia nel contesto del trattamento odontoiatrico. Alcune di queste tecniche comprendono il rilassamento muscolare progressivo, la meditazione e la respirazione profonda.

Il rilassamento muscolare progressivo è una tecnica che prevede di tendere e rilassare i muscoli del corpo in sequenza, in modo da ridurre la tensione muscolare e favorire il rilassamento generale. La meditazione consiste nel concentrare la mente su un oggetto o un pensiero specifico, per ridurre la distrazione e favorire la calma mentale. La respirazione profonda consiste nell'inspirare lentamente dal naso e nell'espirare lentamente dalla bocca: può ridurre la frequenza cardiaca e la pressione sanguigna e favorire il rilassamento.

Secondo uno studio pubblicato sul Journal of Dental Research, il rilassamento muscolare progressivo e la meditazione possono essere efficaci nel ridurre l'ansia nei pazienti sottoposti a trattamenti odontoiatrici. Nello studio, i pazienti che hanno praticato il rilassamento muscolare progressivo e la meditazione prima dei trattamenti odontoiatrici hanno riportato livelli di ansia significativamente inferiori rispetto ai pazienti che non hanno praticato queste tecniche (Peyron et al., 2007).

Un'altra tecnica che può essere efficace per gestire lo stress e l'ansia nel contesto del trattamento odontoiatrico è la terapia di esposizione. La terapia di esposizione consiste nell'esporre gradualmente il paziente agli stimoli che causano ansia o paura, in modo da ridurre l'intensità della risposta emotiva del paziente. Nel contesto del trattamento odontoiatrico, la terapia di esposizione può comportare l'esposizione del paziente ai suoni e agli odori dello studio dentistico, agli strumenti odontoiatrici e ad altri stimoli che possono causare ansia o paura.

Secondo uno studio pubblicato sulla rivista Oral Surgery, Oral Medicine, Oral Pathology, Oral Radiology, and Endodontology, la terapia di esposizione può essere efficace nel ridurre l'ansia nei pazienti sottoposti a trattamenti odontoiatrici. Nello studio, i pazienti che hanno ricevuto la terapia di esposizione prima dei trattamenti odontoiatrici hanno riportato livelli di ansia significativamente inferiori rispetto ai pazienti che non hanno ricevuto la terapia di esposizione (Hijazi et al., 2015).

In generale, esistono diverse tecniche che possono essere efficaci per gestire lo stress e l'ansia nel contesto del trattamento odontoiatrico. La scelta della tecnica più appropriata dipenderà dalle esigenze individuali di ciascun paziente, per cui è importante rivolgersi a un professionista della salute mentale o dell'odontoiatria per trovare l'opzione migliore per ogni paziente.

Per quanto riguarda la gestione dello stress e dell'ansia nei pazienti odontoiatrici, è importante che i dentisti siano formati per identificare i sintomi dell'ansia e della paura nei loro pazienti e per fornire strumenti e tecniche efficaci per la gestione di questi sintomi. Oltre alle tecniche menzionate in precedenza, come l'ipnosi, il rilassamento muscolare progressivo, la meditazione e la terapia di esposizione, esistono altre tecniche che possono essere efficaci per gestire lo stress e l'ansia nel contesto del trattamento odontoiatrico.

Una di queste tecniche è la distrazione, che consiste nel concentrare l'attenzione del paziente su qualcosa di non correlato al trattamento odontoiatrico a cui si sta sottoponendo. Si può trattare, tra l'altro, di musica, di un film o di un programma televisivo, di un oggetto su cui fissarsi. La distrazione può essere particolarmente utile per i pazienti che provano ansia o paura durante le procedure odontoiatriche.

Un'altra tecnica che può essere efficace per gestire lo stress e l'ansia è la terapia cognitivo-comportamentale (CBT), che prevede l'identificazione e la modifica dei modelli di pensiero e di comportamento che possono contribuire all'ansia e alla paura. La CBT può essere particolarmente utile per i pazienti affetti da odontofobia, in quanto può aiutare a modificare i modelli di pensiero e di comportamento che possono contribuire alla fobia.

In conclusione, l'ipnosi è una tecnica efficace per la gestione dello stress e dell'ansia legati ai trattamenti odontoiatrici e può essere particolarmente utile per i pazienti odontofobici. Alcuni studi hanno dimostrato che l'ipnosi può ridurre significativamente l'ansia e il dolore nei pazienti che si sottopongono a trattamenti odontoiatrici, migliorando il loro benessere e la loro disponibilità a ricevere cure odontoiatriche in futuro (Elkins et al., 2012; Fung et al., 2013; Montgomery et al., 2013). Se siete interessati a saperne di più sulle tecniche di gestione dello stress e dell'ansia nel contesto del trattamento odontoiatrico, rivolgetevi al vostro dentista o terapeuta per avere maggiori informazioni sull'ipnosi e su altre tecniche efficaci.

ANESTESIA IPNOTICA

Introduzione all'anestesia ipnotica in odontoiatria

L'anestesia ipnotica, nota anche come ipnoanestesia, è una tecnica utilizzata in odontoiatria per diminuire le sensazioni che il paziente controlla durante le procedure odontoiatriche. Consiste nell'indurre uno stato ipnotico, in cui il paziente è altamente concentrato e ricettivo alle suggestioni, consentendo la gestione del dolore e il rilassamento. L'uso dell'anestesia ipnotica in odontoiatria ha una lunga storia, con radici che risalgono alle civiltà antiche. Nel corso del tempo si è evoluta ed è stata riconosciuta la sua importanza nelle procedure odontoiatriche, offrendo un approccio alternativo ai metodi di anestesia tradizionali.

"L'anestesia ipnotica è considerata uno strumento prezioso nella pratica odontoiatrica in quanto offre un metodo sicuro ed efficace per controllare l'ansia e il dolore nei pazienti." (Glauser & Madani, 2018)

La storia dell'anestesia ipnotica in odontoiatria risale al XVIII secolo, quando i medici iniziarono a esplorare l'uso dell'ipnosi per la gestione del dolore durante le procedure odontoiatriche. Tuttavia, è stato solo nel XX secolo che l'ipnosi ha ottenuto un maggiore riconoscimento e accettazione nel campo dell'odontoiatria. Oggi l'anestesia ipnotica è considerata uno strumento prezioso nella pratica odontoiatrica, in quanto offre un metodo sicuro ed efficace per controllare l'ansia e il dolore nei pazienti. È stata descritta la sua utilità come anestesia singola o in combinazione con l'anestesia farmacologica.

L'importanza dell'anestesia ipnotica nelle procedure odontoiatriche non può essere sopravvalutata. Essa rappresenta un'opzione non invasiva e priva di farmaci per i pazienti che possono essere ansiosi, timorosi di un trattamento odontoiatrico o che hanno un'allergia o un'intolleranza ai farmaci. È stato dimostrato che l'ipnosi fornisce un notevole sollievo ai pazienti con disturbi d'ansia e facilita le procedure odontoiatriche. Inoltre, la ricerca suggerisce che l'anestesia ipnotica può contribuire a migliorare i risultati e la soddisfazione del paziente e può anche aiutare a ridurre la quantità di anestesia farmacologica utilizzata, potenziando le dosi più basse già impiegate, o fornire un'alternativa per i pazienti allergici o con restrizioni all'uso di anestetici locali, se necessario. Utilizzando le tecniche ipnotiche, gli odontoiatri possono creare un ambiente più confortevole e rilassato, migliorando così l'esperienza odontoiatrica complessiva.

Vantaggi dell'uso dell'anestesia ipnotica in odontoiatria

Uno dei vantaggi principali dell'uso dell'anestesia ipnotica in odontoiatria è la riduzione dell'ansia e della paura nei pazienti. L'ansia odontoiatrica è un fenomeno molto comune, che influisce significativamente sullo stato di salute orale e ostacola la gestione del paziente durante le cure odontoiatriche. L'ipnosi si è rivelata una tecnica di trattamento efficace per i pazienti con ansia, panico o fobie legate al trattamento odontoiatrico. Gli studi hanno dimostrato che i pazienti con ansia e fobie traggono i maggiori benefici dall'anestesia ipnotica. Inducendo uno stato di profondo rilassamento e calma, l'anestesia ipnotica contribuisce ad alleviare la paura e l'ansia associate alle procedure odontoiatriche, rendendo l'esperienza complessiva più confortevole per i soggetti. Questo, a sua volta, consente una migliore comunicazione tra il dentista e il paziente e permette al dentista di lavorare con più calma e sicurezza sapendo che il paziente è a suo agio e rilassatomigliori risultati del trattamento.

"L'ipnosi è una tecnica di trattamento efficace per i pazienti con ansia, panico o fobie legate al trattamento odontoiatrico". (Isik, Ceyhan, Erdemir, & Yildirim, 2016)

Un altro vantaggio significativo dell'uso dell'anestesia ipnotica in odontoiatria è il miglioramento della gestione del dolore durante le procedure odontoiatriche. Fornire servizi odontoiatrici senza dolore è fondamentale per ridurre la paura e l'ansia, completare il trattamento e aumentare la soddisfazione del paziente. È stato dimostrato che l'ipnosi riduce il dolore intraoperatorio e postoperatorio, nonché la necessità di assumere analgesici durante e dopo le procedure odontoiatriche. Utilizzando le tecniche ipnotiche, i dentisti possono aiutare i pazienti a raggiungere uno stato di profondo rilassamento e concentrazione, che può ridurre o eliminare la percezione del dolore. Questo non solo migliora l'esperienza del paziente, ma consente anche di eseguire procedure odontoiatriche più efficienti ed efficaci.

Oltre a ridurre l'ansia e a migliorare il controllo del dolore, l'uso dell'anestesia ipnotica in odontoiatria migliora la collaborazione e il comfort del paziente. I trattamenti odontoiatrici richiedono spesso di rimanere fermi e rilassati per periodi di tempo prolungati, il che può rappresentare una sfida per le persone ansiose e per l'operatore che ha difficoltà a eseguire i trattamenti in modo ottimale. L'ipnosi può quindi aiutare i pazienti a raggiungere uno stato di profondo rilassamento, facilitando la loro collaborazione durante le procedure. Inoltre, promuovendo un senso di comfort e di rilassamento, l'anestesia ipnotica crea un ambiente più piacevole e positivo, aumentando la soddisfazione del paziente e migliorando i risultati del trattamento. Nel complesso, l'uso dell'anestesia ipnotica in odontoiatria offre molteplici vantaggi che contribuiscono a rendere l'esperienza odontoiatrica più positiva e confortevole sia per i pazienti che per i dentisti.

Tipi comuni di anestesia ipnotica utilizzati in odontoiatria

In odontoiatria esistono diversi tipi di anestesia ipnotica utilizzati per aiutare i pazienti a gestire l'ansia e il disagio durante le procedure odontoiatriche. Un metodo comune è la sedazione per inalazione, che prevede l'uso di protossido di azoto, noto anche come gas esilarante. Il protossido di azoto non solo ha un effetto ansiolitico, ma fornisce anche effetti analgesici e sedativi. Questa forma di sedazione prevede che il paziente inali una miscela di protossido di azoto e ossigeno attraverso una maschera nasale. La sedazione con protossido di azoto è ampiamente utilizzata in odontoiatria per la sua efficacia nel ridurre l'ansia e favorire il rilassamento durante le procedure odontoiatriche.

"La sedazione con protossido di azoto è ampiamente utilizzata in odontoiatria grazie alla sua efficacia nel ridurre l'ansia e promuovere il rilassamento durante le procedure odontoiatriche." (Kilicaslan, Cengiz, & Gurbuz, 2020)

Un altro tipo di anestesia ipnotica utilizzata in odontoiatria è la sedazione orale, che prevede l'uso di farmaci sedativi. Il triazolam, ad esempio, è un sedativo comunemente usato che fornisce un piacevole effetto sedativo e aiuta a calmare i pazienti durante le procedure odontoiatriche. Ha proprietà ansiolitiche e può indurre amnesia anterograda. Sono disponibili diversi farmaci sedativi e ansiolitici orali sviluppati per ridurre l'ansia e favorire il rilassamento dei pazienti odontoiatrici.

La sedazione endovenosa, nota anche come sedazione cosciente, è un'altra anestesia ipnotica comunemente utilizzata in odontoiatria. Questo tipo di sedazione prevede la somministrazione di farmaci sedativi attraverso una linea endovenosa. Il Propofol, ad esempio, è un anestetico sedativo ideale in odontoiatria grazie alla sua natura ad azione rapida e alla sua breve emivita. La sedazione cosciente migliora il controllo analgesico fornito dall'anestesia locale e aiuta i pazienti a raggiungere uno stato di leggera ipnosi, rilassamento, comfort e disimpegno. Nella sedazione endovenosa possono essere utilizzati anche altri farmaci, come il fentanil, per fornire analgesia e anestesia. La sedazione cosciente endovenosa, se combinata con l'anestesia locale, consente un'esperienza odontoiatrica confortevole e priva di dolore.

Preparazione del paziente all'anestesia ipnotica

La preparazione del paziente all'anestesia ipnotica in odontoiatria prevede diverse fasi importanti. Il primo passo è la valutazione del soggetto e la revisione della sua anamnesi. Questo è fondamentale per identificare eventuali condizioni mediche o farmaci sottostanti che possono influenzare la somministrazione dell'anestesia ipnotica. L'ansia dentale è un fenomeno comune che influenza in modo significativo lo stato di salute orale, rendendo difficile la gestione del paziente durante le cure odontoiatriche. Pertanto, è essenziale valutare i livelli di ansia e affrontare eventuali preoccupazioni prima della procedura.

La comunicazione e l'ottenimento del consenso informato sono aspetti fondamentali per preparare il paziente all'anestesia ipnotica. Il dentista deve spiegare chiaramente la procedura, i suoi benefici e i potenziali rischi o effetti collaterali. In questo modo si garantisce che il paziente sia pienamente informato e possa prendere una decisione consapevole sul trattamento. Il consenso informato è un requisito legale ed etico che protegge sia il paziente che l'odontoiatra, garantendo che il soggetto comprenda la procedura e le sue implicazioni.

Oltre alla comunicazione e al consenso, per prepararsi all'anestesia ipnotica è fondamentale fornire istruzioni pre-procedura e linee guida per il digiuno. Al paziente devono essere fornite istruzioni chiare su cosa aspettarsi prima, durante e dopo la procedura. Ciò include le linee guida per il digiuno, poiché alcuni interventi odontoiatrici possono richiedere al paziente di astenersi dal mangiare o dal bere per un periodo di tempo specifico. Il rispetto di queste istruzioni contribuisce a garantire la sicurezza e l'efficacia dell'anestesia ipnotica durante l'intervento odontoiatrico.

Somministrazione di anestesia ipnotica nella pratica odontoiatrica

La somministrazione di anestesia ipnotica nella pratica odontoiatrica richiede un attento monitoraggio dei segni vitali e garantisce la sicurezza del paziente durante tutta la procedura. È fondamentale valutare continuamente la frequenza cardiaca, la pressione sanguigna e i livelli di saturazione dell'ossigeno per individuare eventuali complicazioni o reazioni avverse [33]. Questo monitoraggio consente di regolare con precisione le dosi di farmaci ipnotici per mantenere il livello di sedazione desiderato, garantendo al contempo il comfort e la sicurezza del paziente. Monitorando attentamente i segni vitali, gli odontoiatri possono fornire un'anestesia efficace e ridurre al minimo i rischi associati alla sedazione.

Il dosaggio e la titolazione dei farmaci sedativi svolgono un ruolo fondamentale nel raggiungimento del livello di sedazione desiderato per le procedure odontoiatriche. La scelta dei farmaci sedativi e dei loro dosaggi deve basarsi sull'anamnesi, sull'età e sulle esigenze individuali; una corretta titolazione dei farmaci sedativi assicura che i pazienti rimangano in uno stato di rilassamento e di comfort per tutta la durata della procedura odontoiatrica.

La sedazione cosciente, che prevede la somministrazione di farmaci sedativi per eliminare o ridurre la paura e l'ansia dei pazienti, è un'altra tecnica efficace utilizzata nelle procedure odontoiatriche. Queste tecniche consentono un'esperienza odontoiatrica più confortevole e priva di stress per i pazienti, in particolare per quelli che soffrono di odontofobia o ansia.

D'altra parte, esiste la possibilità di utilizzare le suggestioni ipnotiche all'interno dello stato di trance per generare la sensazione di anestesia senza l'uso di farmaci o potenziando basse dosi di farmaci per aumentarne la durata o approfondirne l'effetto. Un esempio per ottenere il massimo beneficio dall'anestesia ipnotica è quello di suggerire al paziente di visualizzare che la sua mandibola o l'area da trattare si senta intorpidita o intorpidita, utilizzando anche come supporto qualche analogia (ad esempio quando si tiene un cubetto di ghiaccio in mano). In un altro modo, la trance ipnotica può essere utilizzata per ottenere una tecnica di anestesia dentale locale indolore, con un comfort totale per il paziente e per il medico, grazie alla dissociazione che si verifica mentre il soggetto è in trance e utilizza correttamente il rifugio del luogo sicuro.

Su questa base, i vantaggi dell'uso della trance ipnotica nell'applicazione sia dell'anestesia ipnotica convenzionale sia dell'uso già citato delle suggestioni anestetiche in trance sono molteplici. Il paziente può essere assistito in modo rilassato e sicuro e il medico lavora con maggiore fiducia e certezza che il paziente sia a suo agio e anestetizzato.

Rischi e complicazioni potenziali dell'anestesia ipnotica

Un rischio potenziale dell'anestesia ipnotica in odontoiatria è la comparsa di reazioni allergiche ed effetti collaterali. Le reazioni allergiche all'anestesia dentale possono manifestarsi come shock anafilattico, orticaria, edema, prurito, lacrimazione o rinite. Sebbene queste reazioni siano rare, possono comunque verificarsi e rappresentare un rischio per i pazienti. Inoltre, possono verificarsi effetti collaterali minori associati all'anestesia dentale, come nausea o vertigini, che hanno un'incidenza di circa il 4,5%. È importante che i dentisti siano consapevoli di queste possibili reazioni allergiche ed effetti collaterali e che adottino misure appropriate per ridurre al minimo il rischio per i pazienti.

Un'altra possibile complicazione dell'anestesia ipnotica è la depressione respiratoria e la compromissione delle vie aeree. Alcuni farmaci ipnotici utilizzati in anestesia possono causare depressione respiratoria, con conseguente diminuzione dei livelli di ossigeno e potenziale compromissione delle vie aeree. Ciò evidenzia l'importanza di monitorare attentamente lo stato respiratorio durante la somministrazione di anestesia ipnotica. I dentisti devono essere pronti a intervenire tempestivamente in caso di complicazioni respiratorie per garantire la sicurezza del paziente.

Anche le interazioni farmacologiche e le controindicazioni sono considerazioni importanti quando si utilizza l'anestesia ipnotica in odontoiatria. Alcuni pazienti possono avere condizioni mediche esistenti o assumere farmaci che possono interagire con i farmaci ipnotici utilizzati in anestesia. Queste interazioni possono potenzialmente portare a effetti avversi e complicazioni. I dentisti devono esaminare attentamente l'anamnesi e l'elenco dei farmaci per identificare possibili controindicazioni o interazioni farmacologiche prima di somministrare l'anestesia ipnotica. Questa valutazione approfondita contribuirà a garantire un uso sicuro ed efficace dell'anestesia ipnotica nelle procedure odontoiatriche.

Protocolli e linee guida di sicurezza per l'anestesia ipnotica

Uno degli aspetti chiave per garantire la sicurezza dell'anestesia ipnotica in odontoiatria è rappresentato dai requisiti di formazione e certificazione dei professionisti del settore. L'anestesiologia è una branca specialistica della medicina dedicata al sollievo dal dolore e alla cura totale del paziente durante gli interventi chirurgici [39]. I professionisti dell'odontoiatria che desiderano somministrare l'anestesia ipnotica devono seguire una formazione completa e ottenere le certificazioni necessarie per garantire che abbiano le conoscenze e le competenze per somministrare e gestire l'anestesia in modo sicuro. Questa formazione comprende l'apprendimento di tecniche specifiche per l'induzione e il mantenimento dell'ipnosi, nonché la comprensione dei potenziali rischi e delle complicazioni associate all'anestesia ipnotica. Soddisfacendo questi requisiti di formazione e certificazione, gli odontoiatri possono assicurarsi di essere ben preparati a fornire un'anestesia ipnotica sicura ed efficace ai loro pazienti.

Un altro aspetto cruciale dei protocolli di sicurezza per l'anestesia ipnotica in odontoiatria è la preparazione alle emergenze e la manutenzione delle attrezzature. I professionisti dell'odontoiatria devono essere attrezzati per gestire qualsiasi emergenza che possa verificarsi durante la somministrazione dell'anestesia ipnotica. Ciò include la disponibilità di farmaci di emergenza, come gli agenti invertitori. Inoltre, la regolare manutenzione e calibrazione delle apparecchiature per l'anestesia è essenziale per garantirne il corretto funzionamento e l'accuratezza. Essendo preparati alle emergenze e curando la manutenzione delle apparecchiature, gli odontoiatri possono garantire la sicurezza e il benessere dei loro pazienti durante la procedura di anestesia ipnotica.

Anche la documentazione e le considerazioni legali sono fattori importanti per garantire la sicurezza dell'anestesia ipnotica in odontoiatria. Gli odontoiatri devono tenere una documentazione dettagliata della procedura di anestesia ipnotica, compresi i farmaci somministrati, i segni vitali monitorati e gli eventi avversi o le complicazioni che si verificano. Questa documentazione non solo serve come riferimento per i trattamenti futuri, ma assicura anche la conformità ai requisiti legali e normativi. Mantenendo una documentazione accurata e completa, gli odontoiatri possono dimostrare la loro conformità ai protocolli di sicurezza e fornire prove della qualità delle cure fornite durante la procedura di anestesia ipnotica.

Casi di studio e storie di successo dell'anestesia ipnotica in odontoiatria

L'anestesia ipnotica in odontoiatria ha suscitato commenti e testimonianze positive da parte dei pazienti, che hanno evidenziato la loro soddisfazione per questo approccio alternativo all'anestesia tradizionale. I pazienti che si sono sottoposti a interventi odontoiatrici con anestesia ipnotica hanno riferito di essersi sentiti rilassati, calmi e a proprio agio durante tutto il processo. Questo alto livello di soddisfazione dei pazienti dimostra l'efficacia dell'anestesia ipnotica nel fornire un'esperienza odontoiatrica positiva. Utilizzando le tecniche di ipnosi, i dentisti possono creare un ambiente rilassante e tranquillo, che porta a risultati migliori e alla soddisfazione generale del paziente.

Uno dei vantaggi significativi dell'anestesia ipnotica è la gestione efficace dell'ansia e della fobia dentale. L'odontofobia è una forma grave di ansia dentale che può portare a una paura irrazionale e all'evitamento delle visite odontoiatriche. L'anestesia ipnotica si è dimostrata particolarmente efficace nel ridurre i livelli di ansia e nell'aiutare i pazienti a superare le loro paure dentali. Inducendo uno stato di profondo rilassamento, l'ipnosi permette ai pazienti di sentirsi più a proprio agio durante le procedure odontoiatriche e, in ultima analisi, migliora la loro esperienza odontoiatrica complessiva. La gestione efficace dell'ansia e della fobia dentale contribuisce a migliorare la salute orale e incoraggia i pazienti a sottoporsi regolarmente a cure odontoiatriche.

L'anestesia ipnotica è stata utilizzata con successo anche nell'esecuzione di interventi odontoiatrici complessi. Casi di studio hanno dimostrato l'efficacia dell'anestesia ipnotica in procedure quali estrazioni dentarie o interventi di chirurgia maxillo-facciale di vario tipo. Inducendo uno stato di profondo rilassamento e riducendo la percezione del dolore, l'anestesia ipnotica consente ai dentisti di eseguire con facilità interventi complicati e lunghi. Questo approccio alternativo all'anestesia rappresenta una valida opzione per i pazienti che possono avere controindicazioni ai metodi di anestesia tradizionali. L'uso dell'anestesia ipnotica in odontoiatria ha ampliato le possibilità di trattamento per i pazienti con esigenze odontoiatriche complesse, garantendo loro comfort e sicurezza durante l'intera procedura.

Sfide e limiti dell'anestesia ipnotica in odontoiatria

Una delle sfide dell'utilizzo dell'anestesia ipnotica in odontoiatria è la variabilità del singolo paziente e della risposta alla sedazione. Ogni paziente può avere un diverso livello di suscettibilità all'ipnosi, rendendo difficile prevedere l'efficacia dell'anestesia ipnotica nel raggiungere il livello di sedazione e analgesia desiderato. Inoltre, alcuni pazienti possono avere condizioni mediche sottostanti o farmaci che possono influenzare la loro risposta alla sedazione, complicando ulteriormente l'uso dell'anestesia ipnotica nelle procedure odontoiatriche. Pertanto, è fondamentale che gli odontoiatri valutino attentamente l'anamnesi e i fattori individuali di ciascun paziente prima di decidere sull'opportunità dell'anestesia ipnotica.

Un'altra limitazione dell'anestesia ipnotica in odontoiatria è rappresentata dai costi e dalle considerazioni sulla copertura assicurativa o del piano sanitario. Mentre questi possono coprire l'anestesia generale per alcune procedure odontoiatriche, l'anestesia ipnotica potrebbe non essere sempre inclusa nella copertura. Questo può rappresentare un onere finanziario per i pazienti che richiedono l'anestesia ipnotica per il loro trattamento odontoiatrico. Inoltre, la disponibilità di professionisti esperti nella somministrazione dell'anestesia ipnotica può essere limitata, soprattutto in alcune aree geografiche. Questa mancanza di accessibilità può ulteriormente ostacolare l'uso diffuso dell'anestesia ipnotica in odontoiatria.

Infine, ci sono state preoccupazioni riguardo alla sicurezza delle procedure odontoiatriche sotto qualsiasi forma di anestesia, compresa l'anestesia ipnotica. Sebbene l'anestesia ipnotica sia generalmente considerata sicura se somministrata da professionisti qualificati, esiste sempre un piccolo rischio di complicazioni associate alla sedazione. Questi rischi devono essere attentamente soppesati rispetto ai potenziali benefici dell'uso dell'anestesia ipnotica nelle procedure odontoiatriche. Inoltre, ci possono essere alcune procedure odontoiatriche che non sono adatte all'anestesia ipnotica a causa della loro complessità o durata. Pertanto, è importante che gli odontoiatri valutino attentamente l'idoneità dell'anestesia ipnotica caso per caso, considerando le esigenze e le circostanze specifiche di ciascun paziente.

ANALGESIA IPNOTICA

Introduzione all'analgesia ipnotica in odontoiatria

L'analgesia ipnotica è una tecnica utilizzata in odontoiatria per controllare il dolore e il disagio durante le procedure odontoiatriche. Consiste nell'indurre uno stato di profondo rilassamento e di attenzione focalizzata sul paziente, consentendogli di sperimentare una ridotta percezione del dolore. La gestione del dolore è di fondamentale importanza in odontoiatria, poiché le procedure odontoiatriche possono spesso essere associate a un notevole disagio e ansia per i pazienti. L'analgesia ipnotica funge da complemento all'anestesia chimica e migliora il controllo del dolore durante i trattamenti odontoiatrici. Ha diverse applicazioni in campo odontoiatrico, che vanno dall'alleviare l'ansia del paziente al fornire analgesia. Utilizzando le tecniche ipnotiche, gli odontoiatri possono contribuire a creare un'esperienza più confortevole e positiva.

Il ruolo dell'analgesia ipnotica nelle procedure odontoiatriche è quello di aiutare i pazienti a raggiungere uno stato di rilassamento e a ridurre la percezione del dolore. Questo obiettivo può essere raggiunto attraverso vari fenomeni ipnotici, tra cui la dissociazione, le alterazioni sensoriali e l'anestesia. L'uso dell'ipnosi in odontoiatria è stato modellato in modo particolare per controllare i marcatori neurofisiologici e dentali, garantendo una gestione ottimale del dolore. Gli studi hanno dimostrato che l'ipnosi può essere una misura alternativa efficace per controllare l'ansia e il dolore nel trattamento odontoiatrico. Può essere particolarmente utile per i pazienti che possono temere le procedure odontoiatriche o che non tollerano le forme tradizionali di anestesia. Incorporando le tecniche di analgesia ipnotica, gli odontoiatri possono offrire un'esperienza più confortevole e meno stressante.

L'analgesia ipnotica in odontoiatria offre un approccio alternativo alla gestione del dolore, riducendo la dipendenza dai farmaci analgesici tradizionali. Questo può essere particolarmente vantaggioso per i pazienti che possono avere restrizioni, controindicazioni o sensibilità a determinati analgesici. L'efficacia dell'analgesia ipnotica può essere valutata utilizzando procedure come il Cold Pressor Test (CPT), che consente di valutare diversi trattamenti di controllo del dolore, tra cui l'analgesia ipnotica. Il crescente utilizzo dell'ipnosi in odontoiatria evidenzia la sua efficacia nell'aiutare i pazienti a sottoporsi a trattamenti odontoiatrici con dolore e ansia ridotti. Incorporando le tecniche di analgesia ipnotica negli studi dentistici, gli odontoiatri possono fornire un approccio più olistico e incentrato sul paziente alla gestione del dolore.

Come funziona l'analgesia ipnotica

L'analgesia ipnotica in odontoiatria agisce inducendo uno stato ipnotico. Questo stato di attenzione focalizzata e di maggiore suggestionabilità consente al paziente di entrare in un profondo stato di rilassamento, che aiuta a neutralizzare il nervosismo e l'ansia associati alle procedure odontoiatriche. Tuttavia, è importante notare che lo stato ipnotico viene indotto solo occasionalmente e in modo selettivo e non tutti sono adatti a questa tecnica. I dentisti che utilizzano regolarmente l'ipnosi nella loro pratica clinica impiegano tecniche come la distrazione, il reframing e le suggestioni immaginative per indurre lo stato ipnotico e facilitare l'analgesia. L'uso dell'ipnosi si è rivelato particolarmente utile in odontoiatria pediatrica, dove può aiutare a gestire efficacemente l'ansia dentale e l'odontofobia.

Durante lo stato ipnotico, la suggestione e l'immaginazione vengono utilizzate per potenziare l'effetto analgesico. I dentisti guidano i pazienti a immaginare e visualizzare immagini o scenari piacevoli e rilassanti, che aiutano a distogliere l'attenzione dagli stimoli del dolore. Concentrandosi su suggestioni positive e calmanti, la percezione del dolore da parte del paziente viene alterata, portando a una riduzione dell'intensità del dolore. Questa tecnica di utilizzo di suggestioni e immagini è parte integrante dell'analgesia ipnotica in odontoiatria e contribuisce all'efficacia complessiva del trattamento.

L'attivazione delle vie cerebrali di modulazione del dolore è un altro meccanismo attraverso cui agisce l'analgesia ipnotica. Gli studi hanno dimostrato che l'ipnosi può modulare la percezione del dolore attivando i sistemi endogeni di controllo del dolore nel cervello. Ciò comporta l'attivazione dei recettori oppioidi sia a livello spinale che sopraspinale, con conseguenti effetti analgesici. Sfruttando il potere delle vie di modulazione del dolore del cervello, l'analgesia ipnotica fornisce un approccio non farmacologico alla gestione del dolore in odontoiatria.

Benefici dell'analgesia ipnotica in odontoiatria

Uno dei vantaggi significativi dell'uso dell'analgesia ipnotica in odontoiatria è la riduzione dell'ansia e della paura nei pazienti. L'ansia odontoiatrica è un fenomeno comune che può influenzare significativamente l'esperienza durante le cure dentistiche. Molti dentisti che incorporano l'ipnosi come tecnica di supporto riferiscono di poter alleviare il dolore e la paura provati dai loro pazienti, in particolare nelle situazioni ansiogene. Inducendo uno stato di profondo rilassamento e di calma attraverso l'ipnosi, i pazienti possono sentirsi più tranquilli e a proprio agio durante le procedure odontoiatriche, con il risultato di un'esperienza odontoiatrica più positiva.

Un altro vantaggio dell'analgesia ipnotica in odontoiatria è la riduzione al minimo della necessità di un'anestesia tradizionale. Le tecniche anestetiche tradizionali, come la somministrazione di anestetici locali come la lidocaina, possono talvolta essere associate a disagio o effetti avversi. Incorporando l'analgesia ipnotica, i dentisti possono ridurre la dose e modulare la durata dell'anestesia, minimizzando il potenziale di tossicità e le reazioni avverse. Questo non solo fornisce un approccio più sicuro alla gestione del dolore, ma consente anche un piano di trattamento più personalizzato e individuale per ogni paziente.

È stato dimostrato che l'analgesia ipnotica in odontoiatria contribuisce a velocizzare il recupero e a ridurre il dolore postoperatorio. Utilizzando le tecniche di ipnosi, i dentisti possono aiutare a controllare i marcatori neurofisiologici e dentali, portando a una migliore gestione del dolore e a un processo di recupero più efficiente. Inoltre, la somministrazione di analgesici prima, durante e dopo l'intervento può potenziare ulteriormente gli effetti analgesici e ridurre il dolore e l'infiammazione. Questo approccio globale alla gestione del dolore può portare a un recupero più rapido e a un'esperienza post-operatoria più confortevole per i pazienti.

Tecniche ipnotiche utilizzate nella pratica odontoiatrica

Una delle tecniche ipnotiche utilizzate negli studi dentistici è l'immaginazione guidata. L'immaginazione guidata consiste nell'utilizzare il potere dell'immaginazione per creare un'immagine mentale rilassante e piacevole che aiuta a distrarre il paziente dalle procedure odontoiatriche e a ridurre l'ansia. Concentrandosi sull'immagine rilassante, è possibile provare un senso di rilassamento e di comfort durante gli appuntamenti dal dentista. Questa tecnica si è dimostrata efficace nel ridurre l'ansia e il dolore dentale. I dentisti possono guidare i pazienti attraverso visualizzazioni che li trasportano in ambienti calmi e sereni, consentendo loro di sentirsi più a proprio agio durante le procedure odontoiatriche.

Le tecniche di rilassamento profondo sono un'altra forma di intervento ipnotico utilizzato in odontoiatria. Queste tecniche mirano a indurre uno stato di rilassamento profondo simile al sonno. Aiutando i pazienti a raggiungere uno stato di rilassamento profondo, i dentisti possono alleviare l'ansia e creare un'esperienza dentale più confortevole. Questa tecnica consiste nel guidare i pazienti attraverso esercizi di rilassamento che si concentrano sulla respirazione profonda, sul rilassamento muscolare progressivo e sulla consapevolezza. Le tecniche di rilassamento profondo possono aiutare i pazienti a sentirsi più tranquilli e a sentirsi più a loro agio, riducendo la percezione del dolore e del disagio durante le procedure odontoiatriche.

I dentisti utilizzano spesso affermazioni e suggerimenti positivi per aiutare i pazienti a gestire l'ansia e il dolore, creando così un'esperienza dentale più positiva. Le affermazioni e le suggestioni positive possono anche aiutare i pazienti a distogliere la loro attenzione dal dolore e dal disagio, consentendo loro di tollerare meglio le procedure odontoiatriche. Questa tecnica viene spesso utilizzata in combinazione con altri interventi ipnotici per migliorare l'efficacia complessiva della gestione del dolore in odontoiatria.

Formazione e certificazione in analgesia ipnotica per dentisti

Un'adeguata formazione e certificazione in analgesia ipnotica è fondamentale per i dentisti per garantire un uso sicuro ed efficace di queste tecniche nella pratica odontoiatrica. Come per qualsiasi intervento medico, è essenziale che i dentisti abbiano le conoscenze e le competenze necessarie per somministrare l'analgesia ipnotica in modo appropriato. La Società Internazionale di Ipnosi sottolinea l'importanza di diffondere l'uso scientificamente supportato dell'ipnosi in vari campi, tra cui l'odontoiatria. I dentisti adeguatamente formati e certificati in analgesia ipnotica possono fornire ai loro pazienti un'alternativa sicura ed efficace ai metodi tradizionali di gestione del dolore.

L'integrazione delle tecniche ipnotiche nella formazione odontoiatrica è un passo importante per garantire che i futuri dentisti siano dotati delle competenze necessarie per utilizzare queste tecniche nella loro pratica. Incorporando la formazione sull'analgesia ipnotica nei curricula odontoiatrici, le scuole odontoiatriche possono preparare i loro studenti a fornire cure complete ai loro pazienti. Questa integrazione può aiutare i dentisti ad affrontare l'ansia e la fobia dei pazienti, promuovendo un senso di rilassamento e di comfort durante le procedure odontoiatriche.

I dentisti hanno accesso a una serie di risorse e organizzazioni che offrono formazione sull'analgesia ipnotica. Queste risorse possono fornire le conoscenze e le competenze necessarie per incorporare le tecniche ipnotiche nella propria pratica. Organizzazioni come l'American Society of Clinical Hypnosis e l'International Society of Hypnosis offrono programmi di formazione e workshop specifici per i dentisti. Inoltre, le scuole odontoiatriche possono offrire corsi di formazione continua o seminari sull'analgesia ipnotica. Sfruttando queste risorse, i dentisti possono ampliare le loro competenze e fornire ai loro pazienti metodi alternativi sicuri ed efficaci per la gestione del dolore.

Casi di studio e storie di successo di analgesia ipnotica in odontoiatria

L'analgesia ipnotica in odontoiatria ha attirato l'attenzione per il suo potenziale nel fornire un'efficace gestione del dolore durante varie procedure odontoiatriche. Le esperienze dei pazienti con l'analgesia ipnotica hanno mostrato risultati promettenti in termini di riduzione del dolore e di soddisfazione generale. Casi di studio hanno dimostrato il successo dell'applicazione dell'anestesia ipnotica come unica procedura di analgesia nelle estrazioni dentali. Inoltre, l'ipnosi è stata utilizzata per rilassare i pazienti e alleviare l'ansia, rendendo l'esperienza odontoiatrica più confortevole. L'evidenza psicofisiologica supporta l'idea che l'analgesia ipnotica inibisca attivamente il dolore attraverso vari sistemi. Le esperienze concrete dei pazienti evidenziano il potenziale dell'analgesia ipnotica come strumento prezioso nella pratica odontoiatrica.

L'uso dell'ipnosi, insieme ad altre tecniche come la distrazione, l'anestesia topica e il protossido d'azoto, è risultato efficace nel ridurre al minimo il dolore e il disagio durante le procedure odontoiatriche. Inoltre, l'ipnosi è stata studiata come possibile alternativa agli analgesici convenzionali per il dolore dentale e maxillo-facciale acuto. Questi successi evidenziano la versatilità dell'analgesia ipnotica per il controllo del dolore in diversi trattamenti odontoiatrici.

Oltre al sollievo immediato dal dolore, l'analgesia ipnotica offre benefici a lungo termine e un'elevata soddisfazione del paziente. Chi si sottopone all'ipnosi durante le procedure odontoiatriche riferisce una percezione del dolore minima o nulla, con conseguente miglioramento della comunicazione tra dentista e paziente. Il miglioramento della comunicazione contribuisce a ottenere risultati ottimali del trattamento e a massimizzare il comfort dell'individuo. Inoltre, l'ipnosi si è rivelata particolarmente utile in odontoiatria pediatrica, in quanto affronta problemi come l'ansia dentale e l'odontofobia. Per i pazienti che non rispondono bene ai trattamenti medici e odontoiatrici tradizionali, l'ipnosi offre una valida alternativa. Nel complesso, i benefici a lungo termine e l'elevata soddisfazione associati all'analgesia ipnotica ne fanno un approccio promettente in odontoiatria.

Possibili limiti e considerazioni sull'analgesia ipnotica in odontoiatria

La selezione dei pazienti e l'idoneità alle tecniche ipnotiche devono essere considerate con attenzione in odontoiatria. Sebbene l'ipnosi possa fornire un notevole sollievo ai pazienti con disturbi d'ansia e facilitare il lavoro dell'odontoiatra, è importante valutare l'idoneità psicologica e fisica del paziente a questa tecnica. Non tutti i pazienti possono essere ricettivi alle suggestioni ipnotiche e alcune condizioni, come la psicosi o un grave deterioramento cognitivo, possono controindicare l'uso dell'ipnosi. I dentisti devono valutare ogni paziente individualmente per determinare se è un candidato adatto all'analgesia ipnotica e scegliere le tecniche corrette da utilizzare in ogni caso.

Le considerazioni etiche e il consenso informato sono fondamentali quando si applica l'analgesia ipnotica in odontoiatria. Il consenso informato è un aspetto essenziale della pratica odontoiatrica etica, in quanto garantisce che i pazienti siano pienamente consapevoli dei rischi, dei benefici e delle alternative a qualsiasi modalità di trattamento, compresa l'ipnosi. I dentisti devono fornire informazioni chiare e complete sull'uso dell'ipnosi, sui suoi potenziali risultati e su eventuali limitazioni o effetti collaterali. I pazienti devono avere l'opportunità di porre domande e decidere con cognizione di causa se procedere con l'analgesia ipnotica.

La collaborazione con altri professionisti del settore odontoiatrico nella gestione del dolore è importante quando si utilizza l'analgesia ipnotica in odontoiatria. Sebbene l'ipnosi possa essere un valido strumento per la gestione del dolore, non dovrebbe essere utilizzata come unico metodo di controllo del dolore nelle procedure odontoiatriche. I dentisti dovrebbero lavorare in collaborazione con altri professionisti del settore, come anestesisti o specialisti del dolore, per sviluppare un piano completo di gestione del dolore che incorpori l'ipnosi insieme ad altre tecniche, come l'anestesia locale o interventi farmacologici. Questo approccio multidisciplinare garantisce che i pazienti ricevano il sollievo dal dolore più efficace e appropriato durante le procedure odontoiatriche.

Prospettive future e ricerca nell'analgesia ipnotica per l'odontoiatria

I progressi nelle tecniche e nelle tecnologie ipnotiche hanno aperto la strada alle prospettive future dell'analgesia ipnotica in odontoiatria. Mentre i metodi ipnotici informali, come l'uso di frasi di conforto, hanno dimostrato una certa efficacia nella gestione del dolore e dell'ansia nei pazienti odontoiatrici, ulteriori ricerche e sviluppi in questo campo possono portare a interventi ipnotici più mirati ed efficienti. L'uso dell'ipnosi come coadiuvante della psicoterapia ha già dato risultati positivi, indicando il suo potenziale anche in ambito odontoiatrico. I ricercatori stanno esplorando l'integrazione dell'ipnosi con la tecnologia della realtà virtuale per ridurre l'ansia e il dolore nei bambini durante le procedure dentistiche. Questi progressi nelle tecniche e nelle tecnologie ipnotiche promettono di migliorare l'esperienza e i risultati dei pazienti negli studi dentistici.

Ulteriori ricerche sull'efficacia e sulla sicurezza dell'analgesia ipnotica in odontoiatria sono fondamentali per la sua integrazione nelle pratiche odontoiatriche convenzionali. Sebbene esistano riferimenti all'uso dell'ipnosi in odontoiatria, sono necessari studi più completi per stabilire conclusioni precise e linee guida per la sua applicazione. Alcuni studi hanno esaminato l'efficacia dell'ipnosi come coadiuvante nel trattamento cognitivo-comportamentale e nella gestione del dolore, ma sono necessarie ulteriori ricerche per convalidare questi risultati e determinare i protocolli ottimali per l'analgesia ipnotica nelle procedure odontoiatriche. Inoltre, la ricerca incentrata sui marcatori neurofisiologici e dentali associati all'ipnosi può fornire informazioni preziose sui suoi meccanismi d'azione e migliorare ulteriormente la sua efficacia. Con il proseguimento della ricerca, la sicurezza e l'efficacia dell'analgesia ipnotica potranno essere meglio comprese, portando a una maggiore accettazione e integrazione nelle pratiche odontoiatriche tradizionali.

L'integrazione dell'analgesia ipnotica nelle pratiche odontoiatriche convenzionali potrebbe rivoluzionare il modo in cui vengono gestiti il dolore e l'ansia nei pazienti odontoiatrici. L'ipnosi ha già trovato applicazioni in campo odontoiatrico, dalle tecniche di rilassamento all'analgesia. Incorporando l'ipnosi nelle cure dentistiche di routine, i dentisti possono creare un'esperienza più confortevole e positiva. Questo può portare a una maggiore soddisfazione del paziente e a un miglioramento dei risultati del trattamento. Inoltre, l'uso dell'ipnosi può potenzialmente ridurre la necessità di tecniche tradizionali di gestione del dolore, come l'anestesia locale, in alcuni casi. Tuttavia, un'adeguata formazione e istruzione degli odontoiatri sull'uso delle tecniche ipnotiche è essenziale per garantirne un'applicazione sicura ed efficace. Con l'integrazione dell'analgesia ipnotica, gli studi dentistici possono offrire un approccio olistico e centrato sul paziente alla gestione del dolore, migliorando la qualità complessiva delle cure dentistiche.

GESTIONE DELL'ANSIA

L'ansia dentale è un problema comune che colpisce un gran numero di persone in tutto il mondo. Secondo l'Organizzazione Mondiale della Sanità (OMS), tra il 60% e il 90% della popolazione mondiale sperimenta l'ansia da dentista in qualche momento della propria vita (OMS, 2012). Quest'ansia può avere un impatto significativo sulla salute orale e sulla qualità della vita. Pertanto, è importante che i professionisti della salute dentale conoscano le tecniche di gestione dell'ansia dentale e le utilizzino efficacemente nella gestione di questa condizione.

L'ipnosi è una tecnica da tempo utilizzata per gestire l'ansia odontoiatrica. Comporta l'induzione di uno stato di trance nel paziente, in cui possono essere fornite suggestioni specifiche per ridurre l'ansia e migliorare il rilassamento. Diverse tecniche ipnotiche possono essere utilizzate per trattare un'ampia varietà di problemi legati all'ansia dentale, come la paura delle procedure odontoiatriche, l'ansia pre- e post-operatoria, l'assuefazione agli apparecchi dentali, tra gli altri.

Questo libro esamina la letteratura scientifica sulle tecniche di ipnosi per la gestione dell'ansia dentale. Discute gli effetti dell'ipnosi nella gestione dell'ansia dentale e fornisce informazioni sulla sua efficacia e sicurezza. Vengono inoltre presentate alcune tecniche specifiche di ipnosi che sono state utilizzate con successo nella gestione dell'ansia dentale.

Effetti dell'ipnosi nella gestione dell'ansia dentale

L'ipnosi può avere diversi effetti benefici nella gestione dell'ansia dentale. In primo luogo, può ridurre l'ansia e la paura associate alle procedure odontoiatriche. Secondo Lynn e Kirsch (2006), "l'ipnosi può ridurre l'ansia dentale e migliorare l'esperienza del paziente durante le procedure odontoiatriche". L'ipnosi comporta l'induzione di uno stato di trance nel paziente, in cui possono essere fornite suggestioni specifiche e piacevoli per il paziente, che portano a uno stato mentale tranquillo che aiuta a ridurre l'ansia e a migliorare il rilassamento.

In secondo luogo, l'ipnosi può ridurre il dolore associato alle procedure odontoiatriche. Secondo Elkins et al. (2015), "l'ipnosi può essere una tecnica efficace per ridurre il dolore dentale e migliorare l'esperienza del paziente durante le procedure dentali" (p. 12). In altre parole, può essere utilizzata per ridurre il dolore associato all'anestesia e alle procedure odontoiatriche stesse.

In terzo luogo, l'ipnosi può migliorare la cooperazione del paziente durante le procedure odontoiatriche. Secondo Spiegel (1993), "l'ipnosi può migliorare la cooperazione durante le procedure odontoiatriche, il che può migliorare la qualità del lavoro del dentista e ridurre la durata delle procedure".

Efficacia e sicurezza dell'ipnosi nella gestione dell'ansia dentale

L'ipnosi si è dimostrata efficace nella gestione dell'ansia dentale in diversi studi clinici. Secondo Lynn e Kirsch (2006), "l'ipnosi è una tecnica efficace per ridurre l'ansia dentale e migliorare l'esperienza del paziente durante le procedure dentali". Anche Elkins et al. (2015) hanno riscontrato l'efficacia dell'ipnosi nel ridurre il dolore dentale e migliorare l'esperienza del paziente.

Inoltre, è stato dimostrato che l'ipnosi è sicura nella gestione dell'ansia dentale. Secondo Lynn e Kirsch (2006), "l'ipnosi è una tecnica sicura per la gestione dell'ansia dentale e non presenta rischi per la salute del paziente". L'ipnosi non è invasiva e non richiede l'uso di farmaci, il che la rende una tecnica sicura, efficace e poco costosa per la gestione dell'ansia dentale.

Tecniche di ipnosi specifiche per la gestione dell'ansia dentale

Esistono diverse tecniche specifiche di ipnosi che sono state utilizzate con successo nella gestione dell'ansia dentale. Alcune di queste tecniche sono presentate di seguito:

1. Imagery guidata: tecnica in cui il paziente viene guidato attraverso una serie di immagini mentali rilassanti. Queste possono includere immagini di un luogo rilassante, come una spiaggia o una foresta, o immagini di uno stato di rilassamento fisico e mentale. L'immaginazione guidata può essere utilizzata per ridurre l'ansia e migliorare il rilassamento prima e durante le procedure odontoiatriche.
2. Ancoraggio: è una tecnica in cui il paziente associa uno stato emotivo positivo a un indizio fisico, come una parola o un gesto. Ad esempio, il paziente può associare una sensazione di rilassamento a una parola specifica, come "calma". L'ancoraggio può essere utilizzato per aiutare il paziente a

ritrovare uno stato di rilassamento durante le procedure odontoiatriche.
3. Reframing: tecnica con cui si cambia la prospettiva del paziente su un problema o una situazione. Ad esempio, il paziente può avere paura delle procedure odontoiatriche a causa di una precedente esperienza negativa. Con il reframing, il paziente può essere guidato a vedere la situazione in modo diverso, riducendo così l'ansia associata alle procedure odontoiatriche.
4. Suggerimenti positivi: sono affermazioni fatte al paziente durante l'ipnosi per aumentare la fiducia e il rilassamento. Ad esempio, l'ipnotista può suggerire al paziente di sentirsi rilassato e calmo durante le procedure odontoiatriche. Le suggestioni positive possono essere utilizzate per ridurre l'ansia e migliorare l'esperienza del paziente durante le procedure odontoiatriche.

FOBIA DEI DENTI

L'odontofobia, nota anche come dentofobia, è una paura estrema e irrazionale di andare dal dentista. Le persone affette da odontofobia possono manifestare sintomi quali difficoltà a dormire la notte prima di una visita odontoiatrica e aumento del nervosismo. Questa paura può durare per più di sei mesi ed è considerata una fobia. La paura di andare dal dentista è spesso causata dall'ansia e dall'idea che le procedure odontoiatriche siano dolorose o scomode. È importante comprendere la definizione e i sintomi dell'odontofobia per affrontare e superare questa paura.

Diverse cause comuni contribuiscono allo sviluppo dell'odontofobia. Una delle cause più frequenti è rappresentata da esperienze odontoiatriche traumatiche, soprattutto durante l'infanzia [4]. Esperienze negative, come una procedura dolorosa o un dentista poco empatico, possono lasciare un impatto duraturo e creare paura e ansia nei confronti delle visite odontoiatriche. Inoltre, anche la paura del dolore, l'imbarazzo o la perdita di controllo possono contribuire all'odontofobia. È essenziale riconoscere queste cause comuni per fornire un supporto e una cura adeguati alle persone affette da odontofobia.

Anche i fattori psicologici svolgono un ruolo importante nell'odontofobia. La vulnerabilità psicologica generalizzata, che si riferisce alla suscettibilità generale di un individuo all'ansia e alla paura, può contribuire allo sviluppo dell'odontofobia. Altri fattori psicologici che possono contribuire all'odontofobia includono una storia di altre paure e disturbi psicologici. La comprensione di questi fattori psicologici può aiutare gli odontoiatri ad adattare il loro approccio e a fornire un ambiente di supporto ai pazienti con odontofobia.

Desensibilizzazione sistematica

Una tecnica comunemente utilizzata nell'ipnosi per superare le fobie è la desensibilizzazione sistematica. La desensibilizzazione sistematica è una tecnica utilizzata nell'ipnosi e nella terapia cognitivo-comportamentale per trattare le fobie e altri disturbi d'ansia. Questa tecnica si basa sull'idea che una persona possa superare la sua fobia attraverso un'esposizione graduale e controllata alla fonte della sua paura. La tecnica di desensibilizzazione sistematica utilizzata nell'ipnosi consiste nell'esporre in modo graduale e sicuro l'individuo alla fonte della sua paura mentre è in stato di ipnosi.

Nel caso dell'odontofobia, una persona che ha paura delle procedure odontoiatriche può iniziare immaginandosi in un ambiente odontoiatrico senza paura. L'ipnotista può guidare l'individuo attraverso una serie di istruzioni per visualizzare i dettagli dell'ambiente dentale, come la sala d'attesa, la poltrona, l'illuminazione e i suoni. L'ipnotista può anche utilizzare tecniche di rilassamento per aiutare l'individuo a rimanere calmo e rilassato durante la visualizzazione.

Una volta che la visualizzazione dell'ambiente dentale risulta confortevole, l'ipnotista può procedere a visualizzare procedure dentali sempre più invasive mentre il paziente rimane in stato di ipnosi. Ad esempio, l'individuo può visualizzare una procedura dentale semplice, come una pulizia dentale, e poi procedere a procedure più invasive, come un'estrazione dentale o un intervento di chirurgia orale.

Mentre il soggetto procede nella visualizzazione delle procedure odontoiatriche, l'ipnotista può utilizzare tecniche suggestive per aiutarlo a rimanere rilassato e calmo. Ad esempio, l'ipnotista può suggerire di sentirsi calmi e rilassati durante le procedure odontoiatriche e di fidarsi dell'odontoiatra che ci sta curando.

Con il tempo, questa tecnica di desensibilizzazione sistematica può aiutare a ridurre la risposta di paura alle procedure odontoiatriche. Esponendo gradualmente la persona alla fonte della sua paura in stato di ipnosi, la si può aiutare a sviluppare una maggiore tolleranza alle procedure odontoiatriche e a superare l'odontofobia.

Ristrutturazione cognitiva

La ristrutturazione cognitiva è una tecnica utilizzata nell'ipnosi e nella terapia cognitivo-comportamentale per trattare le fobie e altri disturbi d'ansia. Questa tecnica si concentra sul cambiamento del modo in cui il paziente percepisce e pensa alla propria fobia dentale, con l'obiettivo di ridurre l'ansia e la paura ad essa associate.

La ristrutturazione cognitiva si basa sulla teoria cognitiva di Beck (1976), secondo la quale i pensieri e le convinzioni negative possono contribuire all'ansia e alla depressione di una persona. Secondo Beck, le persone possono avere schemi di pensiero negativi e distorti che contribuiscono all'ansia e alla depressione. La ristrutturazione cognitiva mira a identificare e mettere in discussione questi schemi di pensiero negativi e a sostituirli con pensieri più realistici e positivi.

Durante l'ipnosi, l'ipnotista può guidare l'individuo attraverso una serie di istruzioni per identificare e sfidare i suoi schemi di pensiero negativi riguardo alle procedure dentistiche. L'ipnotista può aiutare l'individuo a vedere la situazione da una prospettiva più realistica e positiva. Per esempio, l'ipnotista può aiutare l'individuo a capire che la maggior parte delle procedure dentali sono indolori e che i progressi della tecnologia dentale hanno reso le procedure più confortevoli e meno invasive rispetto al passato.

Secondo lo studio di Vann et al. (2014), "la ristrutturazione cognitiva è stata utilizzata con successo per trattare l'odontofobia in pazienti con grave ansia dentale". La ristrutturazione cognitiva può essere utilizzata insieme ad altre tecniche di ipnosi, come la desensibilizzazione sistematica e il rilassamento progressivo, per migliorare l'esperienza del paziente e ridurre l'ansia odontoiatrica durante le procedure odontoiatriche, a beneficio generale del paziente.

Una volta che l'individuo ha identificato i propri schemi di pensiero negativi e ha iniziato a metterli in discussione, l'ipnotista può utilizzare tecniche di suggestione per aiutarlo a rafforzare il nuovo modo di pensare alle procedure odontoiatriche. Per esempio, l'ipnotista può suggerire di sentirsi calmi e rilassati durante le procedure odontoiatriche e di fidarsi dell'odontoiatra che ci sta curando.

Regressione ipnotica

La regressione ipnotica è una tecnica di ipnosi avanzata che può essere particolarmente utile per superare le fobie più radicate, compresa l'odontofobia. Durante una regressione ipnotica, l'ipnotista guida l'individuo attraverso i suoi ricordi per identificare e affrontare la fonte della sua fobia. Questa tecnica si basa sulla teoria che le fobie possono essere causate da eventi traumatici del passato che vengono memorizzati nel subconscio della persona.

Nel caso dell'odontofobia, la regressione ipnotica può comportare l'identificazione di un evento traumatico del passato legato alle cure dentistiche, come una brutta esperienza dal dentista o un forte dolore durante una procedura odontoiatrica. Una volta identificato l'evento, l'ipnotista può lavorare con l'individuo per cambiare la sua percezione dell'evento e ridurne l'impatto emotivo. Ad esempio, l'ipnotista può aiutare il paziente a visualizzare l'evento in modo più tollerabile e positivo, oppure può utilizzare tecniche di suggestione per aiutarlo a liberarsi dalla paura e dall'ansia associate all'evento. Un esempio è quello di modificare, all'interno della visualizzazione ipnotica, il nome del dentista curante e sostituirlo con un personaggio che il paziente trova piacevole o di cui si fida.

È importante notare che la regressione ipnotica è una tecnica complessa e potenzialmente emotiva che deve essere eseguita da un professionista dell'ipnosi esperto. Secondo lo studio di Lynn et al. (2015), "la regressione ipnotica è una tecnica avanzata che dovrebbe essere usata con cautela e solo da ipnotisti ben addestrati ed esperti". L'ipnotista deve avere esperienza nell'identificare e affrontare eventi traumatici del passato e deve essere addestrato ad aiutare l'individuo a elaborare e rilasciare le emozioni spiacevoli che possono emergere durante la regressione ipnotica, per cui in genere si consiglia di rivolgersi a psicologi o psichiatri specializzati in questa tecnica. Su questa base, è importante considerare che l'odontoiatra deve sapere come gestire inizialmente i possibili eventi traumatici che possono emergere durante l'esperienza ipnotica e anche fare riferimento e integrare ciò che è stato fatto con uno psicologo ipnoterapeuta per trattare efficacemente le afflizioni del paziente.

Va notato che, secondo la nostra esperienza, questo strumento è il più efficace e produce i risultati più duraturi nel tempo.

Suggerimento positivo

La suggestione positiva è una tecnica di ipnosi utilizzata per promuovere atteggiamenti e comportamenti benefici. Durante l'ipnosi, l'ipnotista può dare suggerimenti positivi per aiutare ad alleviare la paura e l'ansia associate alle cure dentistiche. La suggestione positiva si basa sulla teoria che il subconscio può essere influenzato da affermazioni e suggerimenti positivi, che possono portare a cambiamenti positivi nel comportamento e nell'atteggiamento di una persona.

Nel contesto dell'odontofobia, l'ipnotista può utilizzare suggestioni positive per aiutare l'individuo a sentirsi più rilassato e a suo agio durante le procedure odontoiatriche. Ad esempio, l'ipnotista può suggerire di sentirsi calmi e rilassati sulla poltrona, di sentirsi in un luogo piacevole e sicuro o di immaginare un luogo calmo e rilassante durante la procedura. La suggestione positiva può essere utilizzata anche per a sentirvi più a vostro agio con il dentista e ad acquisire fiducia nella sua professionalità e abilità.

Secondo lo studio di Elkins et al. (2007), "la suggestione positiva può essere uno strumento utile per alleviare l'ansia e il dolore associati alle procedure odontoiatriche". La suggestione positiva può essere utilizzata in combinazione con altre tecniche di ipnosi, come il rilassamento progressivo e la desensibilizzazione sistematica, per migliorare l'esperienza del paziente e ridurre l'ansia odontoiatrica.

RIFLESSO EMETICO CONTROLLO DEL RIFLESSO

Il riflesso emetico, noto anche come riflesso del vomito, è un meccanismo protettivo naturale dell'organismo che aiuta a prevenire il soffocamento o l'ingestione di sostanze nocive. Si attiva quando uno stimolo entra in contatto con la parte posteriore della gola o con la base della lingua. Il riflesso del vomito è presente in qualche misura in tutti, ma alcune persone possono avere un riflesso del vomito iperattivo, che può creare problemi durante le procedure dentistiche. Questo riflesso può essere innescato da una serie di fattori, tra cui il contatto fisico degli strumenti o dei materiali dentali con le aree sensibili della bocca e della gola, nonché da fattori psicologici come l'ansia e la paura. La comprensione del riflesso emetico e dei suoi fattori scatenanti è fondamentale per i professionisti del settore odontoiatrico per gestire e affrontare efficacemente questo problema durante i trattamenti odontoiatrici.

La gestione del riflesso faringeo è di estrema importanza nel campo dell'odontoiatria per garantire il comfort e la sicurezza del paziente durante le procedure odontoiatriche. Un riflesso gastrico esacerbato può ostacolare in modo significativo il progresso dei trattamenti odontoiatrici e può persino portare a evitare le cure dentistiche necessarie. Gli odontoiatri possono utilizzare diverse tecniche per aiutare ad alleviare il riflesso del vomito, come l'uso di anestetici topici per intorpidire le aree sensibili della bocca, tecniche di distrazione per distogliere l'attenzione del paziente o tecniche di rilassamento per ridurre l'ansia. È essenziale che i dentisti abbiano una comunicazione aperta con i loro pazienti per comprendere i loro fattori scatenanti individuali e sviluppare strategie personalizzate per gestire efficacemente il riflesso emetico].

In alcuni casi, il riflesso emetico può essere particolarmente difficile da gestire, ad esempio nei pazienti sottoposti a chemioterapia o in quelli affetti da patologie come la sindrome del vomito ciclico. La nausea e il vomito indotti dalla chemioterapia (CINV) sono un effetto collaterale comune del trattamento del cancro e possono influire significativamente sulla salute e sul benessere orale dei pazienti. Gli odontoiatri dovrebbero collaborare con altri operatori sanitari per sviluppare piani di trattamento completi che tengano conto delle esigenze e delle sfide uniche di questi pazienti. Comprendendo e affrontando il riflesso emetico, gli odontoiatri possono offrire ai loro pazienti esperienze odontoiatriche più confortevoli e di successo, migliorando in ultima analisi i risultati complessivi della salute orale.

Desensibilizzazione sistematica

La desensibilizzazione sistematica può essere utile per quei pazienti che anticipano il riflesso emetico durante alcune procedure odontoiatriche, come la presa dell'impronta dentale, in quanto il paziente viene sottoposto a un'esposizione graduale e controllata alla situazione che provoca il riflesso emetico. Nel caso della presa d'impronta dentale, ciò potrebbe comportare un'esposizione graduale alla sensazione di avere uno stampo dentale in bocca. In uno stato di ipnosi, il paziente può visualizzare la procedura odontoiatrica in modo sicuro e tranquillo, il che può contribuire a ridurre l'intensità del riflesso emetico nelle future visite dal dentista.

È importante tenere presente che la desensibilizzazione sistematica deve essere eseguita da un professionista esperto in terapia cognitivo-comportamentale e ipnosi, addestrato ad aiutare il paziente a elaborare e rilasciare le emozioni spiacevoli che possono emergere durante la terapia.

La desensibilizzazione sistematica si basa sulla teoria dell'apprendimento associativo, che suggerisce che le risposte emotive possono essere apprese e disimparate attraverso l'esposizione graduale agli stimoli che suscitano la risposta emotiva. Con la desensibilizzazione sistematica, l'obiettivo è aiutare il paziente a imparare a gestire e controllare la propria risposta emotiva alla situazione che provoca la risposta ansiosa o l'innesco del riflesso emetico.

Controllo della risposta fisiologica

Il controllo della risposta fisiologica è una tecnica utilizzata per aiutare le persone a controllare le loro risposte fisiche, come il riflesso emetico. L'ipnosi può essere uno strumento potente per il controllo della risposta fisiologica, in quanto può aiutare a cambiare la mentalità del paziente e quindi influenzare le sue risposte fisiche.

La connessione tra mente e corpo è intrinseca e gli studi hanno dimostrato che lo stress e l'ansia possono innescare risposte fisiche nel corpo, come il riflesso emetico. L'ipnosi può aiutare a ridurre lo stress e l'ansia inducendo nel paziente uno stato di rilassamento e di calma. Ciò può essere ottenuto attraverso la visualizzazione e la suggestione. L'ipnotista può guidare il paziente attraverso una serie di istruzioni per aiutarlo a raggiungere uno stato di profondo rilassamento. Una volta che il paziente si trova in uno stato di profondo rilassamento, il dentista può guidarlo attraverso la visualizzazione della procedura che provoca il riflesso emetico, aiutandolo così a imparare a controllare la propria risposta fisica a quella particolare situazione.

È importante notare che l'ipnosi non è una tecnica adatta a tutti. Alcune persone possono avere determinate condizioni mediche o psicologiche che potrebbero rendere l'ipnosi inappropriata o pericolosa. Pertanto, è importante che chiunque prenda in considerazione l'ipnosi come trattamento per il controllo della risposta fisiologica si consulti con un professionista della salute mentale esperto in questa tecnica.

Suggerimento positivo

Lo studio di Lang et al. (2000) ha rilevato che la suggestione positiva può essere efficace nel ridurre l'ansia e migliorare la qualità di vita dei pazienti affetti da malattie croniche. In questo studio, i pazienti che hanno ricevuto la suggestione positiva hanno riportato livelli significativamente più bassi di ansia e un aumento della qualità della vita.

Per quanto riguarda la suggestione positiva per le procedure odontoiatriche, lo studio di Kwek et al. (2015) ha rilevato che la suggestione positiva può ridurre significativamente l'ansia odontoiatrica nei pazienti che provano paura e grave ansia odontoiatrica. In questo studio, i pazienti che hanno ricevuto una suggestione positiva prima di una procedura odontoiatrica hanno riportato livelli di ansia odontoiatrica significativamente inferiori rispetto ai pazienti che non hanno ricevuto questa tecnica.

Come esempio di intervento, durante lo stato ipnotico, il dentista ipnotizzato può suggerire al paziente che ha il controllo totale del suo corpo, compreso il suo riflesso emetico. Per esempio, può dire qualcosa del tipo: "Lei è una persona molto forte e capace e può controllare il suo corpo attraverso la sua mente. Puoi controllare il tuo riflesso emetico e tenerlo sempre sotto controllo. Se sente che il riflesso sta iniziando a manifestarsi, può fare un respiro profondo e rilassarsi per controllarlo".

Può anche suggerire che le procedure dentistiche saranno un'esperienza tranquilla e priva di nausea. Ad esempio, l'ipnotista può dire qualcosa del tipo: "Quando andrà dal dentista, si sentirà rilassato e tranquillo. Non avvertirà nausea o disagio durante la procedura. La sua mente e il suo corpo sono in pace e in armonia e può confidare che tutto andrà bene".

Visualizzazione

La visualizzazione è una tecnica efficace utilizzata in ipnosi per aiutare i pazienti a controllare le loro risposte fisiche ed emotive. La visualizzazione può essere particolarmente utile per controllare il riflesso emetico.

Durante lo stato ipnotico, l'ipnotista può guidare il paziente attraverso una serie di istruzioni per aiutarlo a raggiungere uno stato di profondo rilassamento. Una volta che il paziente è in uno stato di profondo rilassamento, il dentista può guidarlo attraverso la visualizzazione della procedura che provoca il riflesso emetico.

Il paziente può visualizzare il proprio riflesso emetico come un oggetto o un'immagine che può essere manipolata. Ad esempio, può visualizzare il suo riflesso come un quadrante che può essere abbassato, riducendo così l'intensità del riflesso, un pulsante o un interruttore che può essere acceso o spento, estrapolando il riflesso. Oppure può visualizzare il suo riflesso come una nuvola scura che si dissolve a ogni respiro profondo e rilassante.

La visualizzazione aiuta il paziente a imparare a controllare la propria risposta fisica al riflesso emetico, consentendogli di visualizzare il riflesso emetico come qualcosa che può essere controllato e manipolato. Visualizzando il riflesso emetico in questo modo, il paziente può imparare a controllare efficacemente la propria risposta fisica al riflesso emetico.

BRUXISMO

Il bruxismo, caratterizzato dal digrignare, stringere o digrignare i denti, può avere diverse cause. Tra queste vi sono fattori psicologici ed emotivi. Lo stress e l'ansia sono considerati fattori importanti per il bruxismo, soprattutto durante la veglia. Lo stress non adeguatamente gestito può manifestarsi attraverso il bruxismo. Inoltre, il bruxismo è stato collegato a emozioni negative come rabbia, ansia, frustrazione e stress. Durante il sonno, lo stress emotivo può essere elaborato e manifestarsi attraverso il bruxismo. Pertanto, è importante affrontare e gestire correttamente lo stress e l'ansia per prevenire o ridurre il bruxismo.

Oltre ai fattori psicologici ed emotivi, esistono fattori fisici e dentali che possono contribuire allo sviluppo del bruxismo. L'allineamento scorretto dei denti, i disturbi del sonno e la sensibilità muscolare sono alcune delle cause fisiche che possono scatenare il bruxismo. Anche il dolore alle orecchie, il mal di testa e il dolore al collo possono essere correlati al bruxismo. Pertanto, per trattare efficacemente il bruxismo è importante affrontare tutti i problemi fisici o dentali sottostanti.

Oltre ai fattori psicologici, emotivi e fisici, è stato osservato che il bruxismo può avere cause genetiche ed ereditarie. Alcuni studi suggeriscono che alcuni neurotrasmettitori e le loro vie, come la dopamina e l'acido gamma-aminobutirrico (GABA), possono essere coinvolti nello sviluppo del bruxismo. Inoltre, fattori genetici ed ereditari possono aumentare la predisposizione a sviluppare il bruxismo. Tuttavia, è importante tenere presente che il bruxismo è una condizione multifattoriale e che l'interazione di diversi fattori può contribuire alla sua insorgenza. In conclusione, il bruxismo può avere diverse cause, tra cui fattori psicologici ed emotivi, fattori fisici e dentali, nonché fattori genetici ed ereditari. Per trattare efficacemente il bruxismo, è importante affrontare e trattare i fattori sottostanti che contribuiscono al suo sviluppo.

È stato dimostrato che l'ipnosi è efficace nel ridurre i sintomi del bruxismo e nel prevenire l'usura dei denti. Alcuni studi hanno dimostrato che l'ipnosi può aiutare a ridurre la tensione involontaria dei muscoli mascellari riducendo la tensione nervosa. I trattamenti tradizionali per il bruxismo, come i piani occlusali o i bite, hanno avuto successo nel prevenire l'usura dei denti. Tuttavia, l'ipnosi offre un'alternativa non invasiva che mira alla causa principale del bruxismo. Inoltre, anche il biofeedback e le tecniche di rilassamento, compresa l'autoipnosi, si sono dimostrati promettenti nella gestione del bruxismo. Incorporando l'ipnosi in un piano di trattamento completo, le persone affette da bruxismo possono ottenere un sollievo dai sintomi e proteggere la propria salute orale.

Il bruxismo non trattato può avere gravi conseguenze per la salute orale. Una delle conseguenze più significative è l'usura dei denti, che può essere più aggressiva quando il bruxismo è associato al sonno. Il continuo digrignare e stringere i denti può portare all'erosione dello smalto, alla sensibilità dentale e persino alla frattura dei denti. Inoltre, il bruxismo può causare sintomi secondari come insonnia, mal di testa, mal d'orecchio e dolore al collo. È importante affrontare il bruxismo per prevenire ulteriori danni ai denti e alleviare i sintomi associati. Sebbene non esista un trattamento infallibile per il bruxismo, è possibile adottare misure come l'ipnosi per gestire la condizione e ridurre al minimo l'impatto sulla salute orale.

Comprendere il ruolo dell'ipnosi nella gestione del bruxismo

L'ipnosi, nota anche come ipnoterapia, è una tecnica terapeutica che prevede l'induzione di uno stato alterato di coscienza, o trance, per facilitare cambiamenti positivi nel comportamento e nella mentalità. Contrariamente a quanto si crede, l'obiettivo principale dell'ipnoterapia non è quello di manipolare il paziente, ma di fornirgli gli strumenti necessari per riprendere il controllo sui propri pensieri e sulle proprie azioni. Questa tecnica è stata utilizzata in vari campi, compreso quello sanitario, per affrontare un'ampia gamma di problemi di salute. Nel contesto del bruxismo, l'ipnosi può svolgere un ruolo importante nell'aiutare le persone a controllare e gestire il digrignamento dei denti.

Ricerche e studi hanno dimostrato che l'ipnosi può essere uno strumento efficace per controllare il bruxismo. Uno studio ha esaminato l'uso dell'ipnosi per ridurre il digrignamento dei denti e migliorare la qualità del sonno nelle persone affette da bruxismo. I risultati hanno indicato che l'ipnosi può effettivamente essere utile per controllare i sintomi del bruxismo. Inoltre, l'ipnosi è stata riconosciuta come terapia complementare alla psicoterapia e la sua efficacia nella gestione dei comportamenti legati allo stress, come il digrignamento dei denti, è stata riconosciuta. Inoltre, è possibile accedere a sessioni di ipnosi registrate online per affrontare e trattare in modo specifico il bruxismo.

Sebbene l'ipnosi si sia dimostrata promettente nella gestione del bruxismo, è importante notare che la sua efficacia può variare da persona a persona. Alcuni studi hanno riportato risultati positivi nell'uso dell'ipnosi per migliorare il bruxismo notturno, mentre altri hanno riscontrato una minore efficacia. Inoltre, l'ipnosi deve essere considerata come parte di un piano di trattamento completo che può includere altre tecniche come la psicoanalisi, il rilassamento progressivo e l'autogestione. È essenziale consultare un professionista sanitario qualificato o un terapeuta specializzato in ipnosi per determinare l'approccio più appropriato alla gestione del bruxismo.

Rilassamento profondo

Il rilassamento profondo è una tecnica efficace utilizzata nell'ipnosi per ridurre la tensione e lo stress del corpo e della mente. Nel contesto del trattamento del bruxismo, l'ipnosi può essere utilizzata per indurre uno stato di rilassamento profondo prima di andare a letto, che può contribuire a ridurre la probabilità di stringere e digrignare i denti durante il sonno.

Durante l'ipnosi, il dentista può guidare il paziente attraverso una serie di istruzioni per aiutarlo a raggiungere uno stato di profondo rilassamento. Una volta che il paziente si trova in uno stato di profondo rilassamento, l'ipnotista può guidarlo attraverso una visualizzazione o una suggestione per sciogliere la tensione della mascella e dei muscoli facciali.

Il dentista può suggerire al paziente di immaginare che la tensione venga gradualmente rilasciata dalla mascella e dai muscoli facciali e di provare un senso di rilassamento e di calma. Lo specialista può anche suggerire al paziente di immaginare di dormire profondamente e serenamente, senza stringere o digrignare i denti.

Riducendo la tensione dei muscoli mascellari e facciali e promuovendo uno stato di profondo rilassamento, l'ipnosi può essere efficace nel ridurre la propensione a stringere e digrignare i denti durante il sonno.

Suggerimenti post-ipnotici

Le suggestioni post-ipnotiche sono uno strumento potente nella gestione di comportamenti indesiderati, come il bruxismo. Vengono spesso utilizzate in combinazione con altre tecniche di ipnosi per aiutare gli individui a modificare i loro modelli di comportamento nella vita quotidiana.

Le suggestioni post-ipnotiche sono istruzioni impartite a un individuo in stato di ipnosi che hanno effetti continui anche dopo la fine della sessione di ipnosi. Si basano sull'idea che il cervello possa apprendere nuove risposte a stimoli specifici, anche in uno stato di sonno o di subcoscienza. Queste istruzioni possono aiutare gli individui a modificare il loro comportamento a livello subconscio.

Ad esempio, nel contesto del bruxismo, una suggestione post-ipnotica potrebbe essere la seguente: "Ogni volta che sentirai che i denti iniziano a stringersi, i muscoli della mascella si rilasseranno automaticamente". Questa suggestione verrebbe impartita mentre l'individuo è in stato di ipnosi. Successivamente, quando l'individuo inizia a stringere i denti durante il sonno, la mascella si rilassa automaticamente in risposta a questa tensione.

Le suggestioni post-ipnotiche possono essere altamente personalizzate per soddisfare le esigenze individuali del paziente. Ad esempio, se un paziente associa specificamente il bruxismo a situazioni di stress, la suggestione post-ipnotica può essere collegata alla sensazione di stress. In questo caso, la suggestione potrebbe essere: "Ogni volta che ti sentirai stressato, noterai la tensione della mascella e la lascerai rilassare".

Il potere delle suggestioni post-ipnotiche risiede nella loro capacità di provocare cambiamenti nel comportamento subconscio. Utilizzando le suggestioni post-ipnotiche, gli individui possono lavorare per ridurre o eliminare il bruxismo, anche in momenti in cui non sono pienamente coscienti, come ad esempio durante il sonno.

Va inoltre notato che il successo delle suggestioni post-ipnotiche può variare da individuo a individuo. Mentre alcuni possono sperimentare una riduzione significativa del bruxismo dopo una o due sedute, altri possono richiedere diverse sedute prima di osservare dei cambiamenti. Come per qualsiasi trattamento, è essenziale adottare un approccio personalizzato ed essere disposti ad apportare modifiche in base alle necessità.

Visualizzazione

La visualizzazione è una tecnica molto efficace nell'ipnosi e in altri tipi di terapia. Questo perché la mente può influenzare potentemente il corpo. Nel contesto del bruxismo, la visualizzazione può essere uno strumento molto utile.

Durante una seduta di ipnosi, il dentista può guidare il paziente in uno stato di profondo rilassamento e poi aiutarlo a visualizzare un'immagine o una scena che rappresenti il rilassamento della mascella. Ad esempio, il dentista potrebbe suggerire al paziente di immaginare la mascella come un fascio di corde rilassate. Oppure il paziente potrebbe visualizzare un mare calmo, dove ogni onda che raggiunge la riva rappresenta un ulteriore rilassamento della mandibola.

La visualizzazione può essere ancora più efficace se combinata con suggestioni post-ipnotiche. Ad esempio, il dentista potrebbe suggerire al paziente di ricordare, quando si addormenta, l'immagine della mascella rilassata o del mare calmo, e che questa immagine lo aiuterà a mantenere la mascella rilassata durante il sonno.

Regressione ipnotica

La regressione ipnotica è una tecnica terapeutica che utilizza l'ipnosi per guidare un individuo attraverso le esperienze passate. Questa tecnica può essere utile per trattare problemi come il bruxismo che possono avere radici profonde in esperienze o traumi passati.

La regressione ipnotica si basa sull'idea che le nostre esperienze passate, in particolare quelle traumatiche o stressanti, possono avere un impatto significativo sul nostro comportamento attuale. A volte questi eventi passati possono essere repressi o dimenticati a livello conscio, ma possono comunque influenzare il nostro comportamento a livello subconscio.

Utilizzando l'ipnosi per accedere a questi ricordi dimenticati o repressi, l'ipnoterapeuta può aiutare l'individuo a confrontarsi e a elaborare queste esperienze. Questo processo può permettere di capire meglio come le esperienze passate influenzino il comportamento attuale e fornire gli strumenti per cambiare questi modelli di comportamento.

Nel caso del bruxismo, un individuo può aver sviluppato l'abitudine di digrignare i denti in risposta a una situazione stressante o traumatica. Utilizzando la regressione ipnotica per esplorare e comprendere queste esperienze passate, il soggetto può iniziare a dissociare lo stress o il trauma dalla necessità di digrignare i denti. Questo può portare a una significativa riduzione del bruxismo.

Inoltre, la regressione ipnotica può fornire ai pazienti uno spazio sicuro per affrontare ed elaborare esperienze passate che potrebbero essere difficili da affrontare in uno stato cosciente. L'ipnosi può aiutarli a entrare in uno stato di profondo rilassamento e concentrazione, che può facilitare il processo di rivivere ed elaborare queste esperienze difficili.

È importante notare che la regressione ipnotica deve essere eseguita da un ipnoterapeuta esperto. Questa tecnica può comportare il confronto con esperienze passate che possono essere emotivamente difficili o traumatiche. Un ipnoterapeuta esperto può fornire il supporto necessario per affrontare queste esperienze in modo sicuro ed efficace.

Inoltre, il successo della regressione ipnotica può variare da persona a persona. Alcuni individui possono trovare un significativo sollievo dal bruxismo dopo una o due sedute, mentre altri possono aver bisogno di diverse sedute per risolvere completamente il problema. Nel complesso, tuttavia, la regressione ipnotica può essere uno strumento prezioso nel trattamento del bruxismo, soprattutto se utilizzata in combinazione con altre tecniche di ipnosi.

Alla fine, la cosa più importante è lavorare a stretto contatto con un professionista della salute mentale o un ipnoterapeuta qualificato, in grado di fornire una terapia personalizzata basata sulle esigenze e sulle circostanze uniche di ciascun individuo. In questo modo, le tecniche di ipnosi, compresa la regressione ipnotica, possono essere un modo efficace per trattare il bruxismo e migliorare la qualità della vita di un individuo.

Autoipnosi

L'autoipnosi è una tecnica potente che può aiutare le persone ad accedere al proprio subconscio e ad apportare cambiamenti positivi al proprio comportamento e alla propria vita in generale. Nel contesto del bruxismo, l'autoipnosi può essere uno strumento particolarmente utile per alleviare la tensione e lo stress, due fattori che spesso contribuiscono a digrignare e serrare i denti.

Imparando le tecniche di autoipnosi sotto la guida di un ipnoterapeuta qualificato, gli individui possono assumere il controllo attivo del proprio processo di guarigione. Invece di affidarsi a farmaci o a misure di controllo fisico, possono usare il potere della loro mente per alleviare la tensione delle mascelle e prevenire il bruxismo.

Il processo di autoipnosi prevede solitamente l'ingresso in uno stato di profondo rilassamento, spesso attraverso esercizi di respirazione controllata. Una volta raggiunto questo stato di rilassamento, i pazienti possono iniziare a visualizzare immagini o scene che li aiutino a rilassarsi e ad allentare la tensione delle mascelle. Questo può essere accompagnato dalla ripetizione di mantra o affermazioni positive, come ad esempio: "Ogni notte, mentre dormo, i miei muscoli mascellari si rilassano e i miei denti rimangono separati".

La chiave del successo nell'autoipnosi sta nella ripetizione e nella costanza. Come per qualsiasi altra abilità, la pratica rende perfetti. Esercitandosi regolarmente con l'autoipnosi, si possono rafforzare le connessioni neurali associate al rilassamento e al rilascio delle tensioni, che nel tempo possono portare a una diminuzione dell'incidenza del bruxismo.

L'autoipnosi può anche essere un valido complemento ad altre forme di trattamento del bruxismo. Per esempio, può essere utile in combinazione con la terapia cognitivo-comportamentale, che si concentra sull'aiutare le persone a identificare e modificare gli schemi negativi di pensiero e di comportamento. Insieme, queste tecniche possono offrire una soluzione completa per alleviare il bruxismo.

Inoltre, l'autoipnosi ha il vantaggio di essere una tecnica che si può praticare da soli, nel comfort della propria casa. Ciò significa che possono applicare le tecniche ogni volta che ne hanno bisogno, ad esempio prima di andare a letto per prevenire il bruxismo notturno.

Tuttavia, è importante notare che, sebbene l'autoipnosi possa essere una tecnica molto efficace, non è una cura miracolosa e non funziona per tutti. Alcune persone possono trovare maggiori benefici da altri approcci terapeutici. Inoltre, l'autoipnosi dovrebbe essere appresa con l'aiuto di un professionista qualificato, per garantire che venga eseguita in modo sicuro ed efficace.

Nonostante queste considerazioni, per molte persone l'autoipnosi può essere uno strumento prezioso nell'arsenale delle tecniche disponibili per trattare il bruxismo. Offrendo un modo per alleviare la tensione e lo stress, può aiutare le persone a dormire più serenamente e a vivere una vita più sana e felice.

Tecnica di ancoraggio

La tecnica di ancoraggio è un metodo basato sui principi del condizionamento classico, in cui una particolare risposta viene associata a uno stimolo specifico. Questa tecnica, utilizzata nell'ipnosi terapeutica, può essere particolarmente utile nella gestione del bruxismo, collegando uno stimolo a una risposta di rilassamento.

Per comprendere l'ancoraggio, è utile ricordare il famoso esperimento di Pavlov e dei suoi cani. Pavlov notò che, dopo un po' di tempo, i suoi cani cominciavano a salivare al suono della campanella che di solito annunciava il cibo. Avevano associato il suono del campanello al cibo, quindi la loro reazione era automatica e prevedibile. Allo stesso modo, l'ancoraggio ipnotico può insegnare alle persone ad associare uno stimolo specifico a una risposta di rilassamento.

Nella terapia del bruxismo, un'ancora può essere qualsiasi stimolo sensoriale: un suono, un'immagine, un gesto o persino una parola specifica. Ad esempio, l'ipnoterapeuta potrebbe insegnare al paziente a toccare il pollice con l'indice ogni volta che avverte la tensione della mascella o l'inizio del serramento dei denti. Questo gesto servirebbe come ancoraggio.

Durante la seduta di ipnosi, l'ipnoterapeuta guiderà il paziente in uno stato di profondo rilassamento. Poi, l'ipnoterapeuta assocerà la sensazione di rilassamento al gesto di ancoraggio. Ciò può avvenire, ad esempio, dicendo qualcosa del tipo: "Ogni volta che tocca il pollice con l'indice, avverte una profonda e piacevole sensazione di rilassamento nella mascella". Questa istruzione viene ripetuta più volte durante l'ipnosi per rafforzare l'associazione tra l'ancoraggio e la risposta di rilassamento.

Con il tempo e la pratica, il gesto di ancoraggio innescherà automaticamente una risposta di rilassamento nella mascella ogni volta che si sentirà l'impulso di stringere o digrignare i denti. È importante ricordare che, per essere efficace, l'ancoraggio deve essere praticato regolarmente, anche al di fuori delle sedute di ipnosi.

Uno dei vantaggi della tecnica di ancoraggio è che fornisce all'individuo uno strumento pratico e facile da usare che può aiutare a controllare il bruxismo nella vita quotidiana. Tuttavia, l'ancoraggio non è una cura magica, ma una tecnica che può essere molto efficace se praticata regolarmente e combinata con altre forme di terapia.

Ipnosi Ericksoniana
L'ipnosi ericksoniana si differenzia in modo significativo dalle tecniche tradizionali di ipnosi diretta in quanto, invece di utilizzare comandi diretti, è caratterizzata dall'uso di metafore, storie, simboli e suggestioni indirette per aiutare le persone ad apportare cambiamenti a livello subconscio. Erickson credeva che ogni individuo avesse le risorse interiori necessarie per risolvere i propri problemi e che il compito del terapeuta fosse quello di aiutare il cliente a riconoscere e attingere a queste risorse.

Nel contesto del bruxismo, un ipnoterapeuta che utilizza le tecniche Ericksoniane potrebbe utilizzare una serie di strategie per aiutare il cliente a ridurre o eliminare il digrignamento. Ad esempio, il terapeuta potrebbe raccontare la storia di un personaggio che impara a rilasciare la tensione nel proprio corpo in modo sano ed efficace, suggerendo indirettamente al cliente nuovi modi per gestire la tensione che potrebbe contribuire al bruxismo. Il terapeuta potrebbe anche utilizzare metafore legate al rilassamento e al rilascio della tensione.

Un'altra caratteristica dell'ipnosi Ericksoniana è la sua attenzione al "qui e ora". Erickson riteneva che essere presenti e concentrarsi sulle esperienze attuali può essere particolarmente utile per superare schemi comportamentali problematici. Nel caso del bruxismo, lo specialista potrebbe guidare il cliente a concentrarsi sulle sensazioni attuali della mascella e della bocca, aiutandolo a riconoscere eventuali tensioni e a esplorare i modi per rilasciarle.

L'ipnosi ericksoniana si caratterizza anche per il rispetto del cliente e per la sua capacità di apportare cambiamenti. Erickson credeva che ogni individuo fosse unico e che non esistesse una singola "ricetta" che funzionasse per tutti. Pertanto, un ipnoterapeuta Ericksoniano personalizzerà il proprio approccio in base alle esigenze e agli obiettivi specifici del cliente.

DIMINUZIONE DEL SANGUINAMENTO

L'ipnosi, come tecnica utilizzata in odontoiatria, è stata riconosciuta per la sua capacità di ridurre il sanguinamento e migliorare l'esperienza del paziente. L'ipnosi è uno stato di attenzione focalizzata e di elevata suggestionabilità, in cui le persone sono più aperte alle suggestioni positive e possono annullare la loro mente cosciente. Nel contesto dell'odontoiatria, l'ipnosi viene utilizzata per aiutare i pazienti a superare l'ansia, la paura e la fobia associate alle procedure odontoiatriche. Inducendo uno stato di rilassamento e di calma, l'ipnosi può efficacemente neutralizzare il nervosismo e creare un ambiente più confortevole sia per il paziente che per il dentista. L'uso dell'ipnosi in odontoiatria ha una lunga storia e si è evoluto nel tempo fino a diventare uno strumento prezioso per migliorare i risultati dei pazienti.

I vantaggi dell'uso dell'ipnosi in odontoiatria sono molteplici. Un vantaggio significativo è la riduzione del sanguinamento durante le procedure odontoiatriche. Mentre l'anestesia chimica può causare un certo sanguinamento, l'ipnoanestesia è risultata associata a un sanguinamento minimo. Ciò può essere attribuito al rilassamento e al controllo delle risposte fisiologiche ottenuti con l'ipnosi. Riducendo lo stress e l'ansia, l'ipnosi aiuta a regolare il flusso sanguigno e diminuisce la probabilità di sanguinamento eccessivo. Inoltre, l'ipnosi può facilitare il controllo del dolore, consentendo un'esperienza odontoiatrica più confortevole e indolore. L'uso dell'ipnosi in odontoiatria è stato riconosciuto come una misura alternativa per controllare l'ansia e il dolore nei pazienti adulti.

L'uso dell'ipnosi nel trattamento orale offre diversi vantaggi sia per il paziente che per l'odontoiatra. Per il paziente, l'ipnosi riduce l'apprensione, la paura e il dolore associati alle procedure odontoiatriche. Migliora la comunicazione tra paziente e dentista, creando un ambiente più rilassato e collaborativo. L'ipnosi aiuta inoltre i pazienti a sottoporsi al trattamento odontoiatrico in modo più rilassato, senza paura e senza dolore. Per l'odontoiatra, l'ipnosi può migliorare la capacità di eseguire le procedure odontoiatriche in modo efficace ed efficiente. Può inoltre contribuire a creare un'esperienza positiva per il paziente, aumentandone la soddisfazione e la fedeltà. Nel complesso, l'uso delle tecniche di ipnosi in odontoiatria si è rivelato uno strumento prezioso per diminuire il sanguinamento, ridurre l'ansia e migliorare l'esperienza odontoiatrica complessiva sia per i pazienti che per gli odontoiatri.

Visualizzazione e suggestione diretta

La visualizzazione e la suggestione diretta sono tecniche di ipnosi efficaci che possono essere utilizzate per diversi scopi, tra cui la riduzione del sanguinamento.

La visualizzazione prevede che il paziente immagini una scena o una situazione in cui il corpo svolge una funzione desiderata. Nel caso di una diminuzione del sanguinamento, il dentista può guidare il paziente a visualizzare la contrazione dei vasi sanguigni nell'area dell'intervento. Si può chiedere al paziente di immaginare il processo di contrazione dei vasi sanguigni, dettagliando ogni fase del processo. Quando il paziente visualizza questo scenario, può iniziare a influenzare la risposta del corpo a livello fisiologico.

La suggestione diretta è un altro metodo efficace di ipnosi. In questo caso, il medico fornisce istruzioni esplicite alla mente subconscia del paziente. Ad esempio, si può dire al paziente: "Il suo corpo ha la capacità di controllare e ridurre al minimo le emorragie. Immaginate di inviare messaggi ai vasi sanguigni dell'area colpita affinché si restringano e riducano il flusso di sangue". Inoltre, si possono dare suggerimenti sulla base di analogie, ad esempio chiedendo al paziente di immaginare che i suoi vasi sanguigni siano canali d'acqua con porte che possono essere aperte o chiuse e che possono regolare il loro flusso.

È bene ricordare che, sebbene queste tecniche possano essere efficaci per alcuni pazienti, non tutti rispondono allo stesso modo all'ipnosi. Il successo di queste tecniche dipende in gran parte dalla ricettività dell'individuo all'ipnosi e dalla capacità dell'ipnoterapeuta di adattare l'approccio alle esigenze specifiche del paziente.

Rilassamento e gestione dello stress

È noto che lo stress e l'ansia possono avere un impatto significativo sulla fisiologia dell'organismo. Tra le varie risposte dell'organismo allo stress c'è la vasocostrizione, il restringimento dei vasi sanguigni, che può contribuire ad aumentare il sanguinamento. Pertanto, imparare a gestire e ridurre lo stress può essere una strategia efficace per ridurre il sanguinamento.

L'ipnosi può essere un mezzo efficace per aiutare i pazienti a gestire lo stress e l'ansia. Durante una seduta di ipnosi, il dentista può guidare il paziente attraverso tecniche di respirazione profonda e visualizzazioni tranquille per promuovere uno stato di calma e rilassamento.

Le tecniche di respirazione profonda consistono nell'inspirare lentamente e profondamente attraverso il naso, trattenere il respiro per alcuni secondi e poi espirare lentamente attraverso la bocca. Questo processo può aiutare a rallentare la frequenza cardiaca e a rilassare il corpo, riducendo così la risposta allo stress.

Le visualizzazioni di calma, invece, prevedono che il paziente immagini se stesso in un luogo calmo e tranquillo. Questo può aiutare a ridurre l'ansia e lo stress promuovendo sentimenti di pace e tranquillità.

Inoltre, il dentista può utilizzare suggerimenti per la calma e il rilassamento. Queste suggestioni possono essere del tipo "Ti senti completamente calmo e rilassato" o "Ogni respiro che fai ti fa sentire più calmo e rilassato". Queste suggestioni, pronunciate mentre il paziente è in stato ipnotico, possono contribuire a promuovere un maggiore rilassamento e a ridurre lo stress e l'ansia.

Pertanto, attraverso il rilassamento e la gestione dello stress, l'ipnosi può essere uno strumento utile per aiutare a controllare e ridurre il sanguinamento durante e dopo gli interventi odontoiatrici. Tuttavia, è importante ricordare che le tecniche di ipnosi devono essere somministrate da un professionista esperto per garantirne l'efficacia e la sicurezza.

Anestesia ipnotica

L'anestesia ipnotica, o analgesia ipnotica, si riferisce alla capacità dell'ipnosi di ridurre o eliminare la percezione del dolore. Attraverso le suggestioni ipnotiche, un individuo può essere guidato a sentire meno dolore o addirittura a non percepirlo affatto.

La capacità dell'ipnosi di attenuare la percezione del dolore è stata dimostrata in diverse ricerche. Ad esempio, lo studio di Lang et al., pubblicato sulla rivista Pain nel 2000, ha dimostrato che i pazienti sottoposti a procedure di radiologia interventistica che hanno ricevuto l'ipnosi hanno riferito un dolore e un'ansia significativamente inferiori rispetto a quelli che non l'hanno ricevuta.

Inoltre, una meta-analisi di Patterson e Jensen, pubblicata nel 2003 sul Journal of Pain, ha esaminato gli effetti dell'ipnosi sulla riduzione del dolore in 18 studi distinti. L'analisi ha concluso che l'ipnosi può essere un intervento efficace per ridurre il dolore in diverse condizioni.

Nel contesto dell'odontoiatria, l'anestesia ipnotica può essere utilizzata per aiutare i pazienti a gestire il dolore durante le procedure odontoiatriche. Attraverso l'uso di tecniche ipnotiche, i pazienti possono imparare a ridurre la loro percezione del dolore, il che può minimizzare la risposta dell'organismo allo stress, riducendo così il rischio di sanguinamento eccessivo.

È importante notare che, sebbene l'anestesia ipnotica possa essere efficace, non è adatta a tutti i pazienti o a tutte le procedure. Deve essere somministrata da un professionista esperto e utilizzata con cautela, soprattutto per gli interventi più invasivi o complessi.

Suggerimenti post-ipnotici

Le suggestioni post-ipnotiche sono una tecnica importante dell'ipnosi e possono essere particolarmente utili nel controllo del sanguinamento dopo un intervento odontoiatrico. Queste suggestioni vengono fornite durante l'ipnosi e sono destinate ad avere un effetto dopo che la persona è uscita dallo stato ipnotico.

La natura di queste suggestioni può variare molto, a seconda delle esigenze e degli obiettivi specifici del paziente. Nel contesto del controllo del sanguinamento dopo un intervento odontoiatrico, una suggestione post-ipnotica potrebbe consistere nel dire al paziente che, dopo l'intervento, l'area interessata guarirà rapidamente e il sanguinamento sarà minimo. Questa suggestione viene rafforzata durante lo stato ipnotico, stabilendo un legame nella mente tra l'intervento e la risposta di rapida guarigione e minima perdita di sangue.

Lo scopo di questa suggestione post-ipnotica è quello di coinvolgere la mente subconscia nel processo di guarigione. Attraverso l'ipnosi, il paziente può essere indotto a credere nella propria capacità di controllare e minimizzare il sanguinamento, e questa convinzione può influenzare la sua effettiva risposta fisica all'intervento.

È importante notare che le suggestioni post-ipnotiche devono essere personalizzate per ogni individuo ed è essenziale che siano formulate in modo positivo, benefico e sicuro.

Inoltre, sebbene l'ipnosi possa essere uno strumento efficace per la gestione del dolore e il controllo dell'emorragia, non deve essere utilizzata come sostituto di un'adeguata assistenza medica. I pazienti devono sempre seguire le raccomandazioni del proprio personale sanitario per quanto riguarda l'assistenza post-operatoria e la gestione di eventuali complicazioni.

Ipnosi Ericksoniana

L'ipnosi ericksoniana, nota anche come ipnosi indiretta, è stata sviluppata da Milton Erickson e si distingue per il suo approccio centrato sull'individuo e per l'uso di metafore, storie e allusioni indirette per facilitare il cambiamento.

Nel contesto del controllo del sanguinamento, un dentista che utilizza le tecniche Ericksoniane potrebbe iniziare stabilendo uno stato di profondo rilassamento e di apertura alle suggestioni. Poi, invece di dare suggerimenti diretti, il terapeuta potrebbe raccontare una storia o usare una metafora che si riferisce al rallentamento del flusso dell'acqua, come un ruscello che si trasforma gradualmente in un ruscello dolce e calmo.

Questa metafora serve come forma di comunicazione indiretta con la mente subconscia, suggerendo l'idea che l'emorragia possa diminuire e diventare un flusso più regolare e controllato. L'idea è che la mente subconscia del paziente interpreti questa metafora e la applichi alla situazione reale, portando a un'effettiva diminuzione del sanguinamento.

Un elemento importante dell'ipnosi Ericksoniana è il rispetto dell'individualità del paziente e delle sue capacità di risoluzione dei problemi. Pertanto, l'operatore non "istruisce" il paziente su cosa fare, ma piuttosto fornisce gli strumenti e i suggerimenti che consentono al paziente di trovare la propria soluzione alla situazione. Questo può essere particolarmente efficace nella gestione di risposte fisiologiche come il sanguinamento, poiché ogni persona può avere modi diversi di visualizzare e comprendere questo processo.

DISAGIO DA PULIZIA DENTALE

La profilassi dentale, nota anche come pulizia dei denti, è una componente integrante della conservazione della salute orale. Tuttavia, nonostante la sua indiscussa importanza, questa procedura può causare disagio in alcuni pazienti. Questa sensazione di disagio può essere particolarmente acuta nei soggetti che sperimentano sensibilità dentale o in quelli che sono inclini a sviluppare un'avversione per gli strumenti dentali. In questi contesti, i professionisti della salute orale sono chiamati a fornire cure odontoiatriche efficaci riducendo al minimo il disagio del paziente, per garantire un'esperienza più tollerabile e quindi aumentare l'adesione alle future procedure preventive e terapeutiche.

In questo senso, l'ipnosi si è dimostrata un metodo efficace per alleviare questi disagi, trasformando l'incontro con il dentista in un'esperienza più piacevole. Questa tecnica, un intervento psicologico non invasivo, agisce modulando la percezione e le risposte emotive del paziente all'esperienza odontoiatrica, il che può portare a una diminuzione dell'anticipazione del dolore e dell'ansia legata al trattamento.

È importante sottolineare che l'implementazione di alcune tecnologie, come gli strumenti a ultrasuoni per la pulizia dei denti, può potenzialmente esacerbare l'ansia o l'anticipazione del disagio in alcuni pazienti. Questa possibilità è particolarmente rilevante per i soggetti con sensibilità uditiva acuta. Il suono caratteristico emesso dagli apparecchi a ultrasuoni può provocare stress o disagio, con un impatto negativo sull'esperienza complessiva del paziente durante la procedura odontoiatrica.

In queste situazioni, l'ipnosi emerge come uno strumento eccezionalmente utile in grado di ridurre la percezione del disagio durante la procedura. Applicando le tecniche di ipnosi, i professionisti della salute orale possono aiutare i pazienti a entrare in uno stato di profondo rilassamento, che può modificare significativamente la percezione dei suoni degli strumenti a ultrasuoni e il livello generale di disagio associato alla procedura odontoiatrica. In questo modo, l'ipnosi può essere un prezioso alleato nella moderna pratica odontoiatrica, soprattutto quando si tratta di ottimizzare l'esperienza del paziente e migliorare la qualità complessiva delle cure dentistiche.

Induzione ipnotica e rilassamento

Rilassamento progressivo: prima di iniziare la procedura di pulizia dei denti, il dentista può guidare il paziente attraverso una serie di esercizi di rilassamento. Si tratta di tendere e rilassare sistematicamente diversi gruppi muscolari del corpo, partendo dai piedi e risalendo fino alla testa. Questo può aiutare ad alleviare la tensione fisica e a contribuire a un senso generale di calma e rilassamento.

Visualizzazione: Il dentista può chiedere al paziente di immaginare un luogo o una situazione che trova particolarmente rilassante. Potrebbe trattarsi di una spiaggia tranquilla, di un giardino sereno o di qualsiasi altro luogo che evochi un senso di pace. Tenendo a mente questa immagine durante la procedura odontoiatrica, il paziente può sentire che l'esperienza è meno stressante e più gestibile.

Suggestione: nell'ipnosi la suggestione è uno strumento potente. L'odontoiatra può suggerire al paziente di provare una sensazione di intorpidimento della bocca, per esempio, o di percepire le sensazioni della pulizia dei denti in modo diverso, come un lieve formicolio piuttosto che un forte fastidio. Questo può cambiare la percezione che il paziente ha dell'esperienza, rendendola meno spiacevole.

Gestione del rumore: per i pazienti che sono ansiosi per il rumore degli strumenti a ultrasuoni, il dentista può utilizzare diverse tecniche. Ad esempio, potrebbe suggerire che il suono degli strumenti è simile a quello delle onde dell'oceano, della pioggia o di un'ape amichevole che vola da un fiore all'altro, oppure suggerire direttamente al paziente di sentire solo la voce dell'operatore e che gli altri suoni si affievoliscono o si rilassano sempre più. In alternativa, si possono insegnare al paziente tecniche di respirazione profonda o di focalizzazione mentale per aiutarlo a distogliere l'attenzione dal rumore.

Anestesia ipnotica

Nel contesto di una pulizia dentale, l'odontoiatra potrebbe guidare il paziente attraverso un processo di rilassamento e suggestione. In primo luogo, potrebbe utilizzare tecniche di rilassamento per aiutare il paziente a raggiungere uno stato di ipnosi. Ciò potrebbe comportare la concentrazione sulla respirazione, il rilassamento muscolare progressivo o la visualizzazione di un luogo calmo e rilassato.

Una volta che il paziente ha raggiunto uno stato di ipnosi, il dentista può iniziare a introdurre suggestioni che contribuiranno ad alleviare il dolore e il disagio. Per esempio, potrebbe suggerire al paziente che la sua bocca comincia a sentirsi intorpidita e confortevole, simile alla sensazione provata con l'anestesia locale. Si può rafforzare questo suggerimento descrivendo la sensazione di intorpidimento nei dettagli, o anche suggerendo che il paziente non sente gli strumenti dentali in bocca.

Visualizzazione e suggestione diretta

La visualizzazione e la suggestione diretta sono due tecniche ipnotiche che possono essere utilizzate per modificare la percezione che il paziente ha dell'esperienza della pulizia dentale.

Nel caso della visualizzazione, il dentista potrebbe guidare il paziente attraverso un processo in cui immagina la pulizia dei denti in modo positivo. Per esempio, si può chiedere al paziente di visualizzare i suoi denti che vengono puliti delicatamente, con ogni movimento dello strumento dentale che rimuove i batteri e lascia i denti più sani e luminosi. Questa visualizzazione può aiutare a cambiare la percezione che il paziente ha della pulizia dei denti da un'esperienza potenzialmente scomoda a un'esperienza benefica.

In termini di suggestione diretta, il dentista potrebbe fornire al paziente affermazioni positive e dirette. Queste affermazioni potrebbero essere del tipo: "Sentirai una sensazione morbida e rilassante mentre puliamo i tuoi denti" o "Ogni movimento dello strumento dentale ti avvicina ad avere denti più sani e luminosi". Queste affermazioni dirette possono contribuire a rafforzare la percezione positiva della pulizia dei denti nella mente del paziente.

Suggerimenti post-ipnotici

Le suggestioni post-ipnotiche sono una parte fondamentale di molte procedure di ipnosi. Queste suggestioni vengono somministrate mentre il paziente è in stato ipnotico e sono progettate per continuare ad avere effetto anche dopo che il paziente è uscito dall'ipnosi.

Nel contesto di una pulizia dentale, il dentista può utilizzare suggestioni post-ipnotiche per migliorare il comfort e la soddisfazione del paziente dopo la procedura. Ad esempio, potrebbe suggerire che, una volta completata la pulizia dentale, i denti del paziente si sentiranno estremamente puliti, freschi e confortevoli. L'operatore potrebbe anche suggerire che qualsiasi sensazione di disagio o sensibilità che il paziente può aver provato durante la pulizia diminuirà rapidamente una volta terminata la pulizia.

Inoltre, le suggestioni post-ipnotiche possono essere utilizzate per aiutare il paziente a mantenere buone abitudini di igiene orale in futuro. Per esempio, il dentista potrebbe suggerire al paziente di sentire un forte desiderio di usare regolarmente lo spazzolino e il filo interdentale o di ricordarsi facilmente di fissare appuntamenti regolari per la pulizia dentale.

Tecniche di distrazione

Le tecniche di distrazione sono una parte preziosa dell'ipnosi e possono essere particolarmente utili durante le procedure che potrebbero causare disagio, come la pulizia dentale. L'idea principale è quella di distogliere l'attenzione del paziente dalla sensazione degli strumenti dentali e concentrarla su qualcosa di più piacevole e rilassante.

Una tecnica di distrazione comune è la visualizzazione. In questo caso, il dentista può guidare il paziente a immaginare di trovarsi in un ambiente tranquillo e rilassante, come un giardino tranquillo, una spiaggia assolata o una foresta serena. Potrebbe descrivere questo luogo nei dettagli, aiutando il paziente a immaginare i suoni, gli odori e le sensazioni tattili di questo luogo. Questa distrazione mentale può contribuire a ridurre la percezione del disagio durante la pulizia dentale.

Un'altra tecnica di distrazione può essere l'uso di musica o di suoni rilassanti. L'odontoiatra potrebbe suggerire al paziente di concentrarsi sulla musica o sui suoni, aiutandolo a distogliere l'attenzione dalle sensazioni degli strumenti dentali.

In breve, ogni paziente è diverso e alcune tecniche possono essere più efficaci di altre. Un professionista dell'ipnosi può lavorare con ogni paziente per determinare le tecniche più adatte a lui e fornire una guida e un supporto durante tutto il processo. Con l'ipnosi, molti pazienti possono sperimentare una pulizia dentale più confortevole e senza stress.

RIDUZIONE DELLA SALIVAZIONE ECCESSIVA

La salivazione eccessiva, o ipersalivazione, è un problema comune in odontoiatria, che può complicare alcuni trattamenti dentali. I pazienti che presentano una salivazione eccessiva spesso richiedono frequenti aspirazioni, che possono interrompere il flusso di lavoro e rendere i trattamenti odontoiatrici più impegnativi e prolungati. Pertanto, la capacità di controllare la salivazione attraverso l'ipnosi può essere un'abilità preziosa per i dentisti. Di seguito sono riportate alcune tecniche di ipnosi che possono essere utili a questo scopo.

Induzione e rilassamento

Induzione e rilassamento: Nella gestione dell'eccessiva salivazione con l'ipnosi nella pratica odontoiatrica, la fase iniziale è l'induzione ipnotica, progettata per portare il paziente in un profondo stato di rilassamento e di maggiore ricettività. Questo stato è essenzialmente uno stato alterato di coscienza in cui il paziente è più aperto alle suggestioni e può modificare la propria percezione e risposta alla salivazione.

Questo processo di induzione può coinvolgere diverse tecniche. Una delle più comuni è la respirazione profonda, che aiuta a rilassare il corpo e la mente. I pazienti possono essere istruiti a concentrarsi sul proprio respiro, inspirando ed espirando profondamente, e ad ogni respiro possono essere incoraggiati a sentirsi sempre più rilassati.

I suggerimenti per il rilassamento e la calma sono un altro elemento chiave di questa fase. Il dentista può suggerire che ogni parte del corpo si stia rilassando, dalla testa ai piedi, e che si stia diventando sempre più calmi e rilassati.

In questo stato di rilassamento profondo, i pazienti sono più ricettivi alle suggestioni e possono cambiare la loro percezione e risposta alla salivazione. Per esempio, possono essere più capaci di accettare la suggestione che le loro ghiandole salivari stiano producendo meno saliva, o che la saliva stia evaporando rapidamente, il che può tradursi in un'effettiva diminuzione della salivazione.

Suggerimenti diretti

Suggerimenti diretti: una componente critica nell'uso dell'ipnosi per controllare l'eccessiva salivazione è l'uso di suggerimenti diretti. Questo approccio si basa sulla capacità dell'ipnosi di influenzare le risposte fisiologiche del corpo modulando le percezioni dell'individuo.

Nel contesto della gestione della salivazione, i dentisti possono utilizzare suggestioni dirette per influenzare la produzione di saliva dei pazienti. La natura esatta di queste suggestioni può variare, ma spesso comportano descrizioni fantasiose di processi fisiologici.

Ad esempio, un dentista può suggerire che i condotti che producono e rilasciano la saliva nella bocca del paziente si stanno restringendo o chiudendo. Questo suggerimento può essere comunicato in modo da incoraggiare la visualizzazione, chiedendo al paziente di immaginare questi condotti come piccoli tubi il cui diametro diventa sempre più piccolo, riducendo così il flusso di saliva.

In alternativa, possono suggerire che le ghiandole salivari sono a riposo o rallentano la loro produzione di saliva. Ad esempio, potrebbero chiedervi di visualizzare le ghiandole salivari come piccole fabbriche che hanno deciso di rallentare la loro produzione.

Queste suggestioni possono essere rafforzate durante l'ipnosi con ripetute affermazioni affermative, il che aumenta la probabilità che il paziente accetti e interiorizzi la suggestione. Nel tempo, queste suggestioni dirette possono determinare una diminuzione della salivazione, facilitando il processo di trattamento odontoiatrico.

È importante notare che il successo di queste tecniche dipende in gran parte dalla capacità dell'odontoiatra di indurre uno stato ipnotico efficace e dalla sua capacità di formulare e presentare le suggestioni in modo accettabile per il paziente. Un'adeguata formazione ed esperienza in ipnosi sono quindi fondamentali per il successo di queste tecniche.

Visualizzazione

Visualizzazione: La visualizzazione svolge un ruolo fondamentale in varie tecniche di ipnosi, compresa la gestione dell'eccessiva salivazione. È stato dimostrato che la visualizzazione ha un potente effetto sulla percezione delle risposte fisiologiche del corpo e può quindi essere utile per regolare la produzione di saliva.

Lo scopo di questi esercizi di visualizzazione è che il paziente associ l'immagine visualizzata a un'effettiva diminuzione della produzione di saliva. È stato suggerito che questa associazione possa influenzare il sistema nervoso autonomo, che a sua volta può regolare la produzione di saliva.

Se il paziente pratica queste visualizzazioni e le associa alla diminuzione della salivazione, il controllo della produzione di saliva può migliorare nel tempo. Ciò può essere particolarmente utile durante le procedure odontoiatriche, poiché una minore salivazione può facilitare il lavoro del dentista. Ad esempio, si può chiedere al paziente di immaginare di trovarsi in un ambiente molto caldo, di sentire sete e di avere la bocca sempre più secca. In questo modo è possibile ridurre la salivazione visualizzando uno scenario fittizio.

Ancoraggi e suggestioni post-ipnotiche

Analogamente ad altre applicazioni dell'ipnosi dentale, è possibile fissare delle ancore e dare delle suggestioni post-ipnotiche per aiutare i pazienti a controllare la salivazione al di fuori dello studio dentistico.

Le ancore sono risposte "ancorate" o legate a uno stimolo specifico. Ad esempio, si può stabilire un'ancora in cui un certo gesto, come stringere insieme il pollice e l'indice, è associato alla diminuzione della produzione di saliva. Con la pratica, questo gesto può contribuire a innescare la risposta desiderata anche al di fuori dello studio dentistico.

Inoltre, le suggestioni post-ipnotiche sono istruzioni impartite durante l'ipnosi che il paziente dovrebbe seguire dopo la seduta. Ad esempio, un dentista potrebbe suggerire che, dopo la seduta di ipnosi, il paziente noterà una diminuzione della produzione di saliva, soprattutto durante le procedure dentistiche.

Ipnosi Ericksoniana

L'ipnosi Ericksoniana si differenzia da altri approcci all'ipnosi in quanto è più indiretta e permette al paziente di trovare la propria soluzione ai problemi presentati. Invece di dare istruzioni o suggerimenti espliciti, i terapeuti dell'ipnosi Ericksoniana utilizzano metafore, storie e tecniche di linguaggio indiretto per suggerire cambiamenti nel comportamento o nelle emozioni del paziente.

Nel contesto della gestione dell'eccessiva salivazione in odontoiatria, il dentista potrebbe utilizzare l'ipnosi Ericksoniana per influenzare le risposte fisiologiche del paziente. Ad esempio, si potrebbe raccontare la storia di una sorgente che si prosciuga gradualmente, le sue acque diventano sempre più calme e il suo flusso diminuisce fino a raggiungere uno stato di calma e di quiete. Questa metafora potrebbe essere interpretata dal subconscio del paziente come un suggerimento che le ghiandole salivari diminuiscono la loro produzione, portando a una riduzione della salivazione.

Questo approccio, inoltre, può essere particolarmente utile nei pazienti che possono essere resistenti all'idea dell'ipnosi o che possono essere critici nei confronti di suggestioni più dirette. Poiché le metafore e le suggestioni sono più sottili e meno dirette, possono essere accettate più facilmente dal subconscio del paziente.

Ognuna di queste tecniche offre un modo diverso per affrontare l'eccessiva salivazione. Implementando queste strategie nel loro studio, i dentisti possono aiutare i loro pazienti a gestire meglio questo aspetto della loro salute orale e a rendere le loro esperienze di studio dentistico più confortevoli e meno stressanti. La formazione sull'ipnosi dentale può certamente essere un'aggiunta preziosa alla cassetta degli attrezzi di qualsiasi dentista.

Nel prossimo capitolo spiegheremo in dettaglio la formazione e le competenze necessarie per implementare l'ipnosi nella pratica odontoiatrica.

ADATTAMENTO A DISPOSITIVI DENTALI COME PROTESI, ORTODONZIA, RETAINER E ALTRI.

L'ipnosi può essere uno strumento utile per aiutare i pazienti ad adattarsi più facilmente ad apparecchi dentali come protesi, apparecchi ortodontici, retainer e altri. Molti individui possono provare disagio, stress o ansia quando ricevono un nuovo apparecchio dentale. L'ipnosi può aiutare a gestire questi sentimenti e a facilitare il processo di adattamento nei seguenti modi:

Gestione del dolore e del disagio:

Quando si utilizza l'ipnosi per gestire il dolore e il disagio associati agli apparecchi ortodontici, esistono diverse tecniche che possono essere efficaci. Queste tecniche si concentrano sul cambiamento della percezione del dolore da parte del paziente, utilizzando la mente per controllare le sensazioni fisiche. Alcune di queste tecniche sono descritte di seguito.

Anestesia ipnotica: questa tecnica consiste nel suggerire al paziente di provare una diminuzione della sensazione nell'area in cui si trova il dolore. Ciò può essere ottenuto suggerendo che l'area sta diventando "insensibile", "intorpidita" o "fredda". Ripetendo queste suggestioni, il paziente può iniziare a percepire un'effettiva diminuzione del dolore.

Distorsione temporale: a volte la percezione del dolore può essere più intensa semplicemente perché sembra persistere per un periodo di tempo più lungo. In questi casi, la distorsione temporale può essere una tecnica efficace. Si tratta di suggerire al paziente che il tempo passa più velocemente o più lentamente. Se il tempo sembra scorrere più velocemente, il dolore può sembrare meno duraturo.

Dissociazione: Questa tecnica consiste nell'aiutare il paziente a "sganciarsi" dalla sensazione di dolore. Ciò può comportare la visualizzazione che il dolore è un oggetto separato che può essere allontanato o anche suggerire che la parte del corpo che sta provando il dolore è separata dal resto del corpo.

Sostituzione della sensazione: Questa tecnica consiste nel sostituire la sensazione di dolore con una sensazione più piacevole. Può trattarsi di visualizzare una sensazione piacevole, come il calore o il fresco, e poi suggerire che questa sensazione sostituisce quella del dolore.

Riduzione dello stress e dell'ansia

L'ipnosi è un potente strumento per alleviare lo stress e l'ansia, due fattori che possono complicare l'esperienza di un paziente che deve portare un apparecchio ortodontico. Ecco alcuni degli approcci che possono essere applicati in questi casi:

Tecniche di rilassamento progressivo: questa tecnica consiste nel guidare il paziente a rilassare gradualmente diverse parti del corpo, di solito iniziando dai piedi e salendo fino alla testa. Durante questo processo, si può chiedere al paziente di immaginarsi in un luogo calmo e tranquillo. Questa tecnica non solo può aiutare a ridurre lo stress e l'ansia, ma può anche migliorare la percezione del proprio corpo, il che può essere utile per gestire qualsiasi disagio causato dall'apparecchio dentale.

Visualizzazione: La visualizzazione è un'altra tecnica utile per ridurre lo stress e l'ansia. In questo contesto, si può chiedere al paziente di immaginarsi in uno scenario in cui si senta a proprio agio e sicuro con l'apparecchio dentale. Potrebbe trattarsi di visualizzare se stesso mentre parla, mangia o sorride con sicurezza con l'apparecchio. Visualizzando ripetutamente questi scenari, il paziente può iniziare a sentirsi più a suo agio con l'idea di indossare un apparecchio dentale.

Suggerimenti di calma e rilassamento: durante l'ipnosi, il terapeuta può dare suggerimenti di calma e rilassamento. Queste suggestioni possono aiutare a modificare la risposta del corpo allo stress e all'ansia, promuovendo un senso di calma e benessere. Ad esempio, il dentista potrebbe suggerire che ogni respiro profondo del paziente lo fa sentire più rilassato e calmo.

Tecniche di autoipnosi: i pazienti possono anche imparare tecniche di autoipnosi da utilizzare da soli quando si sentono stressati o ansiosi. Queste tecniche possono includere la respirazione profonda, la visualizzazione e l'uso di parole o frasi calmanti (mantra).

Promuovere l'accettazione dell'apparecchio dentale

L'accettazione dell'uso di un apparecchio dentale è un aspetto cruciale del percorso verso una migliore salute orale. Per alcuni pazienti questo passaggio può essere impegnativo, in quanto può comportare una serie di emozioni, tra cui disagio, imbarazzo o addirittura rifiuto. In questi casi, l'ipnosi può essere uno strumento prezioso per facilitare l'accettazione dell'apparecchio dentale.

La terapia della suggestione è una tecnica comunemente usata nell'ipnosi, in cui l'odontoiatra fornisce suggestioni positive per influenzare il pensiero, la percezione e il comportamento del paziente. Nel contesto dell'accettazione di un apparecchio dentale, queste suggestioni possono essere finalizzate a migliorare la percezione dell'apparecchio da parte del paziente.

Un modo per farlo è associare l'apparecchio dentale a benefici positivi. Ad esempio, il dentista potrebbe suggerire che l'apparecchio dentale è uno strumento utile che lavora per migliorare la salute dentale e l'estetica del paziente. Il dentista può concentrare questi suggerimenti sui risultati finali desiderati, come un sorriso più sano e attraente o un morso migliore che facilita il consumo di cibo.

Inoltre, si può lavorare con il paziente per cambiare la sua prospettiva sull'apparecchio dentale, aiutandolo a vederlo come un passo temporaneo e necessario nel suo percorso verso il miglioramento della salute orale. Si potrebbe visualizzare il giorno in cui non avrà più bisogno dell'apparecchio e la sensazione e l'aspetto dei suoi denti.

Infine, la terapia delle suggestioni può essere utilizzata per aiutare il paziente a gestire eventuali sentimenti negativi associati all'apparecchio dentale. Ad esempio, se il paziente si sente in imbarazzo, il dentista può dare suggerimenti che lo aiutino a capire che indossare un apparecchio dentale è qualcosa di cui andare fieri, in quanto dimostra il suo impegno per la salute orale.

Migliorare le abitudini di cura dei denti

La corretta cura di un apparecchio dentale è fondamentale per la sua efficacia e per mantenere un'igiene orale ottimale. Tuttavia, può essere difficile per i pazienti adottare e mantenere queste nuove abitudini di cura. L'ipnosi può essere un metodo efficace per incoraggiare questi comportamenti sani.

Attraverso la suggestione ipnotica, si può incoraggiare il paziente a visualizzare le conseguenze positive di una corretta cura dell'apparecchio, come un trattamento più efficace e un risultato finale migliore. Allo stesso modo, si possono evidenziare le conseguenze negative della mancata cura dell'apparecchio, come un trattamento più lungo o problemi di salute orale.

Un esempio potrebbe essere quello di guidare il paziente in una visualizzazione in cui si immagina di pulire con cura il proprio apparecchio dentale, sentendosi soddisfatto e orgoglioso della propria diligenza e responsabilità. Al termine della pulizia, il paziente può immaginarsi mentre si guarda allo specchio e ammira il suo apparecchio pulito e scintillante, provando il sollievo e la gratificazione di sapere che si sta prendendo cura della propria salute orale.

Anche le suggestioni post-ipnotiche possono essere utili in questo contesto. Per esempio, il dentista potrebbe suggerire che ogni volta che il paziente vede il suo spazzolino, si sentirà obbligato a pulire il suo apparecchio dentale. Oppure che alla fine di ogni pasto sentirà il bisogno di controllare l'apparecchio e assicurarsi che sia pulito.

Oltre alla pulizia degli apparecchi, l'ipnosi può essere utile per motivare il paziente a rispettare gli appuntamenti con l'ortodontista. Si potrebbe suggerire che ogni volta che il paziente segna un appuntamento sul calendario o riceve un promemoria, prova un senso di impegno e di attesa, rafforzando l'importanza di queste visite.

Infine, l'ipnosi può essere utile per aiutare il paziente a evitare gli alimenti che potrebbero danneggiare l'apparato. Attraverso le suggestioni ipnotiche, questi alimenti possono iniziare a sembrare meno appetibili, mentre quelli sicuri e sani appaiono più attraenti.

Sensibilità e gestione della pressione

La gestione della sensibilità e della pressione associate al posizionamento di un nuovo apparecchio dentale è uno degli usi clinici più efficaci dell'ipnosi in odontoiatria. Questo disagio, sebbene previsto nel processo di trattamento, può causare angoscia nei pazienti, soprattutto se le sensazioni si intensificano o persistono per un certo periodo di tempo. In questo contesto, l'ipnosi può fornire un valido strumento per modificare l'interpretazione soggettiva di queste sensazioni, alleviando il disagio e migliorando l'esperienza complessiva del paziente con l'apparecchio dentale.

Un approccio comunemente utilizzato a questo proposito è la tecnica dell'"anestesia ipnotica". Questa tecnica prevede l'induzione di uno stato ipnotico e la suggestione che l'area interessata (in questo caso, la bocca o i denti) sia insensibile o insensibile. In questo modo si può ridurre o eliminare la percezione della sensibilità e della pressione associate all'apparecchio dentale.

Oltre all'anestesia ipnotica, si possono utilizzare tecniche di reframing e di riassociazione. Nel reframing, le sensazioni di disagio vengono reinterpretate come segni positivi del fatto che l'apparecchio dentale funziona e contribuisce alla salute e all'estetica dentale del paziente. Con la riassociazione, le sensazioni di disagio possono essere collegate a sensazioni piacevoli o neutralizzanti. Per esempio, il dentista può suggerire che ogni volta che il paziente sente una pressione, quella sensazione si trasformi in una sensazione di comfort o di sollievo.

Progressioni ipnotiche

Le progressioni ipnotiche, note anche come tecniche di futuralizzazione o visualizzazione del futuro, sono una strategia di ipnoterapia in cui il soggetto viene guidato a visualizzare un futuro desiderato. In uno stato ipnotico, il paziente può immaginare nei minimi dettagli come sarebbe un'esperienza futura e come si sentirebbe, il che può aiutare a modificare il suo comportamento o la sua reazione nel presente.

Durante una progressione ipnotica, il professionista della salute orale guida il paziente attraverso uno scenario futuro, facendogli vivere l'evento come se stesse già accadendo. Questa tecnica viene spesso utilizzata per aiutare i pazienti a visualizzare come superare le sfide, raggiungere gli obiettivi o sperimentare il successo in futuro.

Preparazione: prima dell'inserimento dell'apparecchio, lo specialista può guidare il paziente attraverso una progressione ipnotica per aiutarlo ad anticipare e prepararsi all'esperienza. Ciò potrebbe comportare la visualizzazione del processo di applicazione, dal primo momento in cui si inserisce l'apparecchio in bocca fino al comfort finale una volta che l'apparecchio si è assestato.

Gestione del disagio iniziale: l'ipnosi può essere utilizzata per aiutare i pazienti a gestire il disagio iniziale che spesso si prova dopo l'applicazione di un nuovo apparecchio dentale. Attraverso una progressione ipnotica, si può suggerire al paziente che il disagio iniziale diminuirà nel tempo e che alla fine si sentirà a proprio agio con il nuovo apparecchio.

Adattamento alla funzione: Gli apparecchi dentali possono influenzare il modo in cui il paziente parla e mangia. In questo caso, l'ipnosi può essere utile per aiutare il paziente ad anticipare questi cambiamenti e ad adattarsi ad essi. La progressione ipnotica può includere la visualizzazione di come il paziente si adatterà a queste nuove sensazioni e di come riuscirà a gestire con successo le sfide che potrebbero sorgere.

Promuovere l'aderenza al trattamento: l'ipnosi può essere utilizzata per promuovere l'aderenza alle istruzioni di cura e manutenzione dell'apparecchio dentale. Attraverso progressioni ipnotiche, si può inculcare al paziente l'importanza di seguire le istruzioni del dentista, dalla pulizia dell'apparecchio all'indossarlo correttamente, fino al rispetto degli appuntamenti di controllo.

IPNOSI DENTALE PEDIATRICA

L'ipnosi pediatrica in odontoiatria è un settore specializzato che utilizza tecniche di ipnosi per aiutare i bambini a gestire la paura, l'ansia e il dolore associati alle procedure odontoiatriche. Questo approccio è particolarmente utile per i bambini che hanno paura del dentista o che hanno difficoltà a rimanere fermi durante i trattamenti odontoiatrici.

Durante l'ipnosi, il dentista può introdurre immagini e suggestioni che aiutano il bambino a sentirsi più rilassato e meno ansioso. Queste suggestioni possono anche aiutare il bambino a gestire meglio il dolore o il disagio associato a determinate procedure odontoiatriche.

Ad esempio, il dentista può guidare il bambino a immaginare di trovarsi in un luogo tranquillo e rilassante, come una spiaggia o un prato. Può anche suggerire al bambino di sentirsi leggero e a suo agio, come se galleggiasse su una nuvola. Queste immagini e sensazioni possono aiutarlo a entrare in uno stato di profondo rilassamento, che può facilitare la procedura odontoiatrica.

Oltre all'uso durante le procedure odontoiatriche, l'ipnosi può essere utile anche dopo il trattamento per aiutare i bambini a gestire l'ansia e il dolore post-operatorio. Il dentista può utilizzare la suggestione post-ipnotica per aiutare il paziente ad anticipare una guarigione calma e senza dolore.

È importante notare che l'ipnosi pediatrica in odontoiatria è uno strumento che deve essere utilizzato come parte di un approccio globale alla gestione del dolore e dell'ansia. Questo include un'anestesia appropriata, il sollievo dal dolore post-operatorio e il supporto emotivo per il bambino.

COME VIENE UTILIZZATA L'IPNOSI IN ODONTOIATRIA PEDIATRICA?

In odontoiatria pediatrica, l'ipnosi può essere utilizzata per aiutare i bambini a superare la paura e l'ansia associate alle procedure odontoiatriche. Ciò può includere la creazione di un ambiente calmo e sicuro, l'induzione di uno stato di rilassamento e la suggestione di sensazioni piacevoli e positive.

Induzione al rilassamento

L'induzione al rilassamento in odontoiatria pediatrica mediante tecniche di ipnosi è una pratica preziosa che può aiutare ad alleviare la paura e l'ansia del bambino. Questo obiettivo può essere raggiunto attraverso una serie di metodi:

Uno dei metodi più comuni è la respirazione guidata. I dentisti possono guidare i bambini attraverso un modello di respirazione profonda e controllata, che li aiuta a concentrarsi sul proprio respiro e permette loro di rilasciare qualsiasi tensione. Ad esempio, si può chiedere loro di immaginare che il loro corpo sia un palloncino che si gonfia e si sgonfia a ogni respiro, favorendo così un maggiore senso di rilassamento.

Un'altra tecnica è la visualizzazione guidata. In questo caso, il dentista può chiedere al bambino di immaginarsi in un luogo o in una situazione che trova calmante o piacevole, come ad esempio sdraiato su una spiaggia calda o vicino a un ruscello tranquillo. Questa concentrazione su pensieri positivi può a sentirsi più rilassati.

Il rilassamento muscolare progressivo è un'altra strategia utile che i dentisti possono utilizzare. In questa tecnica, il dentista guida il bambino a tendere e poi rilassare ogni gruppo muscolare, partendo dai piedi e risalendo fino alla testa. In questo modo, il bambino diventa più consapevole delle sensazioni fisiche del rilassamento, che possono contribuire ad alleviare la tensione e l'ansia.

Infine, può essere utile anche l'uso di auto-affermazioni. Si tratta di affermazioni positive che il bambino può ripetere durante la procedura odontoiatrica per incoraggiare il pensiero positivo e il rilassamento. Esempi di autoaffermazioni possono essere: "Sono fiducioso e rilassato" o "Ogni respiro mi rilassa sempre di più".

Riorientare l'attenzione

La tecnica di reindirizzamento dell'attenzione, attraverso l'ipnosi, è una pratica potente in odontoiatria pediatrica per gestire il dolore e l'ansia. Questo si ottiene dirigendo l'attenzione del bambino lontano dal dolore e verso esperienze più piacevoli.

Uno dei modi per farlo è un approccio sensoriale. Il dentista può guidare il bambino a concentrarsi su altre sensazioni più piacevoli. Per esempio, possono suggerire di sentire la poltrona dentale che abbraccia la schiena, offrendo comfort e sicurezza, o di prestare attenzione al suono rilassante della musica di sottofondo.

Un'altra tecnica consiste nel dirottare l'attenzione del bambino verso pensieri piacevoli. I dentisti possono suggerire al bambino di immaginare di trovarsi in un luogo preferito o di gustare un cibo preferito. Questo potrebbe tradursi in qualcosa come: "Immagina di essere in un parco a giocare con i tuoi amici" o "Visualizza di mangiare il tuo dolce preferito e di sentirne il sapore in bocca".

Per riorientare l'attenzione del bambino si può ricorrere anche alla visualizzazione guidata. In questa tecnica, il dentista può chiedere al bambino di immaginarsi in un ambiente tranquillo e piacevole, come un prato silenzioso o una foresta piena di bellezze naturali.

L'obiettivo di queste tecniche è cambiare l'attenzione del bambino. Invece di concentrarsi sul dolore, il bambino si concentra su esperienze, sensazioni e immagini più piacevoli e rilassanti. Tuttavia, è importante tenere presente che l'efficacia di queste tecniche può variare da paziente a paziente e dipende in larga misura dalla volontà del bambino di partecipare. È quindi fondamentale che i dentisti abbiano a disposizione una varietà di tecniche e siano disposti ad adattare il loro approccio alle esigenze individuali.

Suggerimenti post-ipnotici

Le suggestioni post-ipnotiche sono una parte importante dell'uso dell'ipnosi in odontoiatria pediatrica. Si tratta di istruzioni che vengono impartite durante la seduta di ipnosi, ma che sono destinate ad avere un effetto continuo anche dopo la fine della seduta.

Ad esempio, una suggestione post-ipnotica per aiutare i bambini a gestire il dolore o il disagio dopo un intervento odontoiatrico potrebbe essere la seguente: "Dopo che avremo lasciato la stanza, ogni volta che proverai disagio, voglio che tu immagini di soffiare delle bolle. Ogni bolla che soffiate porta con voi una piccola parte di quel disagio, soffiandolo via dalla vostra bocca e facendolo scomparire nel nulla".

Può anche essere utile suggerire uno spunto fisico da utilizzare per innescare il rilassamento, ad esempio: "Quando si tocca l'orecchio, si sentirà rilassato e a suo agio".

Questi suggerimenti possono essere molto utili per aiutare i bambini a gestire il disagio post-operatorio a casa e possono essere un modo efficace per fornire loro uno strumento di auto-aiuto per gestire il dolore e l'ansia.

È importante che questi suggerimenti siano sicuri, appropriati e spiegati in modo chiaro e comprensibile per il bambino. Devono inoltre essere positivi e responsabilizzanti, e concepiti per costruire la resilienza e la capacità di gestire efficacemente il dolore e l'ansia.

L'efficacia delle suggestioni post-ipnotiche può variare da bambino a bambino e può dipendere da fattori quali l'età, la volontà di partecipare e la capacità di comprendere e seguire le istruzioni. Pertanto, è sempre importante adattare queste suggestioni alle esigenze individuali del bambino.

Creare un ambiente sicuro

La creazione di un ambiente sicuro è una strategia fondamentale in odontoiatria pediatrica, soprattutto quando si utilizzano tecniche di ipnosi. Si tratta di trasformare l'ambiente dentale, che può sembrare freddo e intimidatorio per un bambino, in uno spazio percepito come sicuro, accogliente e amichevole.

Una delle tecniche più utilizzate a questo scopo è la visualizzazione guidata. Attraverso l'ipnosi, il dentista può guidarvi a immaginare voi stessi in un ambiente sicuro e confortevole. Ad esempio, il dentista potrebbe suggerire: "Immaginate di essere in un giardino pieno dei vostri fiori preferiti. Si sente il canto degli uccelli e il sole riscalda la pelle. In questo giardino si sente completamente sicuro e rilassato".

Questo non solo distrae il bambino da qualsiasi potenziale disagio fisico, ma serve anche a cambiare la percezione dell'ambiente dentale. Associando l'esperienza dentistica a immagini e sensazioni piacevoli, la visita dal dentista diventa un'esperienza più positiva.

Inoltre, è importante che il dentista instauri un'atmosfera di fiducia e rispetto. Ciò significa parlare al bambino in modo amichevole e rispettoso, spiegargli ciò che farà in modo comprensibile e dargli la possibilità di fare domande o esprimere dubbi. Questo può contribuire ad alleviare qualsiasi ansia o paura del bambino e a farlo sentire più a suo agio e sicuro durante la visita odontoiatrica.

Creare un ambiente sicuro nello studio dentistico è una parte fondamentale dell'odontoiatria pediatrica e l'ipnosi può essere uno strumento efficace per raggiungere questo obiettivo. Tuttavia, è importante ricordare che l'ipnosi deve essere utilizzata in modo sicuro, etico e rispettoso, e sempre con il consenso del bambino e dei suoi genitori o tutori.

Oltre alla visualizzazione, l'ipnosi in odontoiatria pediatrica può includere anche tecniche di rilassamento muscolare progressivo, ad esempio il dentista può dire: "Immaginate che ogni parte del vostro corpo diventi leggera come una piuma. Iniziate dalle dita dei piedi, poi risalite le gambe, lo stomaco, le braccia, fino alla testa. Sentite che ogni parte del vostro corpo si rilassa e vi sentite sempre più calmi e sicuri di voi stessi.

Anche l'uso di musica soft o di suoni della natura può essere utile per creare un ambiente rilassante e sicuro. Questi suoni possono aiutare a distrarre il bambino dai rumori potenzialmente intimidatori delle apparecchiature dentali e a rafforzare la sensazione di trovarsi in un luogo sicuro e piacevole.

Infine, mantenere una comunicazione aperta ed empatica con il bambino è fondamentale per creare un ambiente sicuro. Il dentista deve spiegare tutto ciò che verrà fatto in modo comprensibile per il bambino e deve dargli l'opportunità di esprimere qualsiasi preoccupazione o paura che possa avere. Può anche essere utile consentire al bambino di avere un oggetto di conforto, come un giocattolo o una coperta, durante la procedura odontoiatrica.

EFFICACIA DELL'IPNOSI IN ODONTOIATRIA PEDIATRICA

È stato dimostrato che l'ipnosi è efficace nel ridurre la paura, l'ansia e il dolore durante le procedure dentistiche nei bambini. Fornendo una distrazione e un mezzo di autocontrollo, l'ipnosi permette al bambino di sentirsi più a suo agio durante la visita dal dentista.

Inoltre, a differenza di altri metodi di gestione del dolore, come i farmaci, l'ipnosi non ha effetti collaterali fisici e può essere utilizzata in modo sicuro insieme ad altri trattamenti. Ciò la rende un'opzione interessante per la gestione del dolore e dell'ansia in odontoiatria pediatrica.

Tuttavia, è importante notare che l'efficacia dell'ipnosi può variare da un individuo all'altro e dipende in larga misura dalla volontà del bambino di partecipare al processo. Inoltre, l'uso efficace dell'ipnosi richiede un certo livello di abilità e di formazione da parte del dentista.

Pertanto, sebbene l'ipnosi possa essere uno strumento prezioso in odontoiatria pediatrica, il suo utilizzo deve essere considerato nel contesto del singolo individuo e in consultazione con un professionista sanitario qualificato.

Inoltre, sebbene l'ipnosi possa essere molto efficace, non bisogna dimenticare che la relazione tra il dentista e il bambino gioca un ruolo essenziale nel successo di qualsiasi trattamento. Un dentista gentile, paziente e che mostri un genuino interesse per il benessere del bambino può aumentare l'efficacia delle tecniche di ipnosi.

È essenziale che i dentisti siano consapevoli delle loro parole e azioni durante le sessioni di trattamento. Commenti positivi e lodi possono migliorare la fiducia del bambino e rendere le visite dentistiche un'esperienza più piacevole.

È importante ricordare che l'ipnosi non è una soluzione rapida o una panacea per tutti i problemi di ansia o dolore. Sebbene possa essere uno strumento efficace, l'ipnosi è solo una delle tante tecniche disponibili per aiutare i bambini a gestire l'ansia e il dolore durante le visite dentistiche. Altre tecniche possono includere la terapia cognitivo-comportamentale, l'uso di sedativi e la somministrazione di anestesia locale.

Infine, sebbene l'ipnosi possa essere una tecnica preziosa per aiutare i bambini a gestire il dolore e l'ansia durante le visite odontoiatriche, non sostituisce le regolari cure dentistiche e l'assistenza domiciliare. I bambini devono comunque imparare l'importanza di un'igiene orale regolare, compresi lo spazzolamento e l'uso del filo interdentale, per mantenere una buona salute orale a lungo termine.

PREPARARE IL BAMBINO ALL'IPNOSI

Creare un ambiente sicuro e confortevole: questo è un primo passo essenziale per l'ipnosi pediatrica in odontoiatria. Il bambino deve sentirsi sicuro e a proprio agio nell'ambiente odontoiatrico. Ciò può comportare la regolazione dell'illuminazione e dell'audio della stanza, la fornitura di giocattoli o libri per distrarre il bambino e la possibilità di portare con sé un oggetto di conforto, come un giocattolo o una coperta preferiti, nonché l'utilizzo di coperte ponderate che diano un senso di sicurezza.

Comunicazione efficace e adeguata allo sviluppo: è importante che il dentista comunichi con il bambino in modo comprensibile e adeguato allo sviluppo. Ciò può comportare l'uso di un linguaggio semplice, di spiegazioni chiare e di metafore o analogie che il bambino possa comprendere. Anche ascoltare e rispondere alle domande e alle preoccupazioni del bambino è essenziale per creare fiducia e alleviare eventuali paure o ansie.

Spiegazione e dimostrazione dell'ipnosi: prima dell'ipnosi, è utile spiegare al bambino cos'è l'ipnosi e come funziona. Questo può essere fatto attraverso una semplice spiegazione o una breve dimostrazione non minacciosa, ad esempio guidando il bambino attraverso un semplice esercizio di rilassamento o di visualizzazione. La familiarizzazione con il processo può contribuire ad alleviare eventuali paure o ansie.

Valutazione e preparazione pre-procedura: il dentista deve valutare il livello di ansia del bambino e la sua disponibilità a partecipare all'ipnosi. Questo può comportare un colloquio con il bambino e, se appropriato, con i suoi genitori, in merito alle loro paure e preoccupazioni. Una volta che il bambino è pronto, il dentista può iniziare la procedura di ipnosi, assicurandosi che il bambino si senta sicuro, a suo agio e rilassato durante tutto il processo.

1. CREARE UN AMBIENTE SICURO E CONFORTEVOLE

Creare un ambiente sicuro e confortevole è una componente essenziale per preparare il bambino all'ipnosi. Ecco alcuni aspetti da considerare:

Illuminazione e suono: l'atmosfera della stanza può influenzare notevolmente il modo in cui il bambino percepisce e risponde al trattamento. Un ambiente troppo luminoso o rumoroso può essere stimolante e distrarre. Pertanto, regolare l'illuminazione in modo che sia soffusa e tenue e ridurre al minimo il rumore di fondo può contribuire a creare un ambiente calmo e rilassante.

Spazio fisico: è essenziale offrire al bambino un posto comodo per sedersi o sdraiarsi. I mobili devono essere della misura giusta per il bambino e fornire un supporto fisico adeguato. Se il bambino si sdraia, una coperta morbida o un cuscino possono aggiungere un ulteriore senso di sicurezza e comfort.

Decorazione della stanza: anche gli elementi visivi possono influenzare il senso di sicurezza e di comfort del bambino. Colori tenui, immagini rilassanti e giocattoli o oggetti familiari possono contribuire a creare un'atmosfera accogliente.

Presenza dei genitori: per alcuni bambini, la presenza di un genitore o di chi si prende cura di loro durante l'ipnosi può fornire un importante senso di sicurezza e sostegno.

Routine coerenti: Anche il mantenimento di routine coerenti e prevedibili può contribuire a creare un ambiente sicuro. Tra queste, il modo in cui il bambino viene accolto, la sequenza delle procedure di preparazione e il modo in cui vengono introdotte e spiegate le diverse parti del trattamento.

2. COMUNICAZIONE EFFICACE E ADEGUATA ALLO SVILUPPO

Una comunicazione efficace e adeguata allo sviluppo è una componente fondamentale per preparare il bambino all'ipnosi. Ecco alcuni aspetti da considerare:

Linguaggio semplice: quando si interagisce con il bambino, è importante utilizzare un linguaggio comprensibile per lui. Ciò implica l'uso di parole semplici, frasi brevi e concetti chiari. Ad esempio, invece di dire "ti faremo l'anestesia", potrebbe essere più efficace dire "ti faremo dormire la bocca".

Spiegazioni chiare: le procedure e le tecniche devono essere spiegate in modo comprensibile per il bambino. Ciò può comportare l'uso di metafore o analogie significative per il bambino. Ad esempio, l'ipnosi potrebbe essere descritta come "un gioco di immaginazione".

Ascolto attivo: è altrettanto fondamentale ascoltare le domande e le preoccupazioni del bambino e rispondere in modo ricettivo e rassicurante. Ciò può contribuire ad alleviare eventuali paure o ansie e a rafforzare il rapporto di fiducia tra il bambino e il dentista.

Verifica della comprensione: per assicurarsi che il bambino abbia capito, può essere utile chiedergli di ripetere le informazioni o le istruzioni con parole proprie. Questo può anche aiutare a identificare e chiarire eventuali malintesi.

Comunicazione non verbale: oltre alle parole, è importante prestare attenzione alla comunicazione non verbale del bambino, come il linguaggio del corpo e le espressioni facciali. Questo può fornire informazioni preziose su come si sente e se ha capito cosa gli viene spiegato.

3. SPIEGAZIONE E DIMOSTRAZIONE DELL'IPNOSI

La spiegazione e la dimostrazione dell'ipnosi sono fasi cruciali per preparare il bambino alla procedura. Ecco alcuni aspetti da considerare:

Spiegare l'ipnosi: prima di iniziare l'ipnosi, è essenziale spiegare al bambino cos'è e come funziona. È importante utilizzare un linguaggio semplice e amichevole. Ad esempio, l'ipnosi può essere descritta come un "gioco di immaginazione" o un "viaggio su una barca magica". È inoltre fondamentale assicurarsi che il bambino capisca che avrà sempre il controllo e che potrà interrompere l'ipnosi se non si sente a proprio agio.

Dimostrazione dell'ipnosi: una volta che il bambino ha una comprensione di base dell'ipnosi, può essere utile dare una breve dimostrazione. Potrebbe trattarsi di guidarlo in un semplice esercizio di rilassamento o di visualizzazione. Assicuratevi che il bambino si senta a suo agio e al sicuro durante questa dimostrazione.

Chiarimento delle aspettative: è importante assicurarsi che il bambino sappia cosa aspettarsi durante e dopo l'ipnosi. Dovreste spiegare che l'ipnosi può aiutarli a sentirsi più rilassati e a gestire meglio il dolore o la paura.

Rispondere a domande e preoccupazioni: Dovete essere pronti a rispondere a tutte le domande che il bambino può avere e ad alleviare le sue preoccupazioni. Ricordate che l'obiettivo è far sentire il bambino sicuro e a suo agio con l'ipnosi.

Consenso del bambino: infine, prima di iniziare l'ipnosi, è importante ottenere il consenso del bambino. Assicuratevi che il bambino capisca che l'ipnosi è volontaria e che può smettere in qualsiasi momento.

4. VALUTAZIONE E PREPARAZIONE PRE-PROCEDURA

La valutazione e la preparazione pre-procedura sono aspetti fondamentali per preparare il bambino all'ipnosi. Ecco alcuni punti chiave da considerare:

Valutazione del livello di ansia: prima della procedura, è essenziale valutare il livello di ansia del bambino. Questo può essere fatto attraverso l'osservazione, la conversazione e, in alcuni casi, la consultazione con i genitori. Se il bambino sembra particolarmente ansioso, potrebbe essere necessario adattare l'approccio o prendere in considerazione altre tecniche di gestione dell'ansia.

Valutazione della disponibilità all'ipnosi: non tutti i bambini sono buoni candidati all'ipnosi. Alcuni possono opporre resistenza o non riuscire a concentrarsi a sufficienza. Pertanto, è importante valutare la disponibilità del bambino a partecipare all'ipnosi. Questo può essere fatto attraverso la conversazione e l'osservazione, oltre che provando alcune semplici tecniche ipnotiche.

Preparazione alla procedura: una volta che il bambino è stato valutato e si è deciso che l'ipnosi è un'opzione valida, è importante prepararlo alla procedura. Ciò comporta la spiegazione di ciò che accadrà in modo comprensibile e l'accertamento che il bambino si senta sicuro e a proprio agio.

Comfort e sicurezza: è fondamentale rassicurare il bambino che sarà al sicuro e a suo agio durante la procedura. A tal fine, è necessario spiegare le misure di sicurezza che verranno adottate, come l'uso dell'anestesia, e ribadire che il bambino può interrompere la procedura in qualsiasi momento se si sente a disagio.

Consenso informato: infine, sebbene i bambini non possano dare un consenso legale, è etico e vantaggioso ottenere il loro consenso informato all'ipnosi. Ciò significa assicurarsi che il bambino capisca cosa comporta l'ipnosi e che sia d'accordo a procedere con essa.

L'INTEGRAZIONE DEI GENITORI NEL PROCESSO

Il coinvolgimento attivo dei genitori nel processo di ipnosi può essere molto vantaggioso per l'esperienza del bambino. Ecco alcuni modi per coinvolgere i genitori:

1. COMUNICAZIONE CON I GENITORI

La comunicazione con i genitori è una componente cruciale del processo di ipnosi con i bambini. Ecco alcuni aspetti da considerare:

Spiegazione dell'ipnosi: i genitori devono ricevere una spiegazione completa e chiara di cosa sia l'ipnosi, di come funzioni e di cosa possa o non possa fare. Si deve spiegare che l'ipnosi è uno strumento che aiuta i bambini a rilassarsi e a concentrarsi, facilitando l'esecuzione delle procedure odontoiatriche.

Contesto di utilizzo: deve essere spiegato come verrà utilizzata l'ipnosi nel contesto del trattamento odontoiatrico del bambino. Ciò può includere informazioni su quando e come verrà introdotta l'ipnosi e come verrà integrata con altre tecniche di gestione del dolore e dell'ansia.

Opportunità di porre domande: I genitori devono avere l'opportunità di porre domande e discutere di eventuali dubbi. Ciò può comportare l'organizzazione di uno o più incontri di consultazione, a seconda delle esigenze e delle preferenze dei genitori.

Coinvolgimento dei genitori: i genitori devono essere incoraggiati a partecipare attivamente alla preparazione e al monitoraggio del trattamento. Ciò può comportare l'apprendimento di tecniche di rilassamento da praticare con il bambino a casa, nonché il sostegno e il rinforzo positivo delle sue capacità di coping.

Consenso informato: infine, i genitori devono dare il consenso informato all'uso dell'ipnosi. Ciò significa assicurarsi che i genitori comprendano appieno cosa comporta l'ipnosi, i possibili rischi e benefici e le alternative disponibili.

2. FORMAZIONE DEI GENITORI SULLE TECNICHE DI SOSTEGNO

La formazione dei genitori alle tecniche di supporto è preziosa per il successo del processo di ipnosi. Ecco alcuni punti da tenere a mente:

Tecniche di rilassamento: I genitori possono imparare tecniche di rilassamento per aiutare il bambino a sentirsi più calmo e rilassato. Queste tecniche possono includere il rilassamento muscolare progressivo, in cui diversi gruppi muscolari vengono tesi e rilassati, o il rilassamento guidato, in cui si immagina un luogo o una situazione rilassante.

Respirazione profonda: la respirazione profonda è una tecnica efficace che i genitori possono insegnare ai loro figli. Concentrandosi sulla respirazione e rendendola più lenta e profonda, il bambino può aiutarsi a rilassarsi e a ridurre l'ansia.

Visualizzazione: La visualizzazione è un'altra tecnica che i genitori possono imparare a insegnare ai loro figli. Si tratta di immaginare un'immagine o una scena rilassante o calmante. Ad esempio, il bambino potrebbe immaginare di fluttuare su una nuvola o di sdraiarsi su una spiaggia assolata.

Supporto durante la seduta: i genitori possono imparare a sostenere il bambino durante la seduta di ipnosi. Questo può includere l'incoraggiamento del bambino, il mantenimento di un ambiente calmo e il rinforzo dei suggerimenti del dentista.

Pratica a casa: i genitori possono praticare queste tecniche con il bambino a casa per aiutarlo ad abituarsi e a sentirsi più a suo agio con esse. Questo può aiutare a preparare il bambino all'ipnosi e a migliorarne l'efficacia.

3. RUOLO DEI GENITORI DURANTE LA SEDUTA DI IPNOSI

Il ruolo dei genitori durante la seduta di ipnosi può essere cruciale per il successo della seduta. Ecco alcuni modi in cui i genitori possono svolgere un ruolo di supporto:

Presenza rassicurante: la semplice presenza nella stanza durante l'ipnosi può essere di grande conforto per il bambino. La presenza familiare può contribuire ad alleviare l'ansia e a dare un senso di sicurezza.

Sostegno emotivo: i genitori possono svolgere un ruolo importante nel fornire sostegno emotivo al bambino. Questo può consistere nel parlare in modo calmo e rassicurante, nel dare incoraggiamento e nel fornire conforto fisico, ad esempio tenendo la mano del bambino, se ciò è appropriato e utile.

Rinforzo delle suggestioni: I genitori possono contribuire a rafforzare le suggestioni ipnotiche del dentista. Ad esempio, se il dentista suggerisce al bambino di immaginarsi in un luogo calmo e rilassante, i genitori possono contribuire a costruire questa immagine e a renderla più reale per il bambino.

Mantenere un ambiente calmo: i genitori possono aiutare a mantenere un ambiente calmo e rilassato durante la seduta di ipnosi. Questo può significare ridurre al minimo le distrazioni, parlare con un tono di voce dolce e tenere sotto controllo il proprio livello di stress.

Partecipazione al processo: a seconda dell'età e delle preferenze del bambino, può essere utile che i genitori partecipino attivamente al processo di ipnosi. Ad esempio, possono partecipare agli esercizi di respirazione o di visualizzazione insieme al bambino.

4. MANTENERE I PROGRESSI A CASA

Il mantenimento dei progressi a casa è una parte importante del processo di ipnosi. Le tecniche apprese durante l'ipnosi non sono utili solo durante le procedure odontoiatriche, ma possono anche essere strumenti preziosi per gestire lo stress e l'ansia in generale. Ecco alcuni suggerimenti su come i genitori possono aiutare a mantenere i progressi a casa:

Pratica regolare: le tecniche di rilassamento e di visualizzazione apprese durante l'ipnosi possono essere praticate regolarmente a casa. Ciò può contribuire a rafforzare queste abilità e a far sì che il bambino si senta più a suo agio nell'utilizzarle.

Rinforzo dei suggerimenti positivi: i genitori possono contribuire a rafforzare i suggerimenti positivi dati durante l'ipnosi. Per esempio, se durante la seduta di ipnosi è stato suggerito che il bambino è coraggioso e capace, i genitori possono rinforzare questa idea a casa.

Ambiente calmo e di supporto: fornire un ambiente calmo e di supporto a casa può essere di grande beneficio per il bambino. A tal fine, è necessario che il bambino abbia a disposizione un luogo tranquillo in cui rilassarsi e praticare le tecniche di ipnosi.

Sostegno continuo: i genitori devono essere disponibili a parlare con il bambino delle sue esperienze con l'ipnosi e a sostenerlo nell'uso continuo delle tecniche apprese. Ciò può comportare la definizione di un momento regolare per esercitarsi insieme o semplicemente la disponibilità a parlare quando il bambino ne ha bisogno.

Coordinamento con il dentista: è utile che i genitori mantengano una comunicazione aperta con il dentista per segnalare eventuali cambiamenti o progressi osservati a casa. Questo può consentire al dentista di adattare le future sedute di ipnosi per massimizzarne l'efficacia.

BENEFICI SPECIFICI DELL'IPNOSI PER I BAMBINI

MIGLIORARE LA COOPERAZIONE E LA COMPRENSIONE

L'ipnosi può essere uno strumento molto utile in odontoiatria pediatrica per migliorare la cooperazione e la comprensione dei bambini. Ecco alcuni modi in cui può funzionare:

A. NARRAZIONE DI STORIE

La narrazione è una tecnica potente che i dentisti possono utilizzare per rendere le procedure odontoiatriche più accessibili e meno intimidatorie. I bambini sono spesso naturalmente portati all'immaginazione e alla narrazione, quindi questa tecnica può essere molto efficace. Per ottenere questo risultato, è necessario considerare l'introduzione del personaggio, lo sviluppo della storia, la corrispondente spiegazione delle procedure e infine la conclusione della storia.

Di seguito viene fornita una guida più dettagliata con esempi:

INTRODUZIONE DEI PERSONAGGI: il dentista potrebbe iniziare presentando i personaggi della storia. Ad esempio, potrebbe presentare gli strumenti dentali come "supereroi" che hanno il compito di mantenere i denti forti e sani e di combattere "cattivi" come la placca e la carie. L'introduzione dei personaggi è un passo fondamentale nella narrazione, soprattutto quando si tratta di aiutare a capire e ad affrontare la visita dal dentista. Per spiegarlo più concretamente, si potrebbe fare così:

1. *Supereroi - gli strumenti dentali:* ogni strumento dentale può essere presentato come un "supereroe" con un'abilità o un potere speciale. Ad esempio, lo spazzolino potrebbe essere "Capitan Pulizia", il cui superpotere è quello di spazzolare e pulire i denti per eliminare i cattivi. Il filo interdentale potrebbe essere "Super Preciso", in grado di arrivare in posti stretti dove "Capitan Pulizia" non può arrivare.

2. *I cattivi - placca e carie:* i cattivi della storia sono la placca e la carie. Questi possono essere presentati come piccoli mostri o insetti che cercano di danneggiare i denti. Ad esempio, la "placca pirata" è un cattivo appiccicoso che si attacca ai denti e il "mostro della carie" è un insetto che fa buchi nei denti.

3. *Missione:* la missione dei supereroi è mantenere i denti del bambino sani e forti combattendo contro i cattivi. Questa missione si svolge durante la visita dal dentista e anche a

casa, quando il bambino usa lo spazzolino e il filo interdentale.

4. *Rafforzamento del ruolo del bambino:* anche il bambino può essere incluso nella storia come supereroe, il suo "superpotere" è la capacità di evocare supereroi (spazzolino e filo interdentale) ogni giorno per combattere i cattivi.

SVILUPPO DELLA STORIA

Sviluppare la storia man mano che la procedura odontoiatrica procede può essere un ottimo modo per tenere il bambino impegnato e distratto. Ecco come potrebbe fare il dentista:

Inizio della storia: all'inizio della procedura, il dentista può descrivere come i supereroi (gli strumenti dentali) iniziano la loro missione per proteggere la città (i denti del bambino) dai cattivi (placca e carie).

Descrizione dettagliata: durante la procedura, il dentista può descrivere in dettaglio cosa sta facendo ogni supereroe. Per esempio, potrebbe spiegare come "Capitan Cleanup" (lo spazzolino) sta strofinando e spazzolando, mentre "Saviour of Strings" (il filo interdentale) sta raggiungendo i punti più difficili per assicurarsi che non ci siano più cattivi.

Aggiornamenti regolari: man mano che la procedura procede, il dentista può fornire aggiornamenti regolari sull'andamento della missione. Ciò può contribuire a mantenere il bambino interessato alla storia e a distrarlo da qualsiasi disagio.

Inclusione di ostacoli e soluzioni: Per rendere la storia più interessante, il dentista può anche includere alcuni ostacoli che i supereroi devono superare e come trovano le soluzioni a questi problemi. Ad esempio, si potrebbe descrivere come "Capitan

Pulitore" abbia difficoltà a raggiungere un luogo particolare e come il "Salvatore delle Corde" venga in soccorso.

SPIEGAZIONE DELLE PROCEDURE
Attraverso la storia, il dentista può spiegare ciò che accade durante la procedura in modo comprensibile per il bambino.

Ecco un modo per farlo:

Pulizia dei denti: quando il dentista pulisce i denti, potrebbe descrivere come "Capitan Pulito" (lo spazzolino) voli intorno alla "città" (la bocca), pulendo ogni "edificio" (dente) che trova. "Capitan Pulizia" usa il suo superpotere per rimuovere i "cattivi" (placca e carie), lasciando la città pulita.

Visita odontoiatrica: durante la visita odontoiatrica, il dentista potrebbe spiegare che sta usando la sua "Supervisione" (lo specchietto odontoiatrico) per cercare eventuali cattivi che si nascondono. Questa potrebbe essere descritta come un'importante missione di ricognizione per assicurarsi che tutti i cattivi siano stati eliminati.

Cure dentali: se è necessario un trattamento dentale, come un'otturazione, il dentista potrebbe descriverlo come un'importante missione di riparazione. Il "Dottor Riparatore" (il dentista) lavora con attenzione per riparare tutti gli "edifici" (denti) danneggiati dai cattivi.

CONCLUSIONE DELLA STORIA

Al termine della procedura, il dentista potrebbe concludere la storia raccontando come i "supereroi" siano riusciti nella loro missione e abbiano lasciato i denti del bambino puliti e sani. Questo potrebbe contribuire a rafforzare l'associazione positiva con le procedure odontoiatriche.

Ecco come potrebbe farlo il dentista:

Celebrazione del successo: al termine della procedura, il dentista potrebbe raccontare come i supereroi hanno portato a termine la loro missione. Potrebbe descrivere come "Capitan Cleanup e String Saviour" hanno lavorato insieme per ripulire la città (la bocca) ed eliminare tutti i cattivi (placca e carie).

Rafforzamento dei risultati: il dentista potrebbe mostrare al bambino i risultati della missione, ad esempio mostrandogli i denti puliti allo specchio e spiegandogli come appaiono più luminosi e sani grazie al lavoro dei supereroi.

Sostegno per il futuro: il dentista potrebbe sottolineare che i supereroi avranno bisogno dell'aiuto del bambino per mantenere pulita la città. A questo proposito, si potrebbe ricordare al bambino l'importanza di usare lo spazzolino e il filo interdentale ogni giorno.

Addio ai personaggi: infine, il dentista potrebbe raccontare come i supereroi tornano alla loro base, pronti per la prossima missione. In questo modo si chiude la storia e si passa senza problemi alla fine della visita dal dentista.

B. IMMAGINAZIONE GUIDATA

L'immaginazione guidata è una tecnica di rilassamento che utilizza l'immaginazione del bambino per promuovere un senso di calma e sicurezza. Nel contesto dell'odontoiatria, può essere un modo efficace per aiutare i bambini a gestire l'ansia o la paura che possono associare alle procedure dentistiche (American Academy of Pediatrics, 2019). Ecco come potrebbe essere utilizzata questa tecnica:

Scenario

Questo è il primo passo della tecnica dell'immaginazione guidata. Si tratta di chiedere al bambino di immaginare un luogo che lo faccia sentire felice e al sicuro. Questo luogo può essere reale, come la propria cameretta o un parco locale, oppure può essere un luogo di fantasia, come un castello magico o un'isola dei pirati. La scelta del luogo deve essere fatta dal bambino per garantire che si senta a suo agio e rilassato.

Il dentista può guidarvi in questa visualizzazione chiedendovi di descrivere dettagliatamente il vostro luogo felice. Questo può includere i colori che vede, i suoni che sente e come si sente quando è lì. Questo processo permette al bambino di immergersi nella sua immaginazione, aiutandolo a distrarsi dalla procedura odontoiatrica.

Durante la procedura, il dentista può fare riferimento a questo luogo, contribuendo a mantenere il bambino in uno stato rilassato e positivo. Per esempio, se il bambino ha scelto un'isola dei pirati come luogo felice, il dentista può descrivere la procedura come una "missione di caccia al tesoro" alla ricerca di "gemme lucenti" (denti sani e puliti).

Al termine della procedura, il dentista può rafforzare l'esperienza positiva concludendo la storia della "caccia al tesoro", assicurando al bambino che ha trovato il "tesoro" (cioè che ha completato con successo la procedura dentistica) e che ora può tornare alla sua isola dei pirati.

L'immaginazione guidata, e in particolare la creazione di uno scenario, può essere uno strumento efficace per aiutare i bambini a gestire l'ansia o la paura durante le visite dentistiche. Permettendo al bambino di immergersi nel suo luogo felice, il dentista può aiutare a distogliere l'attenzione del bambino dalla procedura odontoiatrica e a creare un'esperienza più piacevole.

Sviluppo dei dettagli

Lo sviluppo dei dettagli è un aspetto cruciale dell'immaginazione guidata. Chiedendo al bambino di descrivere il suo luogo felice in modo più dettagliato, il dentista può aiutarlo a immergersi maggiormente nella sua immaginazione, che può fornire una distrazione più efficace durante la procedura odontoiatrica.

Ecco alcuni modi in cui il dentista può guidarvi nello sviluppo dei dettagli del vostro luogo felice:

Visualizzazione: Il dentista potrebbe iniziare chiedendo al bambino quali colori vede nel suo luogo felice. Questo potrebbe includere il colore del cielo, delle piante, degli edifici o di qualsiasi altra cosa sia presente nella scena.

Suoni: il dentista potrebbe poi chiedere al bambino quali suoni riesce a sentire. Potrebbe essere il suono delle onde se il bambino sta immaginando una spiaggia, il suono degli uccelli se il bambino sta immaginando una foresta o qualsiasi altro suono che potrebbe essere presente nel luogo felice del bambino.

Odori: il dentista potrebbe anche chiedere al bambino quali odori sente. Questo può contribuire a rendere l'esperienza ancora più vivida per il bambino.

Tatto: infine, il dentista potrebbe chiedere al bambino di descrivere come si sentono le cose nel suo luogo felice. Ad esempio, la sensazione della sabbia tra le dita dei piedi su una spiaggia, la sensazione dell'erba sotto i piedi in un campo o la sensazione della brezza sul viso.

Chiedendo al bambino di sviluppare i dettagli del suo luogo felice, il dentista può contribuire a creare un'esperienza sensoriale completa. In questo modo il luogo felice del bambino può sembrare più reale e quindi più rassicurante durante la procedura odontoiatrica. Allo stesso tempo, il processo di immaginazione e descrizione di questi dettagli può fornire un'efficace distrazione dalla procedura odontoiatrica.

Transizione alla procedura odontoiatrica

Il passaggio alla procedura odontoiatrica è una fase cruciale nell'uso delle immagini guidate in odontoiatria pediatrica. Una volta che il bambino ha stabilito e dettagliato il suo luogo felice, l'operatore può iniziare la procedura, rassicurando il bambino che si trova nel suo luogo sicuro mentre viene eseguito il trattamento dentale.

In questa fase, il dentista può utilizzare metafore o analogie legate al luogo felice del bambino per descrivere la procedura odontoiatrica. Per esempio, se il bambino ha scelto un'isola dei pirati come luogo felice, il dentista può presentare la procedura come una "caccia al tesoro" alla ricerca di "perle preziose" (denti sani e puliti).

Durante la procedura, il dentista può ricordare al bambino che è al sicuro nel suo posto felice. Questa costante rassicurazione può aiutare il bambino a mantenere la calma e a ridurre l'ansia che potrebbe insorgere. Inoltre, la promessa che il bambino può "tornare" nel suo posto felice in qualsiasi momento può fornire un senso di controllo e sicurezza, che può essere particolarmente utile se il bambino inizia a sentirsi a disagio.

È essenziale che il dentista mantenga una comunicazione aperta e serena durante tutta la procedura, rispondendo a qualsiasi domanda del bambino e adattando il suo approccio in base alle necessità. L'obiettivo finale è garantire che l'esperienza odontoiatrica del bambino sia il più possibile positiva e priva di stress, e la transizione graduale alla procedura odontoiatrica con la tecnica dell'immaginazione guidata può essere uno strumento efficace per raggiungere questo obiettivo.

Rafforzamento della calma e della cooperazione

Il rinforzo della calma e della cooperazione è una strategia essenziale durante le procedure odontoiatriche nei bambini. A tal fine è necessario ricordare al bambino il suo "luogo felice" e rassicurarlo sulla sua sicurezza e sul suo rilassamento in quello spazio immaginario durante la procedura odontoiatrica.

Mentre il dentista procede con il trattamento, è utile fare regolarmente riferimento al luogo felice del bambino. Questo può includere richiami verbali al fatto che il bambino si trova nel suo luogo felice, descrizioni delle attività dei suoi "supereroi dentali" in quel luogo, o anche domande su ulteriori dettagli del luogo felice che il bambino potrebbe voler esplorare.

Questi promemoria fungono da efficaci distrazioni, distogliendo l'attenzione del bambino dalla procedura stessa e aiutandolo a concentrarsi sull'esperienza positiva immaginata. Inoltre, la costante rassicurazione della sicurezza e del comfort del luogo felice può rafforzare il senso di calma del bambino, aiutandolo a mantenere la sua collaborazione durante la procedura.

È importante che il dentista adotti un tono di voce calmo e rilassante durante queste interazioni e risponda pazientemente a qualsiasi preoccupazione o domanda del bambino. Una gestione attenta e premurosa della comunicazione durante la procedura non solo può contribuire alla calma e alla collaborazione del bambino, ma può anche aiutare a costruire un rapporto di fiducia tra il bambino e il dentista, facilitando le future visite dal dentista.

C. SUGGERIMENTI POSITIVI

Le suggestioni positive sono uno degli strumenti più preziosi dell'ipnosi, soprattutto quando si tratta di lavorare con i bambini. Nel contesto dell'odontoiatria pediatrica, queste suggestioni possono aiutare i bambini a formare associazioni positive con le cure dentistiche e a sentirsi più a loro agio e collaborativi durante le procedure (American Society of Clinical Hypnosis, 2021). Ecco alcuni esempi di come possono essere utilizzate:

Rafforzamento del coraggio

Il rinforzo del coraggio è una tattica importante che i dentisti possono utilizzare durante le procedure odontoiatriche nei bambini. Questa strategia consiste nel lodare il coraggio del bambino e la sua capacità di affrontare la procedura dentistica con coraggio.

Il dentista può iniziare questo rinforzo incoraggiando il bambino prima della procedura, rassicurandolo sul fatto che ha il coraggio di affrontare la situazione. Durante la procedura, il dentista può continuare a ribadire il coraggio del bambino. Ad esempio, può fare commenti del tipo: "Stai facendo un ottimo lavoro essendo così coraggioso" o "Sono molto colpito da quanto sei coraggioso".

Il rinforzo del coraggio serve ad aumentare la fiducia del bambino nella sua capacità di gestire la situazione. Ciò può contribuire a ridurre l'ansia e ad aumentare la collaborazione durante la procedura. Allo stesso tempo, le lodi e il riconoscimento del coraggio del bambino possono contribuire a promuovere un'immagine positiva di sé e a costruire la capacità di recupero in situazioni future che possono provocare ansia.

È importante che il dentista sia genuino e sincero nelle sue lodi. I bambini sanno riconoscere la sincerità e le lodi autentiche possono avere un effetto significativo sulla loro disposizione d'animo e sulla loro fiducia.

Pertanto, il rinforzo del coraggio è una strategia preziosa che può migliorare l'esperienza odontoiatrica dei bambini, aumentando la loro fiducia e cooperazione e diminuendo la loro ansia. Questo approccio può trasformare quello che potrebbe essere un processo di paura in un'esperienza potenziante per il bambino.

Associazione di procedure con esperienze piacevoli

Associare le procedure a esperienze piacevoli è una tecnica efficace utilizzata in odontoiatria pediatrica per creare un'esperienza positiva per il bambino. Questa tecnica consiste nell'associare aspetti della procedura odontoiatrica a esperienze che il bambino trova piacevoli o confortanti.

Ad esempio, il dentista può suggerire che la poltrona è come una "nuvola morbida e confortevole". Questa semplice associazione può trasformare la percezione del bambino della poltrona dentistica da oggetto clinico a qualcosa di familiare e piacevole.

Il dentista può anche usare l'immaginazione guidata per associare gli strumenti e le procedure dentali a esperienze piacevoli. Per esempio, può descrivere lo spazzolino elettrico come uno "spazzolino che fa il solletico" e fa ridere i denti, oppure può descrivere il collutorio come un "bagno di schiuma" per i denti.

Queste associazioni possono aiutare a demistificare il processo odontoiatrico e a far sentire il bambino più a suo agio durante la procedura. Associando la procedura odontoiatrica a esperienze piacevoli, il dentista può contribuire a diminuire l'ansia del bambino e a promuovere un atteggiamento positivo nei confronti delle cure odontoiatriche.

È importante che queste associazioni siano adeguate all'età e alle preferenze del bambino e che il dentista sia sensibile alle reazioni del bambino e adatti il suo approccio, se necessario. Con il giusto approccio, associare le procedure a esperienze piacevoli può essere uno strumento prezioso per migliorare l'esperienza odontoiatrica dei bambini.

Promuovere la cooperazione

Incoraggiare la cooperazione è un aspetto essenziale dell'odontoiatria pediatrica. I dentisti possono utilizzare diverse strategie per incoraggiare la cooperazione durante le procedure odontoiatriche, come spiegare l'importanza di denti forti e sani in modo semplice e comprensibile.

Per cominciare, il dentista potrebbe informare il bambino sull'importanza di avere denti forti e sani. Ciò può essere fatto attraverso storie, analogie o anche giochi educativi adatti all'età del bambino. Per esempio, potrebbe paragonare i denti ai soldati di un castello, spiegando che proprio come i soldati devono essere forti e sani per proteggere il castello, i denti devono essere forti e sani per proteggere la bocca.

Poi il dentista potrebbe spiegare che, affinché i denti rimangano forti e sani, è necessario l'aiuto del bambino durante la procedura odontoiatrica. Potrebbe essere necessario che il bambino collabori aprendo la bocca quando gli viene chiesto, o che stia fermo mentre il dentista esamina i denti. Potete rafforzare l'idea che la collaborazione del bambino è essenziale per il successo della procedura.

Infine, si può rafforzare la collaborazione del bambino lodandolo per il suo comportamento durante la procedura. Questo può essere un rinforzo positivo che incoraggia il bambino a continuare a collaborare nelle visite dentistiche future.

Incoraggiando la cooperazione in questo modo, il dentista può contribuire a creare un'esperienza odontoiatrica positiva per il bambino, che può portare a migliori risultati a lungo termine in termini di salute orale.

Promuovere la calma

Promuovere la calma durante le procedure odontoiatriche è un approccio fondamentale in odontoiatria pediatrica. I dentisti possono utilizzare diverse tecniche per contribuire ad alleviare l'ansia e a promuovere uno stato di rilassamento nel bambino.

Una strategia comune è l'uso dell'immaginazione guidata, di cui abbiamo già parlato in dettaglio. Con l'immaginazione guidata, il dentista può aiutare il bambino a visualizzare un luogo felice e sicuro. Questo luogo, pieno di immagini e sensazioni piacevoli, può servire come distrazione efficace e promuovere uno stato di calma.

Inoltre, è possibile utilizzare tecniche di respirazione e di rilassamento. Ad esempio, prima e durante l'intervento odontoiatrico, il dentista potrebbe guidare il bambino in esercizi di respirazione profonda, che possono contribuire a ridurre l'ansia e a favorire il rilassamento.

Un'altra strategia è una comunicazione efficace e rassicurante. Il dentista può spiegare la procedura in modo amichevole e comprensibile, rassicurando il bambino che sarà al suo fianco durante tutto il processo. Mantenendo un tono di voce calmo e rassicurante, il dentista può contribuire ad alleviare la paura o il nervosismo che il bambino può provare.

Promuovere la calma è un aspetto essenziale dell'esperienza dentistica del bambino. Favorendo un ambiente calmo e rilassato, si può aiutare il bambino a gestire meglio la procedura odontoiatrica e a ridurre l'ansia associata alle cure dentistiche.

Incoraggiamento dell'orgoglio

L'incoraggiamento dell'orgoglio è una tattica efficace che i dentisti possono utilizzare per incoraggiare la cooperazione durante le procedure odontoiatriche nei bambini. Sottolineando che la cooperazione e il coraggio durante la procedura sono qualcosa di cui il bambino può essere orgoglioso, si può incoraggiare un atteggiamento positivo e cooperativo.

Prima dell'intervento, il dentista può spiegare al bambino che collaborare durante il trattamento odontoiatrico è un atto di coraggio e di responsabilità. Può sottolineare che la cura dei denti è un compito importante e che, collaborando durante la procedura, il bambino si impegna attivamente per mantenere i suoi denti forti e sani.

Durante la procedura, il dentista può rafforzare questo messaggio lodando il bambino per il suo coraggio e la sua collaborazione. Potrebbe fare commenti del tipo: "Stai facendo un lavoro fantastico di cooperazione" o "Devi sentirti molto orgoglioso di quanto sei coraggioso".

Questi commenti possono aiutare il bambino ad associare la collaborazione durante le procedure odontoiatriche a un senso di orgoglio e di realizzazione. Questo non solo può incoraggiare la collaborazione sul momento, ma può anche contribuire a promuovere un atteggiamento positivo nei confronti delle cure dentistiche in futuro.

È importante che il dentista sia autentico nelle sue lodi e nei suoi commenti, poiché i bambini sono sensibili alla sincerità. In questo modo, la strategia di stimolare l'orgoglio può essere uno strumento efficace per incoraggiare la cooperazione e migliorare l'esperienza odontoiatrica dei bambini.

D. ALLENAMENTO AL RILASSAMENTO

Il training di rilassamento è uno strumento prezioso che può essere insegnato ai bambini durante le sedute di ipnosi per aiutarli a gestire lo stress o l'ansia associati alle procedure odontoiatriche. Le tecniche di rilassamento più comuni includono la respirazione profonda, il rilassamento muscolare progressivo e la visualizzazione (American Society of Clinical Hypnosis, 2021). Ecco come insegnare queste tecniche ai bambini:

Respirazione profonda

La respirazione profonda è, infatti, una tecnica di rilassamento estremamente efficace che viene spesso utilizzata in situazioni di stress o di ansia, ed è particolarmente utile in ambito odontoiatrico pediatrico. Questa tecnica si basa sul principio che il controllo consapevole della respirazione può avere un effetto calmante sul sistema nervoso, contribuendo a ridurre l'ansia e a favorire il rilassamento.

Per insegnare al bambino la tecnica di respirazione profonda, il dentista può iniziare spiegando in modo semplice e amichevole cosa farà. Può dire al bambino che farà un "gioco di respirazione" che lo aiuterà a sentirsi più tranquillo e rilassato.

Potete quindi guidare il bambino attraverso le fasi della respirazione profonda. Si può indicare al bambino di inspirare lentamente per un conteggio di tre, trattenere il respiro per un momento e poi espirare lentamente per un altro conteggio di tre. Il dentista può fare prima una dimostrazione, in modo che il bambino possa vedere esattamente cosa fare.

Mentre il bambino pratica la respirazione profonda, il dentista può offrire parole di incoraggiamento e di lode, rafforzando il comportamento positivo. Concentrandosi sulla respirazione, il bambino può essere distratto da qualsiasi disagio o ansia, il che può facilitare un'esperienza dentistica più calma e positiva.

È importante che il dentista sia paziente e incoraggiante durante questo processo, poiché potrebbe essere necessario un po' di tempo perché il bambino si senta a proprio agio con la tecnica di respirazione profonda. Tuttavia, con la pratica e una guida adeguata, questa tecnica può essere uno strumento prezioso per aiutare i bambini a gestire l'ansia dentale.

Rilassamento muscolare progressivo

Il rilassamento muscolare progressivo è una tecnica di gestione dello stress e dell'ansia che può essere particolarmente utile in ambito odontoiatrico. Tendendo e rilassando intenzionalmente diversi gruppi muscolari, i bambini possono sviluppare una maggiore consapevolezza delle sensazioni fisiche di stress e imparare a contrastarle.

Per guidare il bambino nel rilassamento muscolare progressivo, il dentista può iniziare spiegando la tecnica in modo semplice e amichevole. Potrebbe descriverla come un "gioco di flessione e rilassamento" che aiuterà il bambino a sentirsi più a suo agio.

Il dentista può quindi guidare il bambino nel processo di tensione e rilassamento dei diversi gruppi muscolari. Di solito si inizia con i muscoli dei piedi e si sale fino ai muscoli della testa. Per esempio, si potrebbe dire: "Ora immaginate di stringere tutti i muscoli dei piedi, come se steste cercando di afferrare una matita con le dita dei piedi. Mantenete questa tensione... e ora rilassatevi".

È importante che il dentista segua un ritmo confortevole per il bambino e che fornisca molti elogi e rinforzi positivi lungo il percorso. Alla fine della sequenza, il bambino potrebbe aver sviluppato un maggiore senso di rilassamento e di calma.

Il rilassamento muscolare progressivo può essere uno strumento prezioso per aiutare i bambini a gestire l'ansia nello studio dentistico. Tuttavia, come per ogni nuova abilità, può essere necessario un po' di pratica perché il bambino si senta a proprio agio con la tecnica.

Visualizzazione

La visualizzazione o l'immaginazione guidata è una tecnica potente che può aiutare i bambini a gestire l'ansia e a raggiungere uno stato di rilassamento profondo. Questa tecnica consiste nel guidare il bambino a visualizzare un'immagine o una scena che lo tranquillizzi e lo renda piacevole.

Ad esempio, il dentista può chiedere al bambino di chiudere gli occhi e di immaginare di trovarsi in un luogo che gli piace molto, come una spiaggia assolata, un prato pieno di fiori o di galleggiare su una soffice nuvola. L'odontoiatra può contribuire a rendere l'immagine più vivida descrivendo i dettagli della scena, come la sensazione della sabbia calda sotto i piedi sulla spiaggia o la morbidezza della nuvola.

La visualizzazione può essere utilizzata insieme alla respirazione profonda e al rilassamento muscolare progressivo. Per esempio, mentre il bambino respira profondamente e rilassa i muscoli, l'odontoiatra può suggerire che ogni respiro lo fa sentire sempre più rilassato, come se galleggiasse su una soffice nuvola.

La visualizzazione può essere particolarmente utile in ambito odontoiatrico, in quanto può aiutare il bambino a distrarsi dalla procedura e a concentrarsi su immagini e sensazioni piacevoli. Questa tecnica può richiedere un po' di pratica, ma con una guida adeguata può essere uno strumento efficace per ridurre l'ansia dentale nei bambini.

E. SUGGESTIONI POST-IPNOTICHE

Le suggestioni post-ipnotiche sono istruzioni o idee fornite durante una seduta di ipnosi che il soggetto eseguirà o ricorderà dopo la fine della seduta. Nel contesto dell'odontoiatria pediatrica, queste suggestioni possono essere uno strumento efficace per aiutare i bambini a ricordare la visita odontoiatrica in modo positivo e incoraggiare la cooperazione nelle visite future (American Society of Clinical Hypnosis, 2021). Ecco come potrebbero essere utilizzate:

Ricordare la visita in modo positivo

Ricordare la visita dentistica in modo positivo è una strategia efficace per alleviare l'ansia per le visite future. Al termine della procedura, il dentista può parlare al bambino di quanto sia stato bravo e di quanto abbia contribuito a mantenere i denti forti e sani. Questo può contribuire a rafforzare l'idea che la visita dentistica sia stata un'esperienza positiva.

Può anche essere utile fornire un rinforzo positivo, come lodi, adesivi o piccoli giocattoli, alla fine della visita. Questo può aiutare il bambino ad associare la visita odontoiatrica a ricompense positive, che possono motivarlo a collaborare nelle visite future.

Incoraggiando il bambino a ricordare la visita in modo positivo, il dentista può contribuire ad alleviare l'ansia che il bambino può avere per le visite future e a promuovere un atteggiamento positivo nei confronti delle cure dentistiche.

Rafforzare il comportamento cooperativo

Il rinforzo del comportamento cooperativo è una strategia molto efficace in odontoiatria pediatrica. L'obiettivo è aiutare il bambino ad associare i comportamenti cooperativi a risultati positivi, che a loro volta possono motivarlo a ripetere questi comportamenti in futuro.
Ad esempio, il dentista può lodare il bambino durante e dopo la procedura per la cooperazione e il coraggio. Frasi come "Sei stato bravissimo ad aprire la bocca così tanto" o "Sono molto colpito da quanto sei stato coraggioso oggi" possono aiutare a rafforzare il comportamento collaborativo.

Infine, è importante che il dentista comunichi questi successi ai genitori o a chi si occupa del bambino, in modo che possano continuare a rafforzare questi comportamenti positivi a casa. Lavorando insieme, il dentista e i genitori possono contribuire a promuovere un atteggiamento positivo e collaborativo nei confronti delle visite dentistiche.

Promuovere buone abitudini di igiene orale

La promozione di buone abitudini di igiene orale è un aspetto essenziale dell'odontoiatria pediatrica. L'obiettivo è aiutare il bambino a comprendere l'importanza della cura orale quotidiana e a sviluppare abitudini sane che dureranno per tutta la vita.
Durante la visita, il dentista può parlare al bambino dell'importanza di usare lo spazzolino e il filo interdentale ogni giorno. Potrà spiegare in modo semplice e amichevole come queste abitudini aiutino a mantenere i denti forti e sani e a prevenire i problemi dentali.
Inoltre, il dentista può mostrare le tecniche corrette di spazzolamento e uso del filo interdentale e permettere al bambino

di esercitarsi in studio. Questo può aiutare il bambino a sentirsi più a suo agio e sicuro con queste pratiche a casa.
Può anche fornire un rinforzo positivo per motivare il bambino a mantenere buone abitudini di igiene orale.
Infine, è importante che il dentista comunichi con i genitori o con chi si occupa del bambino in modo che possano continuare a rafforzare queste abitudini a casa. Attraverso l'educazione e il rinforzo positivo, il dentista può aiutare il bambino a sviluppare sane abitudini di igiene orale che dureranno per tutta la vita.

Associare emozioni positive alle cure dentistiche

Associare emozioni positive alla cura dei denti può essere una strategia efficace per incoraggiare nei bambini buone abitudini di igiene orale. Piuttosto che vedere la cura dei denti come un compito o un'incombenza, l'obiettivo è aiutare i bambini a vederla come un modo per prendersi cura di sé e per essere orgogliosi della propria salute.
Il dentista può contribuire a favorire queste associazioni positive in diversi modi. Ad esempio, può lodare il bambino per il suo impegno e la sua dedizione allo spazzolamento e all'uso del filo interdentale, rafforzando l'idea che si tratta di comportamenti di cui andare fieri.
Inoltre, possono parlare della soddisfazione e della sicurezza che derivano dall'avere denti sani e puliti. Ad esempio, possono dire: "Devi sentirti molto bene sapendo che ti stai prendendo cura dei tuoi denti" o "Avere denti sani e puliti è qualcosa di cui puoi essere molto orgoglioso".

In breve, associando emozioni positive alla cura dei denti, il dentista può contribuire a motivare il bambino a mantenere buone abitudini di igiene orale e a coltivare un atteggiamento positivo verso la salute dentale che durerà tutta la vita.

RIDUZIONE DELL'ANSIA E DELLA

L'ipnosi può essere uno strumento efficace per ridurre l'ansia e la paura che spesso i bambini provano nei confronti delle visite dentistiche. I bambini possono provare paura e ansia in relazione alle procedure odontoiatriche a causa di una serie di fattori, come il dolore, il disagio, il rumore e la paura dell'ignoto. L'ipnosi può aiutare i bambini a gestire questi sentimenti, rendendo le visite dentistiche meno stressanti e più confortevoli. Ecco come possono essere utilizzate alcune di queste tecniche:

TECNICHE DI RILASSAMENTO

Le tecniche di rilassamento possono essere estremamente utili in situazioni che causano stress o ansia, come una visita dal dentista. Ecco come si possono mettere in pratica queste tecniche:

Respirazione profonda

La respirazione profonda, come la "respirazione quadrata", è un'eccellente tecnica di rilassamento che può essere molto utile sia per i bambini che per gli adulti.

Per implementarlo in uno studio dentistico, il dentista potrebbe guidare il bambino passo dopo passo. Si potrebbe iniziare spiegando cosa sia la respirazione quadrata in modo semplice e amichevole, per poi dimostrare come si fa.

Il dentista potrebbe quindi guidare il bambino attraverso la tecnica: inspirare per quattro secondi, trattenere il respiro per quattro secondi, espirare per quattro secondi e poi mantenere i polmoni vuoti per quattro secondi. Questo ciclo verrebbe ripetuto più volte.

Durante il processo, si può ricordare al bambino di concentrarsi sulla respirazione, aiutandolo a distrarsi dall'ansia o dal disagio che potrebbe provare. Potete anche lodare il bambino per il suo sforzo, rafforzando il suo comportamento positivo.

La respirazione quadrata può essere particolarmente utile durante le procedure odontoiatriche che possono causare ansia, in quanto può aiutare a calmare il sistema nervoso e a ridurre lo stress. Tuttavia, come per ogni nuova abilità, può essere necessario un po' di tempo prima che il bambino si senta a proprio agio con questa tecnica. Con pazienza e pratica, può diventare uno strumento prezioso per gestire l'ansia dentale.

Dopo aver fatto dei respiri profondi, si possono mettere in atto altre tecniche di rilassamento

Rilassamento muscolare progressivo

Il rilassamento muscolare progressivo è una tecnica efficace per ridurre l'ansia e promuovere il rilassamento. Qui fornisco una descrizione dettagliata di come questa tecnica potrebbe essere implementata in un contesto odontoiatrico per i bambini:

Spiegazione iniziale: il dentista potrebbe iniziare spiegando la tecnica al bambino in modo semplice e comprensibile. Potrebbe dire qualcosa del tipo: "Faremo un gioco di tensione e rilassamento. In questo gioco impareremo a tendere e rilassare diverse parti del nostro corpo, partendo dalle dita dei piedi fino ad arrivare alla testa.

Piedi e gambe: il dentista potrebbe istruire il bambino a stringere i muscoli dei piedi e delle gambe e poi a rilassarli. Potrebbe dire qualcosa del tipo: "Ora, immagina di stringere i muscoli dei piedi come se stessi cercando di afferrare una matita con le dita. Mantenete questa tensione per qualche secondo... e ora rilassatevi".

Addome e torace: si può guidare il bambino nel processo di tensione e rilassamento dei muscoli dell'addome e del torace.

Braccia e mani: successivamente, il bambino potrebbe imparare a tendere e rilassare i muscoli delle braccia e delle mani.

Viso e testa: infine, il bambino può imparare a tendere e rilassare i muscoli del viso e della testa.

È importante che il dentista proceda a un ritmo confortevole per il bambino e che fornisca molti elogi e rinforzi positivi lungo il percorso. Con la pratica, questa tecnica può aiutare il bambino a gestire l'ansia e a promuovere un maggiore senso di calma durante le visite dentistiche.

VISUALIZZAZIONE DEL RILASSAMENTO

Questa tecnica può essere utilizzata in combinazione con la respirazione profonda e il rilassamento muscolare progressivo. Il bambino potrebbe essere guidato a visualizzare una scena calma, come una spiaggia o un prato. Questo approccio può aiutare a distrarre il bambino dalla paura o dall'ansia che può provare.

1. **VISUALIZZAZIONE**

La visualizzazione è una tecnica potente che può aiutare i bambini a gestire l'ansia durante le visite dentistiche. Ecco come potrebbe essere implementata:

Scenario

La creazione di uno scenario è una componente cruciale della tecnica di visualizzazione e può essere un modo molto efficace per distogliere l'attenzione del bambino dall'esperienza dentale e indirizzarla verso qualcosa di piacevole e rassicurante.

Ecco una descrizione dettagliata di come un dentista può guidare un bambino in questo processo:

Casa
Il dentista potrebbe iniziare dicendo qualcosa del tipo: "Facciamo un gioco di immaginazione. Voglio che pensiate a un luogo o a un'esperienza che vi faccia sentire felici e al sicuro. Può essere un luogo reale che conosci o un luogo di fantasia che vorresti visitare".

Scelta della posizione
Il bambino sceglie quindi il suo posto. L'odontoiatra può porre delle domande per aiutare il bambino a descrivere il luogo in modo dettagliato, ad esempio "Quali colori vedi" o "Ci sono dei suoni in questo posto?

Scenario
Una volta che il bambino ha descritto il luogo in cui si trova, l'odontoiatra può aiutare a creare uno scenario più dettagliato. Ad esempio, se il bambino ha scelto un parco locale, il dentista potrebbe dire: "Immagina di essere nel tuo parco preferito. Senti l'erba fresca sotto i piedi, senti il canto degli uccelli, vedi gli alberi verdi e il cielo azzurro.

Mantenimento della visualizzazione
Durante la procedura odontoiatrica, potete ricordare al bambino il suo luogo felice, aiutandolo a rimanere in uno stato di rilassamento.

Questa tecnica di visualizzazione può aiutare a ridurre l'ansia e il disagio durante le visite odontoiatriche, fornendo una distrazione positiva e confortante per il bambino.

Il dentista potrebbe iniziare chiedendo al bambino di immaginare un luogo o un'esperienza che lo conforti. Può trattarsi di un luogo che il bambino conosce bene, come la sua cameretta o un parco locale, oppure di un luogo di fantasia, come un castello magico o un'isola dei pirati.

Sviluppo dei dettagli

Lo sviluppo dei dettagli nella visualizzazione aiuta a rendere l'esperienza più vivida e coinvolgente per il bambino. Ecco come potrebbe farlo un dentista:

1. Inizio: il dentista potrebbe iniziare incoraggiando il bambino a esplorare il luogo o l'esperienza scelta con tutti i sensi. Potrebbe dire qualcosa del tipo: "Immaginiamo com'è veramente questo posto. Usiamo tutti i nostri sensi per rendere questo luogo il più reale possibile".
2. Visione: si può chiedere al bambino quali sono i colori che vede. Ad esempio: "Quali colori vedi intorno a te e c'è qualcosa che brilla o che attira la tua attenzione?
3. Suono: poi si può chiedere al bambino dei suoni. Per esempio, "Quali suoni riesci a sentire: è calmo e silenzioso, oppure senti il rumore delle onde, il canto degli uccelli o magari altre persone che ridono e giocano?".
4. Odore: poi si può chiedere al bambino degli odori. Per esempio: "C'è un odore nell'aria? Riesci a sentire i fiori, il mare o forse il tuo cibo preferito?".
5. Tatto: infine, si può chiedere al bambino come si sentono le cose in questo luogo. Ad esempio, "Come si sente il terreno sotto i tuoi piedi: è morbido, duro, caldo o freddo?".

Coinvolgendo tutti i sensi del bambino nella visualizzazione, l'odontoiatra può rendere il luogo immaginario più reale e attraente, il che può aumentare l'efficacia della tecnica nel ridurre l'ansia e promuovere il rilassamento.

Utilizzare durante la procedura

Il posto di sicurezza visualizzato può essere un ottimo strumento per il bambino durante la procedura odontoiatrica.

Qui mostriamo come un dentista potrebbe guidare un bambino in questo processo:

Promemoria del luogo sicuro

Il dentista può preparare il bambino alla procedura odontoiatrica ricordandogli attivamente il luogo in cui si sente al sicuro. Questo può essere fatto dicendo qualcosa del tipo: "Pensa al tuo posto speciale, quel posto in cui ti senti sicuro e felice. Chiudi gli occhi e vai lì con la mente".

Man mano che la procedura procede, si può continuare a indirizzare il bambino verso quella visualizzazione. Questo può essere fatto ponendo domande che aiutano a mantenere viva l'immagine, come ad esempio: "Cosa stai facendo ora nel tuo posto speciale? Quali colori vedi?".

Se il bambino sembra distratto o nervoso in qualsiasi momento, potete aiutarlo a riportare l'attenzione sul luogo sicuro. A questo scopo, ricordate loro con delicatezza il luogo e chiedete loro di immaginarsi di nuovo lì.

Al termine della procedura, dovreste congratularvi con il bambino per il suo coraggio e ricordargli come il suo luogo sicuro lo abbia aiutato a superare la procedura. Questo può contribuire a rafforzare l'importanza e l'efficacia della visualizzazione come strumento di gestione dello stress.

L'obiettivo di ricordare il luogo sicuro è quello di aiutare il bambino a concentrarsi su pensieri e sentimenti positivi, piuttosto che sull'ansia o sulla paura che possono essere associate alla procedura dentistica. Con la pratica, questa tecnica può essere un valido strumento per la gestione dello stress in diverse situazioni.

Guida durante la procedura

Durante la procedura odontoiatrica, il dentista può guidare il bambino a mantenere l'attenzione sul luogo immaginato come sicuro. Questa guida può avvenire attraverso domande o affermazioni che rendono la visualizzazione del bambino più vivida e realistica.

Per esempio, all'inizio della procedura, potreste ricordare al bambino il luogo sicuro che avete immaginato e chiedergli di immaginarsi lì.

Durante la procedura, si possono porre domande che aiutano a mantenere viva la scena nella mente del bambino, come ad esempio: "Riesci a vedere i bei colori intorno a te? Riesci a sentire i suoni tranquilli nel tuo posto sicuro?

Se in qualche momento il bambino sembra ansioso, potete riportare la sua attenzione al luogo sicuro con richiami gentili e domande incentrate sulla visualizzazione.

Una volta completata la procedura, il dentista può lodare il bambino per la sua capacità di rimanere calmo e concentrato nel suo luogo sicuro, rafforzando il valore di questa tecnica.

Questo metodo aiuta a distogliere l'attenzione del bambino dal disagio o dall'ansia che potrebbe provare durante l'intervento odontoiatrico, consentendogli invece di concentrarsi sul suo luogo sicuro, che può contribuire a ridurre l'ansia e a favorire il rilassamento.

Rinforzo positivo

Il rinforzo positivo può essere uno strumento potente per aiutare i bambini a gestire situazioni che possono sembrare difficili o spaventose. Ecco come potrebbe farlo un dentista:

Elogi durante la procedura: mentre il bambino si sottopone alla procedura dentistica, il dentista può offrire parole di incoraggiamento e di elogio. Ad esempio, potrebbe dire: "Stai facendo un lavoro fantastico. Sei molto coraggioso.

Rinforzo della visualizzazione: oltre alle lodi generali, il dentista può lodare in modo specifico l'impegno del bambino nella tecnica di visualizzazione. Ad esempio, potrebbe dire: "Stai facendo un ottimo lavoro immaginandoti nel tuo posto sicuro. Sono impressionato da quanto bene stai facendo.

Ricordare i risultati ottenuti: alla fine della procedura, si può ricordare al bambino quanto è stato bravo, sia in termini di comportamento durante la procedura che di utilizzo della tecnica di visualizzazione. Ad esempio, il dentista potrebbe dire: "Sei stato molto bravo oggi. Sono molto orgoglioso di quanto sei stato coraggioso e di come hai usato bene il tuo posto sicuro".

Il rinforzo positivo può contribuire ad aumentare la fiducia del bambino nella sua capacità di gestire situazioni difficili e può farlo sentire più a suo agio e sicuro durante le visite odontoiatriche.

Inoltre, può rafforzare l'uso della visualizzazione come tecnica utile per gestire lo stress e l'ansia.

Ritorno alla sicurezza

Il ritorno al luogo sicuro è una strategia efficace che il dentista può utilizzare se nota che il bambino si sente ansioso o a disagio in qualsiasi momento della procedura. Ecco un modo per farlo:

Osservazione: Il dentista deve osservare i segni di disagio o di ansia del bambino. Ciò può includere cambiamenti nel comportamento, nel linguaggio del corpo o nell'espressione facciale del bambino.

Promemoria del luogo sicuro: se il bambino inizia a mostrare segni di ansia, l'operatore può ricordargli delicatamente di tornare al suo luogo sicuro nella sua mente. Ad esempio, si può dire: "Ricorda il tuo luogo sicuro. Immagina di essere lì ora, cosa vedi e cosa senti?".

Rafforzare la visualizzazione: potete continuare a fare domande sul luogo sicuro per aiutare il bambino a rifocalizzare la sua attenzione. Ad esempio, si può dire: "C'è un suono particolare nel tuo posto sicuro? Come si sente l'aria lì?".

Proseguimento della procedura: una volta che il bambino sembra più rilassato e centrato nel suo posto sicuro, il dentista può continuare la procedura.

Questa tecnica può essere molto utile per aiutare il bambino a gestire l'ansia durante le visite dentistiche. Inoltre, imparando a usare questa tecnica da solo, il bambino può acquisire uno strumento prezioso per gestire lo stress in diverse situazioni.

Rafforzare la calma

Il dentista può utilizzare il luogo di sicurezza del bambino come strumento per rafforzare la calma e la collaborazione durante la procedura odontoiatrica. Ecco un modo in cui questo potrebbe funzionare:

Promemoria costante: durante la procedura, potete ricordare al bambino il luogo in cui si trova al sicuro, chiedendogli i dettagli specifici che ha immaginato. Questo può aiutare il bambino a mantenere la concentrazione e la calma.

Usare un tono calmo: quando si parla al bambino del suo luogo di sicurezza, si può usare un tono di voce dolce e rilassante. Questo può rafforzare il senso di calma e sicurezza che il bambino associa al luogo immaginato.

Rinforzare la cooperazione: si può anche collegare la cooperazione del bambino alla sua capacità di rimanere nel suo posto sicuro. Per esempio, il dentista potrebbe dire: "Fai un ottimo lavoro rimanendo calmo e collaborando, proprio come faresti nel tuo posto sicuro.

Elogio della calma: si può elogiare il bambino perché è calmo e collaborativo, rafforzando così un comportamento positivo. Ad esempio, il dentista potrebbe dire: "Sono molto colpito da quanto sei stato calmo e collaborativo. Hai fatto un ottimo lavoro immaginandoti nel tuo posto sicuro".

L'utilizzo di queste strategie può aiutare il bambino a mantenere la calma e la collaborazione durante la procedura odontoiatrica, rendendo l'esperienza meno stressante sia per il bambino che per il dentista.

SUGGERIMENTI POSITIVI

I suggerimenti positivi possono essere uno strumento potente per cambiare l'atteggiamento del bambino nei confronti delle visite dentistiche.

Qui mostriamo come un dentista potrebbe utilizzare i suggerimenti positivi:

Prima della procedura

Questo è un modo eccellente per preparare il bambino alla procedura. Inquadrando la visita odontoiatrica come un'opportunità entusiasmante per prendersi cura dei propri denti, il dentista può aiutare a dissipare eventuali paure o ansie del bambino.

Inoltre, la discussione pre-procedura può anche includere:

Spiegazione semplice

Una comunicazione chiara e semplice è essenziale quando si prepara un bambino a una procedura odontoiatrica. Spiegando ciò che accadrà in un modo comprensibile per il bambino, il dentista può contribuire ad alleviare la paura o l'ansia che il bambino può avere nei confronti dell'ignoto.
Ecco alcuni elementi chiave da considerare quando si spiega la procedura:

Linguaggio adatto all'età: il dentista deve assicurarsi di utilizzare un linguaggio adeguato all'età e alla comprensione del bambino. Ciò potrebbe includere il paragone delle apparecchiature dentali con oggetti o esperienze familiari al bambino. Per esempio, la sonda dentale potrebbe essere definita un "cucchiaino" che si usa per "contare i denti".

Descrizione passo per passo: spiegare ogni fase della procedura prima che avvenga può aiutare il bambino a prepararsi a ciò che accadrà. Per esempio, si può dire: "Per prima cosa, guarderò i tuoi denti con il mio cucchiaino, poi li pulirò con uno spazzolino speciale e infine li sciacquerò con l'acqua.

Concentrarsi sugli aspetti positivi: il dentista deve cercare di concentrarsi sugli aspetti positivi della procedura. Ad esempio, potrebbe dire: "Dopo la pulizia dei suoi denti, questi saranno brillanti e puliti come le stelle del cielo".

Invito a fare domande: invitate il bambino a fare tutte le domande che desidera. Questo può aiutare il bambino a sentirsi più padrone della situazione e ad alleviare le sue preoccupazioni.

Spiegando in modo semplice e amichevole cosa accadrà durante la procedura, il dentista può contribuire ad alleviare la paura del bambino per l'ignoto e a prepararlo a un'esperienza dentale positiva.

Concentrarsi sul risultato

In effetti, concentrarsi sui risultati positivi può essere un modo molto efficace per aiutare i bambini a comprendere e apprezzare il valore delle visite odontoiatriche.

1. Evidenziare i risultati visibili: il dentista può descrivere l'aspetto dei denti dopo l'intervento. Per esempio, potrebbe dire: "Alla fine della nostra visita, i suoi denti saranno così brillanti e puliti che potrà vederci il suo riflesso".

2. Enfatizzare la sensazione di pulizia: oltre all'aspetto dei denti, si può parlare della loro sensazione. Potreste dire: "I vostri denti saranno così lisci e puliti. Sarà come avere una dentatura nuova".

3. Associare a emozioni positive: è possibile associare la sensazione di denti puliti a emozioni positive. Ad esempio, si può dire: "Ti sentirai benissimo con il tuo sorriso sano e luminoso. Sono sicuro che non riuscirai a smettere di sorridere.

4. Collegare alla salute generale: infine, si possono mettere in relazione denti puliti e sani con la salute generale del bambino. Per esempio, potreste dire: "Mantenere i denti puliti e sani è una parte molto importante del mantenimento della salute di tutto il corpo.

Queste spiegazioni possono aiutare i bambini a comprendere il valore delle visite odontoiatriche e ad anticipare i risultati positivi che possono aspettarsi. In questo modo possono sentirsi più a loro agio ed entusiasti della procedura.

Inclusione dei genitori

Il coinvolgimento dei genitori può essere fondamentale per aiutare il bambino a sentirsi sicuro e compreso durante una visita odontoiatrica.

Colloquio pre-procedura: prima della procedura, il dentista può parlare con i genitori e il bambino per spiegare cosa accadrà. I genitori possono rinforzare le parole del dentista e contribuire ad alleviare eventuali timori o preoccupazioni del bambino.

Sostegno durante la procedura: durante la procedura, se possibile, i genitori possono essere presenti nella stanza per offrire un sostegno emotivo. La vostra presenza può essere di grande conforto per il bambino.

Coinvolgimento nella narrazione: se il dentista usa la narrazione per spiegare la procedura, i genitori possono essere coinvolti nella storia. Ad esempio, possono svolgere un ruolo nella storia o contribuire ad aggiungere dettagli.

Colloquio post-procedura: dopo la procedura, il dentista può parlare di nuovo con i genitori e il bambino insieme. Possono discutere di come è andata la procedura, sottolineare i comportamenti positivi del bambino e parlare dei passi successivi per le cure dentistiche del bambino.

Coinvolgere i genitori nell'intero processo può fornire un ulteriore livello di supporto e sicurezza per il bambino. Questo può contribuire ad alleviare l'eventuale ansia del bambino e a far sì che si senta a suo agio e protetto durante la visita dal dentista.

L'obiettivo è quello di far sentire il bambino a proprio agio ed entusiasta della visita odontoiatrica, in modo da rendere l'esperienza molto più piacevole e meno stressante per tutti i soggetti coinvolti.

Durante la procedura

L'uso continuo di suggerimenti positivi durante la procedura può aiutare a mantenere il bambino calmo e collaborativo. Ecco come potrebbe fare un dentista:

Riconoscere la cooperazione: mentre il bambino si siede sulla poltrona e la procedura continua, il dentista può dire qualcosa come: "Stai facendo un ottimo lavoro per rimanere calmo e cooperare con me. Questo aiuta davvero a mantenere i tuoi denti forti e sani".

Elogio della calma: se il bambino rimane calmo durante la procedura, potete rinforzare questo comportamento con ulteriori elogi, ad esempio: "Sono impressionato dalla tua calma. Questo rende il mio lavoro molto più facile e aiuta anche te".

Concentratevi sui benefici: potete ripetere i benefici della collaborazione e della calma del bambino, ad esempio: "Restando calmo e lavorando con me, aiuti i tuoi denti a rimanere puliti e sani. È fantastico.

Questi commenti aiuteranno il bambino ad associare la visita dal dentista a esperienze e sentimenti positivi, che possono rendere meno stressanti le visite dentistiche future.

Dopo la procedura

È fondamentale rafforzare l'atteggiamento positivo del bambino nei confronti delle visite dentistiche dopo l'intervento. Ecco come il dentista può farlo:

Elogio dello sforzo: si può iniziare congratulandosi con il bambino per aver portato a termine la procedura. Potreste dire: "Oggi hai fatto un lavoro straordinario. Apprezzo molto la tua collaborazione".

Rafforzare i risultati: è possibile evidenziare i risultati positivi della procedura. Si potrebbe dire: "Guardi come sono puliti e sani i suoi denti ora. Dovresti essere molto orgoglioso di te stesso.

Concentrarsi sul futuro: infine, si può incoraggiare il bambino a recarsi in futuro dal dentista. Potreste dire: "Non vedo l'ora di rivederti per il prossimo controllo. Se continui a prenderti cura dei tuoi denti come hai fatto oggi, avrai sempre un sorriso sano e luminoso".

Questi commenti contribuiscono a rafforzare l'esperienza positiva del bambino e a creare un'associazione positiva con le visite dentistiche. Questo può rendere le visite future più facili e meno stressanti per il bambino.

L'uso di suggerimenti positivi può contribuire ad alleviare l'ansia del bambino e a promuovere un atteggiamento positivo nei confronti della visita dentistica. Concentrandosi sugli aspetti positivi della visita odontoiatrica, il dentista può aiutare il bambino ad associare la visita odontoiatrica a sentimenti di gioia ed eccitazione, piuttosto che di paura o ansia.

RACCONTO DI STORIE:

La narrazione di storie può essere uno strumento efficace per aiutare i bambini a comprendere e gestire le visite dentistiche.

Creare uno scenario

La creazione di uno scenario o di una storia è una tecnica efficace per rendere l'ambiente meno intimidatorio e più comprensibile per i bambini. Utilizzando metafore, il dentista può spiegare le procedure odontoiatriche in un modo che il bambino può comprendere e accettare. Per esempio, paragonare la cavità orale a un castello, i denti ai soldati che lo difendono e i batteri agli invasori può aiutare i bambini a capire l'importanza dell'igiene orale.

Inoltre, la creazione di un ambiente accogliente e attraente per i bambini può distrarli dalla procedura vera e propria. Ciò può comportare la decorazione dello studio dentistico con colori vivaci, personaggi dei cartoni animati o anche l'inserimento di giochi o attività ludiche.

Anche l'uso di un linguaggio e di termini adatti ai bambini è essenziale per metterli a proprio agio. Per esempio, invece di dire "Estraggo questo dente", l'operatore potrebbe dire "Aiuteremo questo dente da latte a essere rimosso in modo che un dente più grande e più forte possa prendere il suo posto".

Infine, incorporando elementi di gioco nello studio, il dentista può rendere la visita più divertente e meno spaventosa per i bambini. A tal fine, i bambini possono essere premiati con adesivi o piccoli giocattoli alla fine della visita, per rafforzare positivamente la loro esperienza dal dentista.

In breve, creando uno scenario o una storia, il dentista può trasformare l'esperienza odontoiatrica da qualcosa di potenzialmente spaventoso a qualcosa di comprensibile, educativo e persino eccitante per i bambini. Questo approccio può contribuire a creare un atteggiamento positivo nei confronti della salute dentale in generale, incoraggiare la collaborazione durante le visite odontoiatriche e incoraggiare i bambini ad adottare buone abitudini di igiene orale a lungo termine.

Ecco un modo per ampliare questo concetto:

Introduzione

Ecco come un dentista potrebbe introdurre una storia:

Inizio della storia: "Sapevate che i vostri denti sono come diamanti preziosi in una fortezza? Ma ci sono piccoli draghi, che sono batteri, che cercano di offuscare questi diamanti.

Descrizione del problema: "Questi piccoli draghi, i batteri, amano i dolci quanto voi e se non li fermiamo, possono appannare i vostri diamanti, rendendoli meno brillanti e meno forti.

Presentazione dell'eroe: "Ma non preoccupatevi, perché sono qui per aiutarvi. Come vostro dentista, sono come un coraggioso guardiano, dotato di strumenti magici per tenere a bada quei piccoli draghi e proteggere i vostri preziosi diamanti".

Invito alla collaborazione: "Ma ho bisogno del vostro coraggio. Ho bisogno che apriate bene la bocca, così potrò vedere tutti i vostri diamanti e assicurarmi che siano lucidi e forti. Siete pronti a difendere insieme la vostra fortezza?".

Promessa di successo: "Se lavoriamo insieme, possiamo mantenere i vostri diamanti, i vostri denti, brillanti, forti e sani. Siete pronti a imbarcarvi in questa entusiasmante missione?".

Questa narrazione trasforma la visita dal dentista in un'avventura eroica, aiutando i bambini a comprendere il processo e a sentirsi più a proprio agio e impegnati.

Sviluppo del conflitto

Poi il dentista può continuare la storia dicendo: "Questi piccoli mostri, o batteri, possono fare dei piccoli buchi nelle torri del vostro castello se non li fermiamo. Ma non si preoccupi, perché noi siamo qui proprio per questo".

Esatto, sviluppare il conflitto può rendere la storia più emozionante e coinvolgente per il bambino. Ecco un modo per ampliare questa parte della storia:

Descrizione del problema: "Questi piccoli mostri, i batteri, sono molto astuti. Se non li fermiamo, possono iniziare a creare dei piccoli tunnel nelle torri del vostro castello, rendendo le torri meno forti di quanto dovrebbero essere".

Aggravando il conflitto: "E una volta che i mostri hanno scavato un tunnel in una torre, è più facile che lo facciano di nuovo. Ecco perché è così importante fermarli prima che possano iniziare".

Promessa di soluzione: "Ma non si preoccupi, sono qui proprio per questo. Come vostro dentista, ho gli strumenti e le competenze per individuare questi piccoli mostri e fermarli prima che possano danneggiare il vostro castello".

Invito a partecipare: "Ma ho bisogno del tuo aiuto. Devi essere coraggioso e spalancare la bocca in modo che io possa vedere tutte le torri del tuo castello. Insieme, possiamo fermare questi mostri e mantenere il tuo castello forte e sano".

Sviluppando il conflitto in questo modo, il dentista può aiutare i bambini a capire l'importanza delle cure dentali e a sentirsi più coinvolti nel processo. Il risultato può essere una visita dentistica più positiva e meno stressante per il bambino.

Presentazione degli eroi

Presentandosi come l'eroe della storia, il dentista può contribuire ad alleviare eventuali paure o ansie del bambino.

Introduzione dell'eroe: "Come i coraggiosi cavalieri che proteggono i castelli nelle storie, io, come vostro dentista, sono qui per proteggere il vostro castello. Io e il mio team siamo come una squadra di cavalieri, pronti a difendervi dai piccoli mostri".

Descrizione degli strumenti: "Ho una serie di strumenti speciali, ognuno con una propria magia. Per esempio, il mio specchio dentale è come uno scudo magico che mi permette di vedere tutti gli angoli e le fessure del vostro castello. La mia sonda dentale è come una spada che mi aiuta a controllare se i mostri hanno scavato un tunnel.

Garanzia di protezione: "Con questi strumenti e il nostro coraggio, possiamo assicurarci che tutti i piccoli mostri siano scacciati e che il vostro castello, i vostri denti, rimangano forti e splendenti".

Invito a unirsi alla squadra: "Ma abbiamo bisogno del tuo aiuto. Devi essere il nostro principe o la nostra principessa coraggiosa, pronta ad aiutarci a difendere il tuo castello. Sei pronto a unirti a noi in questa avventura?".

Presentandosi come l'eroe e facendo sentire il bambino parte della squadra, il dentista può contribuire a rendere l'esperienza odontoiatrica più emozionante e meno intimidatoria per il bambino. In questo modo la visita dentistica può risultare più positiva e meno stressante.

Coinvolgere il bambino

Includendo il bambino come personaggio integrante della storia, si incoraggia la sua partecipazione attiva e si riduce la sua potenziale ansia. Vediamo come il dentista potrebbe continuare questa narrazione:

Fare del bambino un eroe: "Ma anche i cavalieri più coraggiosi hanno bisogno di aiuto. Ecco perché ho bisogno del tuo coraggio. Sei un guardiano fondamentale di questo castello: sei pronto ad assumerti questa responsabilità?".

Descrizione del compito del bambino: "Uno dei modi più importanti in cui puoi aiutarci è essere coraggioso e aprire la bocca quando te lo chiedo. In questo modo potrò vedere tutte le torri del tuo castello e assicurarmi che siano al sicuro dai mostriciattoli".

Elogio del coraggio del bambino: "So che puoi farcela, perché sei incredibilmente coraggioso. E ricorda che non sei solo. Siamo qui per aiutarti e insieme possiamo mantenere il tuo castello forte e splendente".

Chiusura o fine della storia

Dare al bambino un ruolo attivo e vitale nella storia può rendere l'esperienza più positiva e meno spaventosa. Ecco come il dentista potrebbe chiudere la storia:

Revisione del piano: "Allora, abbiamo parlato dei piccoli mostri, i batteri, che cercano di scavare un tunnel nelle torri del vostro castello, giusto? E abbiamo parlato di come noi, cavalieri dentali, difenderemo il vostro castello".

Conferma del ruolo del bambino: "Ma, soprattutto, abbiamo parlato di come sarai un coraggioso guardiano del tuo castello. Ci aiuterai spalancando la bocca quando è necessario ed essendo coraggioso durante tutto il processo.

Invito all'azione: "Allora, siete pronti a iniziare la nostra avventura? Siete pronti a difendere il vostro castello e ad assicurarvi che rimanga forte e splendente?".

Riconoscimento del coraggio del bambino: "So che puoi farcela, perché sei il tutore più coraggioso che conosca. Insieme, facciamo in modo che questa visita dal dentista sia un'avventura emozionante".

Dettaglio della procedura

Mantenere la narrazione durante la procedura può aiutare a mantenere il bambino impegnato e distratto da ogni possibile disagio. Ecco come potrebbe farlo il dentista:

Inizio della procedura: "Ora che sei un coraggioso guardiano, iniziamo la nostra avventura. Per prima cosa, userò il mio specchio magico per ispezionare tutte le torri del tuo castello. Questo non fa assolutamente male, è solo per permettermi di vedere tutto chiaramente".

Pulizia: "Ora userò la mia spazzola magica per scacciare i mostri batterici. Si sente un piccolo formicolio: è la magia in azione! Queste spazzole sono davvero brave a tenere a bada i mostri".

Controllo: "Poi userò la mia spada, nota anche come sonda dentale, per controllare se ci sono mostri nascosti. Non preoccupatevi, la mia spada è molto morbida e la uso solo per toccare delicatamente le torri per assicurarmi che siano solide.

Fine: "Abbiamo fatto un ottimo lavoro per difendere il vostro castello! Ora dobbiamo solo usare l'acqua magica per sciacquare via i mostri rimasti. Poi, potrete vedere come il vostro castello appare lucido e forte".

Mantenere l'anamnesi durante tutta la procedura può rendere la visita dal dentista più comprensibile e meno intimidatoria per il bambino. Può anche aiutare il bambino a capire lo scopo di ogni fase, facendolo sentire più a suo agio e sotto controllo.

Fine della storia

Alla fine della procedura, il dentista potrebbe concludere la storia con un lieto fine, dicendo qualcosa come: "Ce l'abbiamo fatta. Insieme, abbiamo protetto il tuo castello di denti dai mostri batterici. Ottimo lavoro!".

Questa narrazione può aiutare a sdrammatizzare la procedura odontoiatrica e a renderla più comprensibile e meno spaventosa per il bambino. Inquadrando la procedura come un'avventura emozionante, il dentista può contribuire a modificare l'atteggiamento del bambino nei confronti delle visite odontoiatriche e a rendere l'esperienza più piacevole e meno stressante.

Concludendo la storia in questo modo, l'operatore convalida le emozioni del bambino, rafforza il suo ruolo nel processo e fornisce una chiusura emozionante che può contribuire a ridurre l'ansia del bambino. In questo modo la visita odontoiatrica può diventare un'esperienza più positiva e meno spaventosa per il bambino.

Celebrazione del successo: "Ce l'abbiamo fatta. Siamo riusciti a proteggere il vostro castello dai piccoli mostri, i batteri. Il vostro castello, i vostri denti, sono ora più forti e splendenti che mai".

Elogio al ragazzo: "E tutto questo è stato possibile grazie al tuo coraggio e alla tua collaborazione. Sei stato un guardiano straordinario per il tuo castello e sono molto orgoglioso di te. Buon lavoro!".

Promemoria per una cura continua: "Ma ricorda, come coraggioso guardiano del tuo castello, è importante che tu continui a proteggerlo ogni giorno. Questo significa lavarsi i denti al mattino e alla sera ed evitare troppi dolci che piacciono tanto ai mostri".

Invito a future avventure: "Spero di vedervi la prossima volta per un'altra emozionante avventura per proteggere il vostro castello. Siete pronti?".

Concludendo la storia in questo modo, il dentista può aiutare il bambino a sentirsi realizzato, convalidato ed entusiasta delle future visite dentistiche. Questo può portare a un bambino più sicuro di sé e meno ansioso nelle future visite dentistiche.

SOLLIEVO DAL DOLORE E DAL DISAGIO

La gestione del dolore è uno degli usi più comuni dell'ipnosi in odontoiatria. Aiutando i bambini a distogliere la loro attenzione dalla sensazione di dolore e a orientarla verso sensazioni più piacevoli, l'ipnosi può fornire un efficace sollievo dal dolore.
Assolutamente corretto. L'ipnosi può essere uno strumento efficace per la gestione del dolore in odontoiatria pediatrica.

Qui di seguito illustriamo come può essere applicata:

1. **DISTRAZIONE DELL'ATTENZIONE**

La tecnica di distogliere l'attenzione è uno strumento utile in odontoiatria pediatrica per gestire l'ansia e la paura del dolore durante le procedure odontoiatriche.

Ecco un esempio di come si potrebbe utilizzare questa tecnica:

Il dentista potrebbe iniziare dicendo: "So che può sembrare un po' strano, ma vorrei che facesse qualcosa per me. Vorrei che chiudesse gli occhi e pensasse al suo posto preferito in tutto il mondo. Potrebbe essere un parco dove giocate, una spiaggia dove siete stati in vacanza, o anche un mondo immaginario. Voglio che immagini di essere lì in questo momento".

Mentre il bambino visualizza il suo luogo preferito, il dentista continua: "Ora, mentre sei in quel posto, voglio che pensi a come ci si sente. Riesci a sentire il calore del sole sulla pelle? Il profumo dei fiori nell'aria? Riesci a sentire il rumore delle onde dell'oceano o le foglie degli alberi che frusciano al vento?

Concentrandosi su queste sensazioni piacevoli, il bambino può distogliere l'attenzione dalla procedura odontoiatrica e provare meno paura o ansia.

Inoltre, il dentista può aiutare il bambino a concentrare la sua attenzione su diverse parti del corpo che non sono interessate dalla procedura odontoiatrica. Per esempio, il dentista potrebbe dire: "Ora, mentre sei ancora nella tua posizione preferita, vorrei che ti concentrassi sulle tue mani. Immagina come si sentono, come ogni dito si rilassa e come tutta la tensione si scioglie".

Chiedendo al bambino di concentrarsi su queste immagini e sensazioni piacevoli, il dentista può aiutare a distogliere l'attenzione del bambino dalla procedura odontoiatrica e a ridurre la percezione del dolore. Questa tecnica, se usata correttamente, può rendere l'esperienza dentale più confortevole e meno stressante per il bambino.

2. SUGGERIMENTO DI ANESTESIA

L'"anestesia ipnotica" è una tecnica che può essere utilizzata da un dentista esperto in ipnosi per ridurre al minimo la sensazione di dolore durante un intervento odontoiatrico. Ecco come potrebbe farlo un dentista:

Introduzione dell'idea
Introdurre una metafora di questo tipo nella conversazione può aiutare i bambini a capire meglio cosa accadrà durante la procedura odontoiatrica e a sentirsi più padroni della situazione.

Presentando l'anestesia come una "super abilità" della propria bocca, il dentista può ridurre l'ansia e la paura associate all'iniezione o alla procedura stessa. Quando l'anestesia inizia a funzionare, il bambino può essere incoraggiato a pensare che il suo "supereroe" stia facendo il suo lavoro, rendendo l'area della bocca "insensibile" per proteggerlo dal dolore.

Inoltre, questo approccio può anche incoraggiare un atteggiamento positivo nei confronti della salute orale. Incoraggiando il bambino a pensare alla sua bocca come a un "supereroe", il dentista può rafforzare l'importanza di tenere puliti denti e gengive per mantenere quel supereroe forte e sano.

Induzione dell'anestesia ipnotica
Questo è un modo efficace per introdurre l'anestesia ipnotica. Descrivendo la sensazione dell'anestesia come una "soffice coltre di neve" che ricopre l'area, il dentista può aiutare il bambino ad associare la sensazione di intorpidimento a qualcosa di morbido e confortevole piuttosto che a qualcosa di intimidatorio.

L'uso di metafore e di descrizioni ricche di immagini può aiutare i bambini a capire e ad accettare le sensazioni che provano durante una procedura odontoiatrica. Anche menzionare la "freddezza" può essere utile, poiché è probabile che l'anestesia faccia sentire la bocca fresca o fredda.

Pertanto, attraverso la suggestione e l'induzione, l'ipnosi può trasformare l'esperienza di una procedura odontoiatrica da qualcosa che potrebbe essere percepito come scomodo o spaventoso, in un'esperienza più positiva e gestibile. Per questo motivo, l'ipnosi può essere uno strumento prezioso in odontoiatria pediatrica, aiutando i bambini a gestire la loro paura e l'ansia e a vivere esperienze odontoiatriche più positive.

Rafforzamento dell'idea
Questa è un'ottima strategia di rinforzo. Parole e affermazioni positive ripetute durante la procedura odontoiatrica possono aiutare il bambino a concentrarsi sulla metafora del "superpotere", anziché pensare alla procedura stessa.

Durante la procedura, il dentista può continuare a incoraggiare il bambino a prestare attenzione alle sensazioni di freschezza e intorpidimento che il suo "superpotere" sta creando. Questo può aiutare a ridurre al minimo qualsiasi preoccupazione o timore che il bambino possa avere nei confronti della procedura odontoiatrica.

Inoltre, questo può far sentire il bambino più padrone di sé, in quanto l'enfasi è posta sul suo "superpotere" e su come lo protegge. Questo senso di controllo può essere particolarmente utile per ridurre l'ansia e incoraggiare la collaborazione durante le procedure odontoiatriche.

3. VISUALIZZAZIONE

La visualizzazione è una tecnica potente che può essere utilizzata in ipnosi per aiutare a gestire il dolore. Qui vi mostro come un dentista potrebbe guidare un bambino in questa visualizzazione:

Introduzione dell'immagine
Nell'ipnosi applicata all'odontoiatria pediatrica, una tecnica efficace consiste nel dare al bambino un'immagine chiara e gestibile che gli permetta di comprendere e controllare le sensazioni dell'anestesia. Una metafora spesso utilizzata è quella dell'"interruttore della luce".

L'interruttore della luce è un oggetto familiare alla maggior parte dei bambini e il suo funzionamento è facile da capire. Quando il dentista presenta questa immagine al bambino, gli fornisce uno strumento mentale che può utilizzare per elaborare ciò che sta accadendo durante la procedura odontoiatrica.

Inoltre, la metafora dell'interruttore promuove nel bambino un senso di controllo. Suggerendo che il bambino può "spegnere" le sensazioni nella bocca, gli viene data l'opportunità di sentire di avere un certo controllo durante la procedura odontoiatrica, il che può alleviare l'ansia o la paura.

Invece di concentrare l'attenzione del bambino sul "dolore" o sul "disagio", la metafora dell'interruttore si concentra sull'"insensibilità". In questo modo, riduce al minimo le associazioni negative che il bambino può avere con la procedura odontoiatrica.

Durante il trattamento, il dentista può ricordare al bambino la metafora dell'interruttore e rafforzare l'idea che può "spegnere" qualsiasi disagio. Ciò contribuisce a consolidare l'immagine nella mente del bambino e a migliorarne l'efficacia.

Spegnimento dell'interruttore

Durante la procedura, il dentista può rafforzare questa immagine ricordando al bambino: "Ricorda, l'interruttore è spento. La tua bocca è ancora confortevole e rilassata e questa sensazione rimarrà tale finché l'interruttore sarà spento.

In questo modo il bambino si concentra sull'idea di avere il controllo della sua esperienza e contribuisce a diminuire l'eventuale ansia. Anche dopo l'intervento, l'immagine dell'interruttore può essere utile al bambino per gestire l'eventuale disagio post-procedura, consentendogli di "premere" nuovamente l'interruttore quando si sente pronto.

Rafforzamento dell'immagine
Dopo la procedura, il dentista può permettere al bambino di "riaccendere l'interruttore" quando si sente pronto. Questo può

rafforzare l'idea che il bambino ha il controllo sul proprio corpo e sulle proprie sensazioni, aiutandolo a gestire qualsiasi disagio post-procedura in un modo che lo faccia sentire autorizzato e in controllo. Implementando queste tecniche di ipnosi nell'odontoiatria pediatrica, gli operatori possono creare un'esperienza più positiva per i bambini, aiutandoli ad alleviare le loro paure e ansie e assicurandosi che si sentano a loro agio e sicuri durante le visite odontoiatriche.

4. RAFFORZARE IL SUCCESSO

Il rinforzo positivo è uno strumento potente per aiutare i bambini ad acquisire fiducia e a diminuire l'ansia per le future visite dentistiche. Questo potrebbe essere un esempio di come il dentista potrebbe rafforzare il successo del bambino:

Elogio immediato

L'elogio immediato è una potente forma di rinforzo positivo. Dicendo al bambino che ha fatto un ottimo lavoro subito dopo la procedura, il dentista convalida i suoi sforzi e lo aiuta ad associare l'esperienza dentale a sentimenti di realizzazione e coraggio. Questo tipo di rinforzo può aumentare la fiducia del bambino nella sua capacità di gestire situazioni simili in futuro, riducendo così l'ansia in occasione delle future visite dentistiche. Inoltre, può contribuire a creare un atteggiamento più positivo nei confronti delle cure dentistiche in generale.

Evidenziare la capacità del bambino di gestire il dolore

Evidenziando la capacità del bambino di gestire il dolore, il dentista rafforza l'idea che il bambino abbia il controllo sul proprio corpo e sulle proprie esperienze. Questo può favorire un senso di empowerment e di autoefficacia, ovvero la fiducia nella propria capacità di gestire e superare le sfide.

Riconoscendo lo sforzo del bambino e la sua capacità di gestire la situazione, potete aiutarlo a sviluppare la fiducia nella sua capacità di gestire il dolore e altri aspetti potenzialmente impegnativi delle visite dentistiche. Questo può portare a un atteggiamento più positivo nei confronti delle cure odontoiatriche e può rendere le future visite odontoiatriche meno ansiose per il bambino.

Creare un'aspettativa positiva per il futuro
Creare aspettative positive per il futuro è una strategia efficace per ridurre l'ansia in occasione delle future visite odontoiatriche. Rassicurando il bambino sul fatto che sa già cosa fare e che il professionista sarà sempre presente per aiutarlo, si crea un senso di sicurezza e fiducia.

Questo tipo di commenti non solo rafforza l'idea che il bambino è in grado di affrontare le visite dentistiche, ma sottolinea anche che il dentista è un alleato fidato in questo processo. Questa combinazione può contribuire a ridurre l'ansia e a incoraggiare un atteggiamento più positivo nei confronti delle cure dentistiche in futuro.

Un esempio di come un dentista potrebbe utilizzare queste tecniche per rafforzare il successo dopo una procedura:

Elogi immediati: "Wow, sei stata bravissima, Sofia! Sei una ragazza davvero coraggiosa e hai gestito l'intera procedura come una campionessa".

Evidenziare la capacità del bambino di gestire il dolore: "Sono davvero colpito dal modo in cui hai usato la tua immaginazione per aiutarti durante l'intervento. Hai fatto un ottimo lavoro nel controllare le tue sensazioni. Dovresti essere molto orgoglioso di te stesso".

Creare un'aspettativa positiva per il futuro: "La prossima volta che verrai, saprai esattamente cosa fare. E si ricordi che se dovesse sentirsi nervoso o avere delle domande, sarò sempre qui ad aiutarla. Insieme, possiamo rendere la sua prossima visita ancora più facile".

Questi messaggi contribuiranno a rafforzare l'autoefficacia del bambino, cioè la sua fiducia nelle proprie capacità di gestire situazioni difficili, come le procedure dentistiche. Questo, a sua volta, può rendere le future visite dal dentista molto meno stressanti per il bambino.

PROMOZIONE DI ABITUDINI DI IGIENE ORALE

L'ipnosi può essere uno strumento molto efficace per aiutare i bambini ad adottare buone abitudini di igiene orale. L'ipnosi è un processo di comunicazione che aiuta le persone ad accettare nuove idee o comportamenti. Nel caso dell'igiene orale, può essere utilizzata per aiutare i bambini a comprendere l'importanza di prendersi cura dei propri denti e ad adottare pratiche sane con maggiore costanza.

Suggerimenti positivi

Le suggestioni positive sono una parte fondamentale dell'ipnosi e possono essere particolarmente efficaci se utilizzate con i bambini. Queste suggestioni possono includere affermazioni come "Ti piace la sensazione di avere denti puliti e freschi" o "Lavarsi i denti e usare il filo interdentale ti fa sentire forte e in salute". Se ripetute in stato ipnotico, queste suggestioni possono aiutare i bambini ad associare la cura dei denti a sensazioni positive, motivandoli a mantenere buone abitudini di igiene orale.

Visualizzazione

Anche la visualizzazione può essere una tecnica molto efficace per incoraggiare le buone abitudini di igiene orale nei bambini. Per esempio, il dentista potrebbe guidare il bambino a immaginare di essere un supereroe che combatte gli "insetti dello zucchero" con lo spazzolino e il filo interdentale. Questa visualizzazione giocosa e coinvolgente può rendere la cura dei denti più divertente ed emozionante.

Suggerimenti post-ipnotici

Dopo la seduta di ipnosi, il dentista potrebbe dare suggerimenti post-ipnotici per rafforzare le nuove abitudini. Potrebbe suggerire, ad esempio, che ogni volta che il bambino vede il suo spazzolino, sentirà una forte motivazione a usarlo.

Rafforzamento della routine

L'ipnosi può anche aiutare a rafforzare la routine di igiene orale. Il dentista potrebbe suggerire che lo spazzolino e il filo interdentale facciano parte della routine quotidiana del bambino, proprio come vestirsi o mangiare.

È importante ricordare che l'ipnosi deve essere eseguita da un professionista esperto e che ogni bambino è unico. Pertanto, le tecniche e gli approcci specifici possono variare a seconda delle esigenze individuali del bambino. Tuttavia, con il giusto approccio, l'ipnosi può essere uno strumento prezioso per incoraggiare le buone abitudini di igiene orale nei bambini.

PASSI DELL'IPNOSI PER PROMUOVERE L'IGIENE DENTALE

L'ipnosi può essere uno strumento efficace per aiutare i bambini ad apprendere e adottare sane abitudini di igiene orale, come lavarsi i denti. Ecco come l'ipnosi può essere utilizzata per insegnare ai bambini a lavarsi i denti attraverso le visualizzazioni.

Induzione e rilassamento: Il primo passo è aiutare il bambino a raggiungere uno stato di rilassamento profondo. I dentisti pediatrici o gli ipnoterapeuti possono utilizzare tecniche di respirazione profonda, visualizzazione e suggestioni di rilassamento per raggiungere questo obiettivo. Ad esempio, possono guidare il bambino a immaginare di trovarsi in un luogo preferito, come un parco o una spiaggia, e a percepire la calma e la tranquillità di quel luogo.

Visualizzazione della placca: una volta rilassati, il terapeuta può guidarvi a visualizzare la placca sui denti. Potrebbe descriverla come un "mostro appiccicoso" che si attacca ai denti e causa problemi se non viene rimossa.

Visualizzazione dello spazzolamento dei denti: Successivamente, il dentista può guidare il bambino a visualizzare il processo di spazzolamento dei denti. Potrebbe descrivere lo spazzolino come un "supereroe" che lotta contro il "mostro appiccicoso", rimuovendo la placca dai denti. Dovrebbe sottolineare l'importanza di spazzolare tutte le aree della bocca, compresi i denti posteriori e le gengive.

Visualizzazione del risultato finale: infine, l'odontoiatra può guidare il bambino a visualizzare la sensazione di avere una bocca pulita e fresca dopo lo spazzolamento. Potrebbero descrivere la sensazione di freschezza e pulizia e come questa contribuisca a mantenere sani denti e gengive.

Suggerimenti post-ipnotici: dopo la seduta di ipnosi, il dentista potrebbe dare suggerimenti post-ipnotici per aiutare il bambino a ricordare e ad applicare ciò che ha imparato. Per esempio, potrebbe suggerire che ogni volta che il bambino vede il suo spazzolino, ricorderà la visualizzazione e sarà motivato a spazzolare correttamente.

GESTIONE DI PROBLEMI SPECIFICI

L'ipnosi può essere uno strumento efficace per gestire problemi specifici nello studio dentistico.

SALIVAZIONE ECCESSIVA

La tecnica di ipnosi per controllare l'eccessiva salivazione si basa sul principio della suggestione e della visualizzazione. L'obiettivo è quello di aiutare il bambino a sentirsi più padrone del proprio corpo e delle proprie risposte fisiche, in modo da diminuire l'ansia e migliorare la collaborazione durante la procedura odontoiatrica.

Di seguito viene illustrato un approccio più dettagliato all'applicazione di questa tecnica:

Inizio della seduta: la seduta di ipnosi inizia con il dentista che aiuta il bambino a entrare in uno stato di rilassamento. Ciò potrebbe comportare tecniche di respirazione profonda, rilassamento muscolare progressivo o la visualizzazione di un luogo sicuro e rilassante.

Introduzione dell'immagine: Una volta che il bambino si è rilassato, il dentista introduce l'immagine del rubinetto. Potrebbe dire qualcosa del tipo: "Immaginate che ci sia un piccolo rubinetto nella vostra bocca. Questo rubinetto controlla la quantità di saliva che producete, proprio come un rubinetto controlla la quantità di acqua che esce".

Uso dell'immagine: Successivamente, guidate il bambino attraverso l'immagine, dicendo qualcosa del tipo: "Ora, visualizzate come si gira il rubinetto per chiuderlo. Quando lo chiudi, la quantità di saliva che produci inizia a diminuire. Puoi sentire la tua bocca sempre più asciutta mentre chiudi il rubinetto".

Rafforzare l'immagine: Durante la procedura odontoiatrica, si può continuare a rinforzare questa immagine. Si potrebbe dire: "Ricorda il tuo rubinetto. Ricorda come puoi girarlo per controllare la quantità di saliva che produci".

MORSI ALLA LINGUA

L'ipnosi può essere uno strumento efficace per aiutare i bambini a non mordersi la lingua durante gli interventi odontoiatrici. Ecco un approccio più dettagliato a come questa tecnica potrebbe essere applicata:

Inizio della seduta: come per la tecnica per la salivazione eccessiva, la seduta di ipnosi inizia con il dentista che aiuta il bambino a entrare in uno stato di rilassamento. Ciò potrebbe comportare tecniche di respirazione profonda o di visualizzazione.

Introduzione dell'immagine: L'introduzione di immagini è una componente essenziale dell'ipnosi. In questo caso, l'immagine di un pesce veloce e agile può aiutare il bambino a visualizzare la sua lingua come qualcosa che può muoversi rapidamente per evitare il pericolo, in questo caso, il morso durante una procedura dentistica.
L'analogia del pesce in uno stagno tranquillo può aiutare il bambino a rilassarsi e a sentirsi al sicuro. Inoltre, sottolineando che il pesce è abbastanza veloce da nuotare lontano da qualsiasi minaccia, il dentista rafforza l'idea che la lingua del bambino possa muoversi rapidamente per evitare di essere morsa.

Questa immagine non solo può contribuire a ridurre la probabilità che il bambino si morda la lingua, ma può anche contribuire a ridurre l'ansia che il bambino può avere nei confronti della procedura odontoiatrica. L'immagine del pesce può essere un'utile distrazione, che può aiutare a distogliere l'attenzione del bambino da eventuali paure o preoccupazioni.

Uso dell'immagine: l'uso continuo dell'immagine, durante la procedura odontoiatrica, aiuta a rafforzare la suggestione e a mantenere il bambino concentrato sull'immagine piuttosto che su eventuali disagi o paure.
Guidando il bambino attraverso l'immagine della lingua, come un pesce agile che si allontana rapidamente quando i denti si avvicinano, il dentista lo aiuta a visualizzare come può controllare la lingua per tenerla al sicuro.
La ripetizione di questa immagine e l'associazione della lingua con l'agile pesce possono contribuire ad aumentare l'efficacia della suggestione. Ogni volta che il bambino sente che i suoi denti si avvicinano alla lingua, può venirgli in mente l'immagine del pesce che nuota via velocemente, che a sua volta può indurlo a muovere la lingua per evitare di morderla.

Rinforzo dell'immagine: il rinforzo dell'immagine durante la procedura odontoiatrica è una componente essenziale di questa tecnica di ipnosi. L'obiettivo è quello di mantenere l'immagine nella mente del bambino e di rafforzare l'idea che la sua lingua possa muoversi rapidamente per evitare di essere morsa, proprio come il pesce nella visualizzazione.
Torniamo all'esempio del dentista che dice: "Ricorda il tuo pesce. Ricorda quanto è veloce e agile e come sa sempre dove trovarsi per essere al sicuro". Questo richiamo costante aiuta a mantenere

l'attenzione del bambino sull'immagine del pesce e rafforza l'associazione tra la sua lingua e il pesce agile e sicuro.

Inoltre, queste parole trasmettono un messaggio di sicurezza e controllo, che possono contribuire a ridurre l'ansia e la paura del bambino durante la procedura odontoiatrica.

È importante che queste frasi vengano ripetute con regolarità e coerenza durante tutta la procedura per massimizzarne l'efficacia. L'ipnosi richiede una concentrazione continua e il mantenimento dell'immagine nella mente del bambino per essere più efficace.

PAURA DEGLI AGHI

La paura degli aghi, o tripanofobia, è comune nei bambini e negli adulti. L'ipnosi può essere uno strumento efficace per contribuire ad alleviare questa paura ridefinendo il modo in cui il bambino percepisce l'ago. Ecco un approccio più dettagliato a come questa tecnica potrebbe essere applicata:

Inizio della seduta: come per le tecniche precedenti, la seduta di ipnosi inizia aiutando il bambino a entrare in uno stato di rilassamento. Questo può includere tecniche di respirazione profonda o la visualizzazione di un luogo o di una situazione calma.

Introduzione dell'immagine: A questo punto, l'obiettivo è cambiare la percezione che il bambino ha dell'ago, trasformandolo da qualcosa di potenzialmente spaventoso a qualcosa di molto più gestibile e meno minaccioso.

Presentando l'ago come una piccola formica, il dentista minimizza la minaccia percepita. Le formiche sono creature di piccole dimensioni e, sebbene possano pungere, la loro puntura è generalmente lieve e più simile a un formicolio che a un dolore acuto e prolungato.

Suggerendo che l'ago darà solo "un tocco leggero", si dà al bambino un'aspettativa gestibile di ciò che potrebbe sentire. Invece di prevedere un forte dolore, il bambino può iniziare a prevedere solo un leggero formicolio, che è molto meno spaventoso.

Inoltre, dicendo che "le formiche sono piccole e non fanno danni reali", il dentista rafforza l'idea che l'ago, come la formica, non provocherà danni significativi o duraturi.

Questi cambiamenti di percezione possono contribuire a ridurre l'ansia del bambino e a farlo sentire più a suo agio durante la procedura.

Uso dell'immagine: Dopo aver introdotto l'immagine della formica, il dentista può continuare a rinforzarla durante la procedura. Dicendo: "Ricorda la formica. Senti un piccolo tocco, come un leggero formicolio, ma non è nulla di cui preoccuparsi", ricorda al bambino l'immagine della formica e rafforza l'idea che la sensazione che proverà è paragonabile a una leggera puntura di formica e non è nulla di cui preoccuparsi.

L'uso continuo dell'immagine durante la procedura aiuta a mantenere l'immagine nella mente del bambino e a distogliere la sua attenzione da eventuali timori per l'iniezione. Mantenendo il bambino concentrato sull'immagine della formica e della sua leggera puntura, il dentista può contribuire a ridurre l'ansia del bambino e a rendere la procedura un'esperienza più positiva.

È importante che il dentista parli con un tono calmo e rassicurante durante tutto il processo per mantenere il bambino rilassato e ricettivo ai suggerimenti.

Rinforzo dell'immagine: ipnosi. Lo scopo è quello di mantenere l'immagine nella mente del bambino e di rafforzare l'idea che la

sensazione dell'ago è solo un piccolo solletico, simile al tocco di una formica.
Il dentista può ripetere l'analogia con la formica più volte durante la procedura per mantenere l'attenzione del bambino sull'immagine e sulla sensazione associata. Ad esempio, si può dire: "Ricorda la formica. Senti come ti dà un piccolo tocco, solo un leggero solletico. Questo promemoria costante può aiutare a distrarre il bambino dalla procedura stessa e a concentrare la sua attenzione sull'immagine della formica e sul piccolo solletico. Questo può far sentire il bambino più a suo agio e meno ansioso durante la procedura.

È importante notare che l'ipnosi non sostituisce la necessità di un'anestesia locale o di altre tecniche di gestione del dolore durante le procedure odontoiatriche. Tuttavia, può essere uno strumento prezioso per ridurre l'ansia e migliorare l'esperienza complessiva del bambino.

IRREQUIETEZZA O INCAPACITÀ DI STARE SEDUTI

L'ipnosi può essere uno strumento molto utile per aiutare i bambini che hanno difficoltà a stare fermi durante le procedure odontoiatriche. Ecco un approccio più dettagliato a come questa tecnica potrebbe essere applicata:

Inizio della seduta: come sempre, la seduta di ipnosi inizia aiutando il bambino a entrare in uno stato di rilassamento. Questo può includere tecniche di respirazione profonda o la visualizzazione di un luogo o di una situazione tranquillizzante.

Introduzione dell'immagine: Una volta che il bambino è rilassato, il dentista introduce l'immagine della nuvola. Ad esempio, potrebbe dire: "Immagina di essere sdraiato su una nuvola confortevole. In questa visualizzazione, la nuvola rappresenta un luogo sicuro e confortevole. Dicendo che il bambino è sdraiato sulla nuvola, si suggerisce che si trova in un luogo dove può sentirsi totalmente rilassato.

Dicendo "questa nuvola ti tiene al sicuro e ti aiuta a sentirti calmo e rilassato", il dentista rafforza l'idea di sicurezza e rassicurazione. Questo può aiutare il bambino a sentirsi più sicuro di sé e a ridurre l'eventuale ansia per la procedura odontoiatrica.

Infine, suggerendo che nella nuvola "il tuo corpo si sente così leggero e comodo che non senti il bisogno di muoverti", il dentista mette nella mente del bambino l'idea che non c'è bisogno di muoversi, il che può essere particolarmente utile per i bambini che hanno difficoltà a stare fermi durante le procedure dentistiche.

Questi suggerimenti possono aiutare il bambino a raggiungere uno stato di rilassamento profondo, in cui si sente sicuro, a suo agio e senza bisogno di muoversi.

Uso di immagini: Naturalmente, a questo punto della procedura, il dentista utilizza l'ipnosi per aiutare il bambino a rimanere calmo e immobile durante l'intervento odontoiatrico. Ciò avviene rafforzando l'immagine della nuvola che è stata introdotta in precedenza.

"Senti la nuvola che ti circonda, che ti sostiene": in questo caso, il dentista guida il bambino a visualizzare la nuvola come una forza avvolgente e di sostegno. Questa immagine può dare un senso di sicurezza, poiché la nuvola è rappresentata come qualcosa che sostiene il bambino e lo tiene al sicuro. Ciò può contribuire ad alleviare la paura o il nervosismo che il bambino può avere nei confronti della procedura odontoiatrica.

"Senti il tuo corpo che diventa leggero e rilassato": questo suggerimento può aiutare il bambino a entrare in uno stato di rilassamento ancora più profondo. Visualizzando il proprio corpo che diventa leggero, il bambino può iniziare a sciogliere eventuali tensioni, il che può contribuire a ridurre il disagio durante la procedura.

"Non c'è bisogno di muoversi, goditi la sensazione di essere in questa nuvola confortevole e sicura": questa è un'affermazione fondamentale. Dicendo al bambino che non deve muoversi, il dentista gli dà il permesso di rilassarsi completamente e di essere semplicemente presente nel momento. Questo può aiutare i bambini che normalmente hanno difficoltà a stare seduti a sentire che possono rilassarsi e stare fermi durante la procedura.

In sintesi, l'uso del cloud imaging durante la procedura può aiutare a mantenere il bambino rilassato, calmo e fermo, favorendo una procedura odontoiatrica più agevole e meno stressante per tutte le parti coinvolte.

Rinforzo dell'immagine: un costante rinforzo dell'immagine durante la procedura è essenziale per mantenere il bambino in uno stato di rilassamento e di calma. Questo rinforzo può avvenire in vari modi, tra cui:
1. *Ripetizione dell'analogia:* il dentista può ripetere l'analogia della nuvola più volte durante la procedura. Può includere frasi come "Ricorda la nuvola. Senti come ti sostiene e ti circonda" o "Senti come il tuo corpo diventa leggero e rilassato nella nuvola". Questa ripetizione può aiutare il bambino a concentrarsi sull'immagine della nuvola e sulla sensazione di leggerezza e rilassamento ad essa associata.

2. *Richiami al comfort:* oltre a ripetere l'analogia, potete ricordare al bambino le sensazioni di comfort associate alla nuvola. Si possono usare frasi come "Senti come la nuvola ti tiene comodo e al sicuro" o "Goditi la sensazione di essere in questa nuvola confortevole".
3. *Rinforzo dell'immobilità:* infine, si può rafforzare l'idea che non c'è bisogno di muoversi. Si possono usare frasi come "Non c'è bisogno di muoversi. Godetevi la sensazione di essere nella nuvola".

Questa tecnica può aiutare i bambini a sentirsi più tranquilli e rilassati durante la procedura odontoiatrica, riducendo la necessità di muoversi. Tuttavia, deve essere sempre applicata da un professionista esperto e con il consenso dei genitori o di chi ne fa le veci.

ETICA IN IPNODONZIA

L'uso dell'ipnosi in odontoiatria, come in qualsiasi altra disciplina medica o terapeutica, deve essere radicato in solidi principi etici. In questo senso, l'etica dell'ipnodonzia aderisce ai principi generali dell'etica medica.

AUTONOMIA E CONSENSO INFORMATO

Il principio di autonomia è uno dei fondamenti più importanti dell'etica medica e odontoiatrica. Questo principio sostiene che ogni individuo ha il diritto di prendere decisioni sul proprio corpo e sulla cura della propria salute. In ipnodonzia, l'autonomia del paziente è essenziale e deve essere sempre rispettata.

Il consenso informato è un aspetto critico dell'autonomia del paziente. Prima di qualsiasi procedura odontoiatrica, compreso l'uso dell'ipnosi, i dentisti devono ottenere il consenso informato del paziente o del suo rappresentante legale, nel caso dei bambini. Il consenso informato non è semplicemente un documento che il paziente firma, ma è un processo che implica comunicazione e comprensione.

Perché il consenso sia informato, il paziente deve essere istruito su tutti gli aspetti rilevanti della procedura proposta. Nel caso dell'ipnosi, ciò può includere una spiegazione di cosa sia l'ipnosi, di come funzioni, di come venga utilizzata in odontoiatria, dei benefici che può apportare e dei potenziali rischi associati.

Inoltre, i pazienti devono essere informati sulle alternative all'ipnosi. Ad esempio, se un paziente ha paura delle procedure odontoiatriche, deve essere informato che, oltre all'ipnosi, sono disponibili altre tecniche e strumenti per gestire l'ansia, come la sedazione cosciente, la distrazione, la terapia cognitivo-comportamentale, ecc.

Infine, è importante notare che il consenso informato è un processo continuo, non un evento unico. I dentisti devono essere pronti a rispondere a tutte le domande che possono sorgere prima, durante o dopo la procedura. Inoltre, i pazienti devono sempre avere il diritto di ritirare il proprio consenso in qualsiasi momento, senza alcuna ripercussione.

BENEFICENZA E NON-MALEFICENZA

I principi di beneficenza e non-maleficenza sono fondamentali nell'etica medica e odontoiatrica e si applicano anche nel campo dell'ipnodonzia. La beneficenza si riferisce all'obbligo di agire nel miglior interesse del paziente, mentre la non-maleficenza si riferisce all'obbligo di non nuocere.

BENEFICENZA Nel contesto dell'ipnodonzia, la beneficenza implica l'uso dell'ipnosi a beneficio del paziente. Ciò può includere la riduzione dell'ansia e della paura, la minimizzazione del dolore e del disagio o il miglioramento della cooperazione del paziente durante le procedure odontoiatriche. L'obiettivo dovrebbe essere sempre quello di migliorare l'esperienza del paziente e di fornire le migliori cure odontoiatriche possibili. Tuttavia, i benefici dell'ipnosi devono essere valutati caso per caso, considerando le esigenze, le preferenze e le circostanze del paziente.

NON-MALEFICENZA Il principio di non-maleficenza significa che i dentisti dovrebbero fare tutto il possibile per evitare di causare danni ai loro pazienti. In ipnodonzia, ciò significa utilizzare l'ipnosi in modo sicuro e appropriato. I dentisti devono essere adeguatamente addestrati alle tecniche di ipnosi e devono usarle con attenzione per evitare qualsiasi potenziale danno. Ad esempio, l'ipnosi non deve essere usata per costringere un paziente a sottoporsi a una procedura odontoiatrica contro la sua volontà, perché ciò potrebbe causare un disagio psicologico.

Inoltre, va notato che sebbene l'ipnosi abbia un ottimo profilo di sicurezza e sia generalmente considerata priva di effetti collaterali gravi, ci possono essere casi in cui non è appropriata. Ad esempio, alcune persone possono trovare l'esperienza dell'ipnosi disorientante o inquietante, soprattutto se soffrono di alcuni disturbi mentali. Pertanto, i dentisti dovrebbero valutare attentamente l'idoneità dell'ipnosi per ciascun paziente e dovrebbero essere disposti a prendere in considerazione alternative se necessario.

GIUSTIZIA

La giustizia, uno dei pilastri fondamentali dell'etica medica e odontoiatrica, sostiene che i pazienti devono essere trattati in modo equo e che le risorse sanitarie devono essere distribuite in modo giusto. Se applichiamo questo principio all'ipnodonzia, vediamo che ha una serie di implicazioni profonde e significative per la pratica.

Una di queste implicazioni riguarda l'accesso all'ipodonzia. In un mondo ideale, tutti i pazienti avrebbero lo stesso livello di accesso all'ipnodonzia, indipendentemente dal contesto socio-economico, dal sesso, dall'età, dalla religione, dall'etnia o da altre caratteristiche personali. Tuttavia, nella realtà, a volte vediamo che l'ipnodonzia può essere percepita come un servizio di lusso disponibile solo per i pazienti più ricchi. È una situazione che dobbiamo sforzarci di cambiare.

I dentisti hanno un ruolo importante da svolgere nel rendere l'ipnodonzia più accessibile a tutti i pazienti che potrebbero trarne beneficio. Ciò potrebbe comportare l'offerta dell'ipnodonzia come opzione all'interno della loro pratica di routine. Potrebbero anche lavorare per formare reti di riferimento, in modo che i pazienti che necessitano di servizi ipodontici possano essere facilmente indirizzati a colleghi esperti del settore.

Un'altra implicazione del principio di giustizia è che l'ipnosi deve essere usata in modo equo. La decisione di ricorrere all'ipnosi non deve essere presa sulla base di fattori irrilevanti, come la razza o il sesso del paziente. Dovrebbe invece basarsi sulla necessità clinica del paziente e sulla sua idoneità all'ipnosi. I pazienti che hanno più da guadagnare dall'ipnosi, come quelli con un alto livello di ansia odontoiatrica o con un bisogno particolarmente forte di sollievo dal dolore, dovrebbero avere l'opportunità di beneficiarne.

Infine, dobbiamo anche considerare come vengono distribuiti i benefici e i rischi dell'ipnosi. Questo è un aspetto fondamentale dell'equità in ipnodonzia. I benefici dell'ipnosi, come la riduzione del dolore e dell'ansia, dovrebbero essere disponibili per tutti i pazienti che potrebbero beneficiarne. Allo stesso modo, gli eventuali rischi associati all'ipnosi devono essere comunicati chiaramente ai pazienti, in modo che possano prendere decisioni informate sulle loro cure.

CURA CONTINUA

Il concetto di continuum of care si riferisce all'assistenza completa e costante che un operatore sanitario fornisce a un paziente nel corso del tempo. Nel campo dell'ipnodonzia, ciò significa non solo utilizzare l'ipnosi durante le procedure odontoiatriche per aiutare a gestire il dolore e l'ansia del paziente, ma anche incorporare l'ipnosi nel piano di cura dentale complessivo del paziente.

L'uso dell'ipnosi come componente del continuum di cura può includere:

- Consultazioni di follow-up: dopo un intervento odontoiatrico in cui è stata utilizzata l'ipnosi, il dentista può fissare appuntamenti di follow-up per esaminare i progressi del paziente, affrontare eventuali preoccupazioni o problemi emersi e, se necessario, modificare l'approccio dell'ipnosi.
- Rinforzo delle suggestioni ipnotiche: durante gli appuntamenti di follow-up, il dentista può rinforzare le suggestioni ipnotiche somministrate durante la procedura odontoiatrica. Questo può aiutare a mantenere i benefici a lungo termine dell'ipnosi, come la riduzione del dolore e dell'ansia.
- Formazione all'autoipnosi: il dentista può istruire il paziente sulle tecniche di autoipnosi da utilizzare a casa per gestire il

dolore dentale o l'ansia. In questo modo il paziente può assumere un ruolo attivo nella cura dei denti e trovare sollievo al di fuori dello studio dentistico.

Fornendo un continuum di cure, il dentista può non solo contribuire a migliorare i risultati della salute dentale del paziente, ma anche costruire un rapporto di fiducia e garantire che il paziente si senta sostenuto e assistito durante tutto il processo di cura dentale.

FORMAZIONE E COMPETENZA

La formazione e la competenza sono fondamentali per l'uso etico dell'ipnosi in odontoiatria. È fondamentale che i dentisti che utilizzano l'ipnosi nel loro studio siano adeguatamente istruiti e formati alle tecniche ipnotiche.

La formazione all'ipnosi deve comprendere i concetti di base dell'ipnosi, i metodi di induzione ipnotica, le tattiche per gestire le sfide che possono sorgere durante l'ipnosi e come incorporare l'ipnosi nella pratica odontoiatrica. Questa formazione può essere acquisita attraverso corsi di ipnosi, workshop e programmi di formazione specializzati. Può anche essere utile rivolgersi a un dentista esperto in ipnosi.

D'altra parte, la competenza nell'ipnosi non si ottiene solo con la formazione. Richiede anche pratica ed esperienza. I dentisti dovrebbero provare le tecniche e utilizzarle in ambito clinico sotto la supervisione di un mentore o di un supervisore esperto, finché non dimostrano di essere competenti. Anche tenersi aggiornati sugli ultimi sviluppi e sulla ricerca nel campo dell'ipnosi e cercare una formazione continua per perfezionare e aggiornare le competenze fa parte della competenza.

È fondamentale notare che l'uso dell'ipnosi in odontoiatria deve seguire le linee guida etiche e professionali e i dentisti devono rispettare i limiti della loro formazione e competenza. Nei casi in cui un dentista non si senta preparato a utilizzare l'ipnosi, dovrebbe indirizzare il paziente a un collega qualificato a farlo.

ONESTÀ E TRASPARENZA

Onestà e trasparenza sono pilastri essenziali dell'etica dell'ipnodonzia. È indispensabile che i professionisti dell'odontoiatria mantengano integrità e chiarezza nelle loro interazioni con i pazienti quando si tratta dell'uso dell'ipnosi.

In sostanza, i dentisti devono essere sinceri sulle loro capacità e sui loro limiti nell'uso dell'ipnosi. Dovrebbero dichiarare onestamente il loro livello di formazione e competenza, la natura dei potenziali benefici e rischi associati all'ipnosi e il ruolo dell'ipnosi nel piano di trattamento complessivo del paziente.

Inoltre, i dentisti hanno la responsabilità di essere trasparenti su come intendono implementare l'ipnosi nel trattamento del paziente. Ciò significa spiegare in modo chiaro e semplice di cosa si tratta, come funziona, cosa il paziente può aspettarsi durante la seduta e come l'ipnosi viene integrata nel piano di trattamento.

È altrettanto fondamentale che i dentisti siano aperti sui costi che possono essere associati all'uso dell'ipnosi. Dovrebbero fornire stime chiare dei costi prima del trattamento per evitare ogni possibile malinteso o sorpresa nelle fatture successive.

L'onestà e la trasparenza non solo rispettano i principi etici, ma rafforzano anche il rapporto di fiducia con il paziente, migliorando l'efficacia dell'ipnosi e la soddisfazione complessiva del paziente per le cure ricevute.

RESPONSABILITÀ NEI CONFRONTI DEI PAZIENTI

I dentisti hanno una responsabilità fondamentale nei confronti dei loro pazienti. Questa responsabilità comporta non solo la fornitura di cure odontoiatriche competenti ed efficaci, ma anche la garanzia che i trattamenti e le tecniche utilizzate siano i più appropriati per ogni singolo paziente.

Un aspetto importante di questa responsabilità è l'attenta valutazione dell'appropriatezza dell'ipnosi nel trattamento odontoiatrico. Sebbene possa essere una risorsa preziosa per molti pazienti, non sarà l'opzione più appropriata per tutti. I pazienti con determinate condizioni mediche o psicologiche possono non essere buoni candidati all'ipnosi. Ad esempio, le persone affette da alcune patologie psichiatriche, come la schizofrenia, possono incontrare difficoltà o complicazioni con l'ipnosi.

L'ipnosi richiede una certa dose di concentrazione e cooperazione da parte del paziente, che per alcuni può essere impegnativa. Pertanto, i dentisti dovrebbero valutare attentamente l'idoneità dell'ipnosi per ogni paziente prima di procedere.

Se si stabilisce che l'ipnosi non è l'approccio più appropriato, i dentisti devono essere pronti a considerare e discutere le alternative con i loro pazienti. Queste possono includere altri metodi di gestione del dolore e dell'ansia, come i farmaci, la terapia cognitivo-comportamentale o le tecniche di rilassamento.

In definitiva, la responsabilità dei dentisti nei confronti dei loro pazienti significa mettere al primo posto gli interessi e il benessere del paziente, e questo include prendere decisioni informate ed etiche sull'uso dell'ipnosi nella pratica odontoiatrica.

CONSENSO INFORMATO

Il consenso informato è una componente essenziale di qualsiasi procedura medica o odontoiatrica, compreso l'uso dell'ipnosi. Questo processo comporta la condivisione con il paziente di tutte le informazioni necessarie sull'ipnosi, tra cui il suo scopo, le procedure da seguire, i potenziali benefici e i rischi associati.

I dentisti hanno la responsabilità di spiegare chiaramente cos'è l'ipnosi e come verrà utilizzata nel contesto del trattamento odontoiatrico. La spiegazione deve riguardare aspetti quali il fatto che non si tratta di uno stato di incoscienza, che il paziente avrà sempre il controllo e che potrà scegliere di interrompere l'ipnosi in qualsiasi momento.

Per quanto riguarda i potenziali benefici, i dentisti dovrebbero discutere di come l'ipnosi possa aiutare a gestire il dolore e l'ansia, ridurre la necessità di farmaci e migliorare l'esperienza complessiva del paziente durante il trattamento odontoiatrico. Tuttavia, è anche fondamentale discutere i possibili rischi, sebbene questi siano generalmente bassi con l'ipnosi se eseguita da un professionista esperto.

I pazienti devono avere la possibilità di porre domande ed esprimere eventuali dubbi. È importante che il dentista ascolti e risponda a queste domande in modo onesto e trasparente. Solo dopo che il paziente ha ricevuto tutte le informazioni necessarie e ha avuto l'opportunità di valutarle, gli si deve chiedere il consenso a procedere con l'ipnosi.

USO APPROPRIATO DELL'IPNOSI

L'ipnosi, come qualsiasi strumento terapeutico, deve essere utilizzata con integrità, rispetto e nel migliore interesse del paziente. L'uso dell'ipnosi per manipolare o ingannare i pazienti non solo è eticamente inappropriato, ma può anche essere dannoso e controproducente.

Se usata in modo appropriato, può essere uno strumento prezioso in odontoiatria per aiutare i pazienti a gestire la paura, l'ansia e il dolore. Ma questo deve sempre avvenire con il consenso informato del paziente e in un quadro di rispetto e trasparenza.

I dentisti devono assicurarsi di utilizzarla in modo da sostenere e migliorare il benessere del paziente. Ciò include l'attenzione alle dinamiche di potere nel rapporto dentista-paziente e la garanzia che l'ipnosi non venga usata per costringere o fare pressione sul paziente per ottenere una decisione o un'azione.

Inoltre, i dentisti devono essere adeguatamente formati al suo utilizzo. L'ipnosi necessaria in ambito medico o odontoiatrico è un'abilità specialistica che richiede formazione e pratica. I dentisti devono cercare una formazione di qualità e tenersi aggiornati sulle migliori pratiche e sulle linee guida etiche per l'uso dell'ipnosi, oltre ad essere in grado di affidarsi ad altri colleghi (ad esempio, medici o psicologi) e di fare riferimento in modo appropriato se il caso specifico lo richiede.

COMUNICAZIONE E MONITORAGGIO

La comunicazione e il follow-up sono aspetti fondamentali delle cure odontoiatriche, soprattutto dopo aver utilizzato tecniche come l'ipnosi. Una volta terminata la seduta di ipnosi, il dentista dovrebbe dedicare del tempo a parlare con il paziente della sua esperienza.

Chiedere come si sente il paziente dopo l'ipnosi può fornire informazioni preziose sull'efficacia della tecnica e può aiutare a individuare eventuali aggiustamenti da apportare alle sedute future. Alcuni pazienti possono provare sensazioni di profondo rilassamento, mentre altri possono sentirsi energici e vigili.

È inoltre importante chiedere informazioni su eventuali preoccupazioni o effetti collaterali sperimentati dal paziente. Sebbene gli effetti collaterali siano rari con l'ipnosi, essi possono includere vertigini, ansia o confusione. Se il paziente ha sperimentato uno di questi effetti, il dentista deve affrontare il problema e valutare se è necessario modificare la tecnica di ipnosi o cercare un'alternativa.

Infine, il dentista deve discutere le fasi successive del trattamento dentale del paziente. Questo può includere la programmazione di future sedute di ipnosi, se ritenute utili, e il coordinamento di qualsiasi altra cura dentale di cui il paziente possa avere bisogno.

In generale, la comunicazione e il follow-up dopo una seduta di ipnosi sono essenziali per garantire che il paziente si senta assistito e sostenuto e per massimizzare l'efficacia dell'ipnosi come strumento di trattamento odontoiatrico.

APPENDICE

1. ALLEGATO ADULTI

SCRIPT DI IPNOSI PER LA GESTIONE DELL'ANSIA NEGLI ADULTI NEL REPARTO ODONTOIATRICO

Accoglienza e instaurazione della fiducia] [Accoglienza e instaurazione della fiducia] [Accoglienza e instaurazione della fiducia] [Accoglienza e instaurazione della fiducia] [Accoglienza e instaurazione della fiducia

"Salve, benvenuto nel nostro studio dentistico. Sono lieto che abbia deciso di venire qui oggi. Sono il dottor [Nome] e insieme al mio team faremo in modo che la sua visita qui sia il più confortevole e agevole possibile. Sappiamo che una visita dal dentista può essere stressante per alcuni, ma voglio che sappia che è in buone mani. Prima di iniziare, c'è qualcosa di cui vorrebbe parlare o qualche domanda che ha?".

[Spiegazione dell'ipnosi e dell'ottenimento del consenso].

"Per aiutarvi a sentirvi il più possibile rilassati, vorrei suggerirvi la possibilità di ricorrere all'ipnosi durante la vostra visita. L'ipnosi è una tecnica sicura ed efficace che può aiutare a gestire l'ansia. Consiste nell'entrare in uno stato di intensa concentrazione e rilassamento, simile a quello di chi è immerso in un buon libro. Non si perde il controllo e non si diventa incoscienti. Sarete semplicemente più rilassati e aperti ai suggerimenti che possono aiutarvi a sentirvi più a vostro agio. Siete d'accordo?".

[Preparazione all'induzione ipnotica.]

"Perfetto. Cominciamo allora. Per prima cosa, voglio che trovi una posizione comoda sulla sedia. Lasci che la regoli per il suo comfort. Quando si sente pronta, chiuda gli occhi e cominci a concentrarsi sulla respirazione. Faccia un respiro profondo, lo trattenga per un momento e poi espiri lentamente".

[Induzione ipnotica]

"Immaginate di trovarvi ai piedi di una bella e tranquilla collina erbosa. In cima alla collina c'è un albero maestoso e antico. Iniziate a camminare su per la collina, passo dopo passo, sentendo che ad ogni passo vi sentite sempre più rilassati e tranquilli.

Mentre vi arrampicate, potete notare i dettagli della scena che vi circonda: il leggero fruscio del vento tra le foglie dell'albero, il calore del sole sulla vostra pelle, il dolce canto degli uccelli. Qui siete completamente al sicuro e in pace.

[Approfondimento dell'ipnosi] [Approfondimento dell'ipnosi

"Quando si arriva in cima alla collina, ci si siede sotto l'albero. Vi sentite completamente calmi e rilassati. In questo stato di rilassamento, qualsiasi rumore che sentite, anche i suoni di questo ufficio, vi aiuterà a rilassarvi ancora di più. E se in qualsiasi momento avete bisogno di muovervi per stare più comodi, va bene lo stesso".

[Attuazione delle suggestioni ipnotiche].

"Ora immaginate una luce calda e rilassante che scende dalle foglie dell'albero e che vi riempie di un profondo senso di calma. Questa luce ha la straordinaria proprietà di dissolvere qualsiasi tensione o disagio. Inspirando, sentite questa luce scorrere attraverso di voi, riempiendovi di calma. Espirando, ogni tensione o preoccupazione si dissolve e scompare".

"In questo stato di profondo rilassamento, ci si rende conto di avere il completo controllo delle proprie sensazioni ed emozioni. Si percepisce una profonda fiducia in se stessi e nella propria capacità di gestire la situazione con calma e tranquillità".

[Preparazione all'intervento odontoiatrico]

"Mantenete questo senso di calma e di controllo mentre procediamo con il vostro trattamento odontoiatrico. Ricordate che questa è la vostra esperienza e che avete il controllo totale. Se in qualsiasi momento durante la procedura sentite di aver bisogno di una pausa, fatemelo sapere".

"Quando conterò fino a tre, aprirete gli occhi, ma vi sentirete ancora profondamente rilassati e in pace. Uno, due e tre... "

[Seguito] [Seguito] [Seguito] [Seguito] [Seguito] [Seguito] [Seguito] [Seguito] [Seguito] [Seguito] [Seguito]

"Come vi sentite, siete pronti per iniziare la procedura odontoiatrica? Ricordate che potete tornare a questo stato di tranquillità in qualsiasi momento, semplicemente ricordando questa luce rilassante e il vostro posto sicuro sotto l'albero".

TESTO DI IPNOSI PER L'ANESTESIA IN BOCCA DURANTE LA CHIRURGIA DENTALE INDOLORE

[Casa] [Casa

"Siete già comodamente sdraiati sulla poltrona odontoiatrica. Può sentire come il suo corpo sia completamente sostenuto. Vi invito a chiudere gli occhi e a concentrarvi sulla respirazione. Sentite come l'aria fresca entra nei vostri polmoni a ogni inspirazione e come tutte le tensioni vengono rilasciate a ogni espirazione".

[Familiarizzazione con la respirazione] [Familiarizzazione con la respirazione] [Familiarizzazione con la respirazione] [Familiarizzazione con la respirazione

Invito la vostra attenzione a concentrarsi sul ritmo dolce e costante del vostro respiro. Il respiro è come un'ancora che vi mantiene centrati in questo preciso momento. Sentite l'aria fresca che entra nei vostri polmoni a ogni inspirazione. Immaginate che quest'aria sia come una dolce brezza di calma e tranquillità che riempie ogni angolo del vostro corpo.

Ora, notate come il petto si espande leggermente durante l'inspirazione, offrendo spazio all'aria serena. Sentite come questa espansione dolce e ritmica crea un senso di apertura e accettazione nel vostro corpo.

Quando espirate, immaginate di liberarvi di ogni tensione, di ogni stress presente nel vostro corpo. L'espirazione porta con sé l'inquietudine, lasciando una scia di profondo rilassamento.

Notate come, a ogni ciclo di respirazione, il vostro corpo sprofondi sempre di più in uno stato di serenità. Vi invito a continuare a respirare in questo modo, permettendovi di entrare sempre più in profondità in questo stato di rilassamento a ogni respiro.

Sentite come ad ogni inspirazione accettate la calma e ad ogni espirazione lasciate andare ciò che non vi serve più. Non c'è fretta, non c'è pressione. Siete solo qui, a respirare, e a ogni respiro vi sentite sempre più rilassati".

Creazione dello spazio sicuro] [Creazione dello spazio sicuro

Ora, in questa serenità, vorrei che viaggiaste con la mente in un luogo speciale. Un luogo che per voi rappresenta tranquillità, sicurezza e benessere. Potrebbe essere un luogo che già conoscete, un luogo in cui siete stati in qualche momento della vostra vita e che vi ha fatto sentire in pace. Potrebbe essere una spiaggia tranquilla, una foresta serena, un giardino fiorito o forse un angolo accogliente della vostra casa.

Se preferite, può anche essere un luogo che esiste solo nella vostra immaginazione. Questo luogo può assumere qualsiasi forma si desideri. Può essere un castello tra le nuvole, un bungalow su un'isola deserta, una capanna in un prato pieno di fiori o qualsiasi altro luogo che vi faccia sentire completamente sicuri e protetti.

Questo luogo è esclusivamente vostro, è il vostro rifugio personale, uno spazio dove niente e nessuno può disturbarvi. In questo luogo siete circondati da calma e tranquillità e tutto contribuisce al vostro benessere e alla vostra tranquillità.

Immaginate di essere lì adesso. Notate i colori, i suoni, gli odori di questo luogo. Sentite il vostro corpo rilassarsi ancora di più mentre vi immergete in questo ambiente tranquillo e sicuro. Sentite come questo luogo vi avvolge con la sua atmosfera di pace, permettendovi di riposare e ringiovanire.

Questo è il vostro luogo di sicurezza, il vostro santuario personale, dove potete sempre tornare quando avete bisogno di un momento di serenità e di calma. Quando siete qui, potete sentirvi completamente rilassati, protetti e al sicuro".

[Approfondimento dell'ipnosi] [Approfondimento dell'ipnosi

"Nel vostro rifugio sicuro, vi rendete conto di una sensazione di intorpidimento e di profondo rilassamento che si diffonde in tutto il corpo. Notate come questa sensazione si muova dalla punta dei piedi, attraverso le gambe, lungo il busto, le braccia, il collo, fino al viso. Questa sensazione di intorpidimento vi procura un grande senso di calma e di benessere".

[Inserimento dell'anestesia] [Inserimento dell'anestesia

Ora voglio che trasferiate questa sensazione di profondo rilassamento e intorpidimento a una zona specifica del corpo: la bocca. Immaginate un'onda di tranquillità che parte dal cuore e arriva direttamente alla bocca. Si muove dolcemente, avvolgendo ogni parte del corpo con un'incredibile sensazione di intorpidimento e pace.

L'onda di tranquillità inizia a rilassare la mascella. Ogni muscolo, ogni articolazione della mascella si ammorbidisce e si libera di ogni tensione. Sentite che la mascella si rilassa completamente, permettendovi di aprire e chiudere la bocca con facilità e senza sforzo.

Poi l'onda arriva alle labbra. Immaginate che ogni cellula delle vostre labbra sia immersa in quest'onda di tranquillità, diventando sempre più morbida e rilassata. Le vostre labbra si sentono comode e rilassate, quasi come se galleggiassero su una nuvola di morbidezza.

Infine, l'onda di tranquillità raggiunge la lingua. Sentite come la lingua si adagia comodamente nella bocca, come ogni muscolo della lingua si rilassa e si rilascia. La lingua si sente leggera e rilassata, e si sistema al suo posto senza alcuna tensione o sforzo.

Con l'intensificarsi di questa sensazione di intorpidimento della bocca, aumenta anche il senso di calma e sicurezza. Ci si sente profondamente rilassati, sicuri e a proprio agio. Sapete che siete in un luogo sicuro, che vi prendete cura di voi e che tutto andrà bene".

[Perdita di sensibilità]

Ora voglio che immaginiate una luce calda e morbida che inizia ad avvolgere la vostra bocca. Questa luce può essere di qualsiasi colore, il colore che per voi rappresenta il massimo del relax e del benessere. Può essere un blu tenue, un verde rilassante, un oro rilassante, scegliete il colore che vi fa sentire meglio.

A ogni inspirazione, questa luce diventa più intensa, brillando sempre di più. E a ogni espirazione, la sensazione nella bocca inizia a diminuire ulteriormente. È come se la luce assorbisse ogni residuo di sensibilità, lasciandovi una sensazione di completo e totale intorpidimento.

La luce continua a brillare, avvolgendo ogni angolo della bocca. Raggiunge le gengive, i denti, l'interno delle guance, il palato e la lingua. Ogni parte della bocca è ora immersa in questa luce calma e rilassante.

Notate che, mentre la luce diventa sempre più intensa, la vostra bocca diventa sempre più insensibile. La sensazione della bocca si attenua gradualmente, fino a non sentire più nulla. La bocca è completamente rilassata, completamente insensibile.

In questo momento vi sentite completamente tranquilli, completamente sicuri di voi stessi. Sapete che la vostra bocca è completamente preparata per la procedura odontoiatrica. Questa sensazione di intorpidimento e sicurezza vi accompagna per tutto il processo, garantendovi un'esperienza confortevole e priva di stress".

[Conclusione]

"Durante l'intervento si troverà in uno stato di profondo rilassamento. Potrà sentire la mia voce e quella del mio team, ma si sentirà completamente calmo e in pace. La bocca rimarrà completamente intorpidita, consentendo di eseguire la procedura senza dolore. Al termine dell'intervento, vi sveglierete rinfrescati, ringiovaniti e completamente a vostro agio".

[Fine] [Fine] [Fine] [Fine] [Fine] [Fine] [Fine] [Fine] [Fine] [Fine] [Fine] [Fine

TESTO DI IPNOSI PER IL CONTROLLO DELLA BOCCA APERTA E IL RILASSAMENTO TOTALE DURANTE L'INTERVENTO ODONTOIATRICO

[Preparazione e rilassamento]

"Ora vi trovate in un luogo sicuro e confortevole, per prepararvi a un intervento odontoiatrico che sarà facile e senza problemi. Stiamo per intraprendere un viaggio insieme, un viaggio all'insegna del relax e del comfort. Per prima cosa, voglio che troviate una posizione comoda sulla poltrona, lasciando che il vostro corpo vi si adagi. Sentite come la poltrona vi sostiene e vi offre un posto sicuro e stabile".

[Rilassamento progressivo] [Rilassamento progressivo

"Ora voglio che chiudiate gli occhi e immaginiate una luce calda e confortante che vi avvolge. Questa luce inizia dalla sommità della testa, rilassando tutti i muscoli del viso e scendendo lentamente fino ai piedi. Sentite ogni parte del vostro corpo rilassarsi in questa luce. Sentite come la vostra mente si rilassa, come il vostro corpo si rilassa, come tutto in voi si arrende a questo senso di calma e di pace".

[Induzione ipnotica]

"Questa luce calda e rilassante si concentra ora sulla bocca. Sentite come la mascella si rilassa, come i muscoli della bocca diventano morbidi e flessibili. Si sente che la bocca si apre, in modo facile e confortevole. Non c'è sforzo, non c'è tensione. La bocca si apre in modo naturale e confortevole, preparandosi alla procedura odontoiatrica".

[Approfondimento dell'ipnosi] [Approfondimento dell'ipnosi

"Immaginate ora che questa luce confortante diventi un'onda delicata che scorre dalla sommità del capo attraverso la bocca fino ai piedi. Ogni volta che quest'onda scorre, sentite la vostra bocca aprirsi ancora più facilmente e il vostro corpo rilassarsi ancora più profondamente. Quest'onda di rilassamento scorre ancora e ancora, portandovi in uno stato di rilassamento sempre più profondo".

[Suggerimenti ipnotici]

"La bocca rimane aperta in modo naturale e confortevole, senza sforzo. Vi sentite completamente rilassati e a vostro agio. Tutto va bene, siete al sicuro. Mentre siete in questo stato di profondo rilassamento, qualsiasi suono o movimento intorno a voi vi porta semplicemente a un rilassamento ancora più profondo. Sentite di avere il controllo totale. Potete tenere la bocca aperta senza difficoltà, senza tensione".

[Rinforzo della suggestione ipnotica].

"Ogni volta che vi troverete su questa poltrona, ricorderete questa sensazione di calma e di controllo. Si ricorderà di come potrà tenere la bocca aperta in modo facile e confortevole, di come potrà rilassarsi profondamente. Questa sensazione di controllo e di rilassamento vi accompagnerà ogni volta che dovrete aprire la bocca per un intervento odontoiatrico".

[Transizione alla coscienza normale]

"Ora, mantenendo questo senso di calma e di controllo, iniziate a tornare al vostro normale stato di coscienza. Portate con voi questa sensazione di rilassamento e la capacità di tenere la bocca aperta in modo confortevole. Siete pronti per la procedura odontoiatrica, completamente rilassati e in controllo. Quando siete pronti, potete aprire gli occhi, sentendovi calmi, sicuri e preparati".

Questo testo di ipnosi può essere utilizzato dal dentista per aiutare i pazienti a rilassarsi e a tenere la bocca aperta in modo confortevole durante le procedure odontoiatriche. Ricordate che ogni individuo è unico e il copione potrebbe dover essere adattato a ciascun paziente.

COPIONE ESTESO DI AUTOIPNOSI PER IL CONTROLLO DEL BRUXISMO PRIMA DEL SONNO

[Preparazione e rilassamento]

"È ora di prepararsi per un sonno profondo e riposante. Fate tutto il necessario prima di andare a letto. Spegnete tutte le luci non necessarie e regolate la temperatura in modo che sia il più confortevole possibile. Ora mettetevi a letto, accoccolatevi nelle lenzuola e sistematevi in una posizione che vi faccia sentire rilassati e a vostro agio. Lasciatevi guidare in uno stato di profondo rilassamento, dove la vostra mente e il vostro corpo potranno riposare completamente".

[Rilassamento progressivo] [Rilassamento progressivo

"Ora chiudete gli occhi e prendetevi un momento per sintonizzarvi con il vostro respiro. Sentite il flusso dell'aria che entra ed esce dai polmoni. Immaginate che ogni volta che inspirate, state portando calma e relax nel vostro corpo. E ogni volta che espirate, rilasciate la tensione e lo stress della giornata".

"Iniziate dalle dita dei piedi. Sentitele rilassare e rilasciare. Questa sensazione di rilassamento si sposta lentamente ai piedi, alle caviglie, ai polpacci e alle ginocchia. Sentite le cosce rilassarsi, la tensione svanisce dai fianchi e dall'addome. Il rilassamento sale lungo la schiena, sciogliendo le tensioni della colonna vertebrale. Il petto e le spalle si rilassano, liberando il peso che avete portato con voi".

[Induzione ipnotica]

"Ora concentrate la vostra attenzione sulla sommità del capo. Immaginate che una luce morbida e calma cominci a scendere da lì. Questa luce ha un effetto magico, rilassante e curativo. Mentre scende verso il viso, sentite tutti i muscoli facciali rilassarsi. La fronte si ammorbidisce, le sopracciglia, le palpebre, le guance, tutto si rilassa".

[Approfondimento dell'ipnosi].

"La luce è ora diretta verso la mascella. La sentite rilassarsi completamente. Ogni tensione che avete trattenuto nella mascella si scioglie. Questo potente fascio di luce avvolge anche il collo, le spalle, le braccia, le mani, tutto il corpo, procurando un profondo senso di rilassamento e di pace".

[Suggerimenti ipnotici]

"Ora, in questo stato di profonda serenità, voglio che ripetiate a voi stessi: 'Ogni volta che vado a dormire, la mia mascella rimane rilassata e calma'. Voglio che visualizziate che la vostra mascella è sciolta, senza alcuna tensione. Immaginate di poter vedere e sentire come la vostra mascella rimane rilassata mentre dormite. Non c'è alcuno stringere o digrignare i denti. Al contrario, vi vedete dormire serenamente, con la mascella sciolta e rilassata, per tutta la notte".

[Rinforzo della suggestione ipnotica].

"Ogni notte, quando vi sdraiate nel vostro letto e chiudete gli occhi, questa immagine di voi stessi che dormite in modo rilassato e tranquillo diventa sempre più forte. Questa immagine vi guida in un sonno profondo e ristoratore in cui la vostra mascella rimane rilassata, priva di qualsiasi tensione o sforzo".

[Preparazione al sonno]

"Con questa immagine chiara e potente di un sonno calmo e tranquillo nella vostra mente, iniziate a scivolare ulteriormente nel sonno. Contiamo insieme, lentamente, fino a cinque. Quando arriverete a cinque, sarete completamente immersi in un sonno profondo e riposante".

"Uno, si scivola sempre più nel sonno.... Due, pace e tranquillità vi riempiono.... Tre, ogni muscolo del corpo è completamente rilassato.... Quattro, vi sentite sicuri, calmi e pronti a dormire... Cinque, siete profondamente addormentati, con la mascella rilassata e tutto il corpo in uno stato di completo riposo".

Questo copione può essere registrato per essere ascoltato dal paziente ogni sera prima di andare a letto. L'autoipnosi richiede pratica e costanza, e questo copione dovrebbe essere usato a lungo termine per ottenere i migliori risultati. Ogni individuo è unico, quindi il copione potrebbe dover essere adattato alle esigenze specifiche del paziente. La costanza e la pazienza sono essenziali in questo processo. Con il tempo, noterete come queste suggestioni ipnotiche vi aiuteranno a mantenere la mascella rilassata e a migliorare la qualità del vostro sonno.

2. ALLEGATO BAMBINI

SCRIPT DI IPNOSI PER IL CONTROLLO DELL'ANSIA NEI BAMBINI DI ETÀ COMPRESA TRA I 5 E I 9 ANNI NEL REPARTO ODONTOIATRICO

Accoglienza e instaurazione della fiducia] [Accoglienza e instaurazione della fiducia] [Accoglienza e instaurazione della fiducia] [Accoglienza e instaurazione della fiducia] [Accoglienza e instaurazione della fiducia

"Ciao, [nome del bambino]. Sono il dottor [nome del bambino] e sono molto felice di vederti oggi. Sai una cosa? Il mio lavoro consiste nell'aiutare a rendere le bocche dei bambini come te molto forti e sane e, mentre lo faccio, voglio che tu ti senta il più possibile a tuo agio e felice. Ti piacerebbe fare con me uno speciale gioco di immaginazione per aiutarti a sentirti più rilassato e divertente?".

[Spiegazione dell'ipnosi e dell'ottenimento del consenso].

"Bene, questo gioco speciale si chiama 'gioco di rilassamento', in cui chiuderemo gli occhi e ci immagineremo in un luogo molto eccitante e divertente. Durante questo gioco, avrete sempre il controllo e potrete muovervi se avete bisogno di aggiustare la vostra posizione. Vi piacerebbe giocare a questo gioco con me?".

[Preparazione all'induzione ipnotica.]

"Perfetto. Ora voglio che trovi la posizione più comoda su questa speciale poltrona grande. Vedi come si può muovere su e giù? Lasci che la regoli per lei. Quando ti sentirai a tuo agio, potrai chiudere gli occhi e iniziare a pensare al tuo posto preferito dove vorresti giocare in questo momento".

[Induzione ipnotica]

"Immaginate di trovarvi nel vostro parco giochi preferito. Può essere un parco colorato, un castello magico o anche una foresta di caramelle. Quando pensate a questo luogo, i vostri muscoli si rilassano e vi sentite a vostro agio e al sicuro. Questo posto è tutto vostro e potete fare tutto quello che volete".

[Approfondimento dell'ipnosi] [Approfondimento dell'ipnosi

"Ora immaginate che nel vostro luogo di gioco ci sia un oggetto magico speciale. Potrebbe essere una caramella magica, una bacchetta magica o anche un mantello magico. Questo oggetto ha la capacità di far scomparire qualsiasi sensazione di disagio. Riuscite a immaginarlo?".

[Attuazione delle suggestioni ipnotiche].

"Ora, ogni volta che sentite che qualcosa vi disturba o vi mette a disagio, potete immaginare di usare il vostro oggetto magico per far sparire quella sensazione. Potete farlo tutte le volte che volete, perché questo oggetto è completamente vostro e sarà sempre con voi quando ne avrete bisogno".

[Preparazione all'intervento odontoiatrico]

"Con il tuo oggetto magico al tuo fianco, sei pronto per iniziare la tua avventura dentale. Ma ricordate, se in qualsiasi momento della vostra avventura avete bisogno di una pausa, fatemelo sapere".

"Quando conterò fino a tre, potrete aprire gli occhi, ma vi sentirete ancora rilassati e nel vostro parco giochi preferito. Uno, due e tre...".

[Seguito] [Seguito] [Seguito] [Seguito] [Seguito] [Seguito] [Seguito] [Seguito] [Seguito] [Seguito]

"Come ti senti, sei pronto a iniziare la tua avventura da dentista? Ricorda che puoi sempre usare il tuo oggetto magico se qualcosa ti disturba".

Nota: questo copione è solo un esempio e deve essere adattato a ogni singolo bambino. È importante ottenere sempre il consenso informato del bambino e del genitore/tutore prima di utilizzare l'ipnosi ed essere pronti ad adattare o modificare l'approccio se il bambino non risponde come previsto.

SCRIPT DI IPNOSI PER LA GESTIONE DELL'ANSIA IN ADOLESCENTI DI 10-16 ANNI NEL REPARTO ODONTOIATRICO

Accoglienza e instaurazione della fiducia] [Accoglienza e instaurazione della fiducia] [Accoglienza e instaurazione della fiducia] [Accoglienza e instaurazione della fiducia] [Accoglienza e instaurazione della fiducia

"Salve, [nome dell'adolescente]. Sono il dottor /la dottoressa [il suo nome], come sta oggi? Il mio obiettivo è rendere la sua esperienza qui il più confortevole possibile. Ha mai sentito parlare di ipnosi? È una tecnica che ci permette di rilassarci e di concentrarci su immagini positive che ci aiutano a gestire qualsiasi disagio o ansia. Possiamo provarla?".

[Spiegazione dell'ipnosi e dell'ottenimento del consenso].

"Prima di iniziare, voglio che tu sappia che hai sempre il controllo. Se qualcosa non ti convince, puoi dirmelo in qualsiasi momento. Lo scopo è quello di aiutarvi a rimanere calmi e rilassati. Siete pronti a fare una prova?".

[Preparazione all'induzione ipnotica.]

"Bene, ora ho bisogno che si metta comodo sulla sedia. Può regolarla a suo piacimento. Quando è pronto, chiuda gli occhi e pensi a un luogo in cui si sente rilassato e felice. Potrebbe essere una spiaggia, una foresta, la sua stanza, qualsiasi posto le piaccia".

[Induzione ipnotica]

"Ora voglio che immaginiate di essere in quel luogo tranquillo. Guardatevi intorno: cosa vedete, cosa sentite, cosa provate? Ogni dettaglio che immaginate vi aiuterà a rilassarvi sempre di più".

[Approfondimento dell'ipnosi] [Approfondimento dell'ipnosi

"Mentre siete in questo luogo calmo e sicuro, noterete che il vostro corpo si sente sempre più rilassato. Le braccia e le gambe si sentono pesanti e comode, e potete percepire un senso di calma che scorre nel vostro corpo, dalla testa ai piedi".

[Attuazione delle suggestioni ipnotiche].

"Ora che vi sentite calmi e sicuri di voi stessi, scoprirete di poter affrontare qualsiasi disagio o sfida. Potete persino immaginare di avere una sorta di 'scudo' o 'mantello' che vi protegge da qualsiasi sensazione che non vi piace".

[Preparazione all'intervento odontoiatrico]

"Con questo senso di tranquillità e sicurezza, siete pronti a procedere con il vostro trattamento odontoiatrico. Se in qualsiasi momento avete bisogno di fare una pausa, basta che me lo facciate sapere".

"Quando conto fino a tre, potete aprire gli occhi, ma mantenete questo senso di calma e sicurezza. Uno, due e tre...".

[Seguito] [Seguito] [Seguito] [Seguito] [Seguito] [Seguito] [Seguito] [Seguito] [Seguito] [Seguito]

"Come si sente ora, è pronto a continuare la procedura? Si ricordi che può sempre tornare in quel luogo sicuro della sua mente se ne ha bisogno".

Nota: questo testo è solo un esempio e deve essere adattato a ogni singolo adolescente. È importante ottenere sempre il consenso informato dell'adolescente e del genitore/tutore prima di utilizzare l'ipnosi ed essere pronti ad adattare o modificare l'approccio se l'adolescente non risponde come previsto.

TESTO DI IPNOSI PER IL CONTROLLO DELLA BOCCA APERTA E IL RILASSAMENTO TOTALE DURANTE L'INTERVENTO ODONTOIATRICO
(PER BAMBINI DA 5 A 9 ANNI)

[Introduzione e rilassamento]

"Siete pronti per un viaggio emozionante? Faremo un viaggio insieme in un luogo molto speciale, dove ti sentirai super rilassato e a tuo agio. Ma prima ho bisogno che tu ti sieda comodamente su questa grande e morbida poltrona simile a una nuvola: la senti? È molto comoda, vero?".

[Rilassamento progressivo] [Rilassamento progressivo

"Ora chiudete gli occhi e immaginate una luce calda e magica che brilla su di voi. Questa luce parte dalla testa e scende lungo il corpo fino ai piedi. Mentre attraversa il vostro corpo, ogni parte di voi si rilassa, come quando vi raggomitolate nel letto prima di addormentarvi".

[Induzione ipnotica]

"Questa luce magica si concentra ora sulla vostra bocca, facendola sentire morbida e rilassata. Sentite che la vostra bocca si apre facilmente, proprio come quando sbadigliate prima di una bella dormita. Non c'è bisogno di fare nulla, la bocca si apre facilmente e senza sforzo".

[Approfondimento dell'ipnosi] [Approfondimento dell'ipnosi

"Immaginate ora che questa luce magica diventi un'onda gentile che va dalla testa ai piedi, passando per la bocca. Ogni volta che quest'onda passa, sentite la vostra bocca aprirsi più facilmente e tutto il vostro corpo si rilassa ancora di più. Quest'onda di rilassamento passa più volte, portandovi in uno stato di rilassamento sempre più profondo".

[Suggerimenti ipnotici]

"La bocca rimane aperta facilmente e senza sforzo. Ti senti molto bene, molto calmo. Qualsiasi rumore o movimento intorno a voi vi fa sentire ancora più rilassati. Hai tutto sotto controllo. Riesce a tenere la bocca aperta facilmente, senza sforzo".

[Rinforzo della suggestione ipnotica].

"Ogni volta che si siederà di nuovo su questa grande e comoda sedia, ricorderà questa sensazione di calma e di controllo. Ricorderà come può aprire la bocca facilmente e senza sforzo, come può sentirsi così rilassato. E questa sensazione la accompagnerà ogni volta che dovrà aprire la bocca per farci vedere i suoi denti".

[Transizione alla coscienza normale]

"Ora, mantenendo questo senso di calma e di controllo, iniziate a tornare al vostro stato normale. Si porta dietro questa sensazione di rilassamento e la capacità di tenere la bocca aperta con facilità. Siete pronti a vedere i vostri denti, sentendovi calmi, fiduciosi e pronti. Quando siete pronti, potete aprire gli occhi, pronti per un'avventura.

Questo copione può essere adattato in base alle esigenze e alle preferenze di ciascun bambino. L'immaginazione e le metafore sono molto utili a questa età per facilitare il processo di rilassamento e collaborazione durante la procedura odontoiatrica.

TESTO DI AUTOIPNOSI PER IL CONTROLLO DEL BRUXISMO PRIMA DI ANDARE A LETTO (PER BAMBINI DAI 5 AI 9 ANNI)

[Preparazione e rilassamento]

"È ora di prepararsi per un sonno profondo e riposante. Avete finito tutti i giochi della giornata e le luci sono spente. La temperatura è giusta, né troppo fredda né troppo calda. Ora raggomitolatevi nel vostro letto, abbracciate il vostro cuscino o il vostro giocattolo preferito e mettetevi in una posizione che vi faccia sentire a vostro agio. Ti racconterò una storia che ti aiuterà a rilassarti e a fare sogni d'oro".

[Rilassamento progressivo] [Rilassamento progressivo

"Immaginate di trovarvi in una foresta incantata e di vedere una bellissima farfalla che vola intorno a voi. Questa farfalla ha un potere magico: ogni volta che tocca una parte del vostro corpo, quella parte si rilassa completamente. La farfalla inizia a volare intorno ai vostri piedi e, come per magia, i vostri piedi si sentono molto leggeri e rilassati".

[Induzione ipnotica]

"La farfalla continua il suo magico viaggio e vola intorno alle vostre gambe, che si rilassano completamente. La pancia si sente leggera e felice. Le braccia sono morbide come nuvole. Ora la farfalla tocca il vostro viso e tutti i muscoli del vostro viso si rilassano. Gli occhi sono pesanti e confortevoli, il naso e le guance sono morbidi, la bocca e i denti sono calmi e rilassati".

[Approfondimento dell'ipnosi].

"La farfalla si sposta ora verso la mascella. Sentite che si rilassa completamente. La tensione dei denti scompare. Questa farfalla magica vi fa sentire molto rilassati e pronti a fare sogni d'oro".

[Suggerimenti ipnotici]

"Ora, mentre vi sentite molto rilassati, voglio che immaginiate di dormire tranquillamente. I vostri denti sono rilassati, non stringono né digrignano, sono semplicemente tranquilli e sereni. Potete vedere e sentire come i vostri denti rimangono rilassati mentre dormite. Non si stringono o digrignano. Al contrario, vi vedete dormire serenamente, con i denti calmi e rilassati, per tutta la notte".

[Rinforzo della suggestione ipnotica].

"Ogni notte, quando vi sdraiate nel vostro letto e chiudete gli occhi, questa immagine di voi stessi che dormite in modo rilassato e tranquillo diventa sempre più forte. Questa immagine vi guida in un sonno profondo e riposante in cui i vostri denti rimangono rilassati, privi di qualsiasi tensione".

[Preparazione al sonno]

"Con questa immagine chiara e potente di un sonno calmo e tranquillo nella vostra mente, iniziate a scivolare ulteriormente nel sonno. Contiamo insieme, lentamente, fino a cinque. Quando arriverete a cinque, sarete completamente immersi in un sonno profondo e riposante".

"Uno, si scivola sempre più nel sonno.... Due, pace e tranquillità vi riempiono.... Tre, ogni muscolo del corpo è completamente rilassato.... Quattro, vi sentite sicuri, calmi e pronti a dormire... Cinque, siete profondamente addormentati, con i denti rilassati e tutto il corpo in uno stato di completo riposo".

Questo copione può essere registrato per essere ascoltato dal bambino ogni sera prima di andare a dormire. L'autoipnosi richiede pratica e costanza e questo copione deve essere utilizzato a lungo termine per ottenere i migliori risultati. Ogni bambino è unico, quindi potrebbe essere necessario adattare il copione alle sue esigenze specifiche. La costanza e la pazienza sono essenziali in questo processo. Con il tempo, noterete come queste suggestioni ipnotiche aiutino a mantenere i denti rilassati e a migliorare la qualità del sonno.

SCRIPT DI ANESTESIA PER L'ANESTESIA ORALE PER INTERVENTI DI CHIRURGIA DENTALE IN BAMBINI DI ETÀ COMPRESA TRA I 5 E I 9 ANNI.

Ciao, piccolo avventuriero, lo sapevi che sei un supereroe e che questa poltrona da dentista è la tua astronave? Sì, è vero, stai per intraprendere un'incredibile avventura nell'universo del relax. E come ogni supereroe, avete dei poteri speciali. Oggi vi aiuterò a scoprire il vostro superpotere di rilassamento. Siete pronti? Iniziamo!

[Immaginate di essere seduti al posto di pilotaggio della vostra astronave e di avere davanti a voi un cielo pieno di stelle. Ora voglio che immaginiate di essere un palloncino. Di che colore è il vostro palloncino? È il vostro colore preferito? Ha un disegno divertente? Ogni volta che respirate, il vostro palloncino si gonfia un po' e ogni volta che espirate, il vostro palloncino si sgonfia. Come un palloncino che fluttua nello spazio, leggero e libero. Continuate a gonfiare e sgonfiare il vostro palloncino mentre viaggiamo insieme in questa avventura.

[Ora, nel nostro viaggio attraverso lo spazio, arriviamo su un pianeta molto speciale. Questo pianeta è solo vostro, un luogo meraviglioso dove vi sentite sempre felici e al sicuro. Com'è il vostro pianeta? È pieno di giocattoli divertenti? Ci sono tanti animali amichevoli che corrono in giro? In questo luogo vi sentite completamente rilassati e al sicuro. Vi trovate a godere di questo spazio meraviglioso e a sentirvi sempre più a vostro agio.

[È il momento di scoprire il tuo superpotere. Ti darò un gelato magico, ma questo non è un gelato normale. Questo gelato ha il potere di farvi sentire la bocca fresca e confortevole, completamente rilassata. Di che gusto è questo gelato magico? È al cioccolato, alla fragola o forse alla vostra frutta preferita? Immaginate di assaggiare questo magico gelato. A ogni morso, sentite come rinfresca e rilassa le labbra, la lingua, le gengive, ogni dente, ogni angolo della bocca. Sentite la freschezza del gelato diffondersi in tutta la bocca, facendo sentire ogni parte sempre più rilassata.

[Ogni morso del vostro gelato magico non solo è delizioso, ma fa sentire la vostra bocca sempre più confortevole e insensibile. È una sensazione molto piacevole, come quando ci si mette a letto e si sta per addormentarsi, al caldo e a proprio agio. Continuate a gustare il vostro gelato magico e notate come, a ogni morso, la sensazione in bocca si attenui sempre di più, fino a non sentire più nulla.

Stai andando alla grande, supereroe! La vostra bocca è ora completamente rilassata e pronta per l'avventura del lavoro dentistico. Sai di essere coraggioso e forte e, grazie al tuo superpotere di rilassamento, puoi affrontare qualsiasi avventura ti si presenti. E ricorda, in ogni momento, il tuo gelato magico manterrà la tua bocca confortevole e rilassata - vai avanti, supereroe, è ora di iniziare la tua missione!".

RACCONTO DI STORIE

(Creare uno scenario)
Nel cuore di una piccola città colorata, circondata da alte montagne e attraversata da un fiume cristallino, si trova la Clinica dentale Sonrisa Brillante. Non si tratta di un luogo ordinario, ma di un rifugio magico dove denti da latte e denti permanenti convivono in pace e armonia. A mantenere l'ordine in questo universo dentale è il Dr. Cepillo, un dentista noto per la sua dolcezza e la sua magica capacità di curare qualsiasi disagio dentale.

Scena 1

Un giorno di sole, un bambino di nome Timmy, accompagnato dalla madre, entrò in clinica con un viso preoccupato. Timmy aveva un dente da latte che gli dava molto fastidio. La madre gli aveva parlato del dottor Brush e della sua capacità di alleviare qualsiasi dolore.

Scena 2

Il dottor Brush, vedendo il volto preoccupato di Timmy, sorrise calorosamente e si inginocchiò all'altezza degli occhi del bambino. Gli raccontò che i denti da latte sono come piccoli soldati che proteggono la bocca fino a quando i denti permanenti non sono pronti a prendere il loro posto. Gli spiegò che a volte questi soldati devono ritirarsi per farne emergere di nuovi e più forti.

Scena 3

Poi il Dottor Brush ha portato Timmy in una stanza magica, piena di luci colorate e di suoni dolci. Lì gli ha mostrato i suoi strumenti, che ha descritto come strumenti magici che utilizza per parlare con i denti e aiutarli nella transizione. Gli ha mostrato lo specchio dentale, che ha descritto come uno "specchio magico" che permette di vedere tutti gli angoli della bocca, anche quelli più nascosti.

Scena 4

Dopo aver preparato Timmy con un gilet protettivo e occhiali da sole, per proteggerlo dai "raggi di luce magici", il dottor Brush ha proceduto all'esame del dente ostinato. Ha fatto tutto con delicatezza e attenzione, spiegando a Timmy cosa stava facendo in ogni fase.

Scena 5

Alla fine, il dottor Brush è riuscito a convincere il dente da latte di Timmy che era giunto il momento di estrarlo. Con un movimento delicato, il dente fu rimosso e Timmy non sentì quasi nulla. Guardò il dente nella sua mano e sorrise, sapendo che il suo Dente Permanente sarebbe stato presto pronto a prendere il suo posto.

Conclusione

Quel giorno Timmy uscì dalla clinica con una nuova percezione di cosa significasse andare dal dentista. Non era più un luogo spaventoso, ma un luogo magico, pieno di avventure e di personaggi fantastici. Da quel giorno, era sempre entusiasta di pensare alla sua prossima visita alla clinica dentistica Bright Smile.

(Sviluppo del conflitto)

Scena 6

Il dottor Brush continuò la storia, spiegando a Timmy che a volte dei piccoli mostri, chiamati batteri, si nascondono nella bocca e possono fare dei piccoli buchi nelle torri del castello, che sono i denti.

"Guarda, Timmy", disse il dottor Brush, mostrando l'immagine ingrandita di un batterio sul suo schermo magico. "Questi piccoli mostri sono molto astuti. Si nascondono nei luoghi più bui e segreti del nostro castello e iniziano a scavare gallerie nelle torri".

Scena 7

Timmy aggrottò le sopracciglia, preoccupato al pensiero di quei mostri nella sua bocca. Ma prima che potesse spaventarsi troppo, il dottor Brush lo rassicurò: "Ma non preoccuparti, Timmy, perché siamo qui proprio per questo. Abbiamo strumenti e poteri speciali per combattere questi piccoli mostri e proteggere il nostro castello".

Scena 8

Il dottor Brush prese uno strumento lungo e sottile, che chiamò "la bacchetta magica dei denti". Spiegò che questo strumento magico poteva trovare i mostri nascosti ed espellerli dalle torri.

Scena 9

Timmy guardava con attenzione il dottor Brush che gli puliva accuratamente i denti con la "bacchetta magica". Anche se sentiva un leggero formicolio, sapeva che era la bacchetta a scacciare i mostri dalla sua bocca. Dopo qualche minuto, il dottor Brush annunciò che i mostri erano stati sconfitti con successo.

Scena 10

Come ricompensa per il suo coraggio, Timmy ricevette un nuovo dentifricio che aveva il potere di "creare uno scudo magico" sui suoi denti per proteggere il suo castello dai futuri attacchi dei mostri. Il dottor Spazzolino ricordò a Timmy di usare il suo scudo magico due volte al giorno per tenere al sicuro il suo castello.

Conclusione

Da quel momento, Timmy non solo ha perso la paura di andare dal dentista, ma è diventato più consapevole dell'importanza di mantenere una buona igiene orale per proteggere il suo "castello". L'esperienza gli ha insegnato che, sebbene le visite dal dentista possano essere un po' spaventose, hanno sempre lo scopo di mantenere il suo sorriso sano e di proteggerlo dai "mostri".

(Coinvolgere il bambino)

Scena 11

Il dottor Brush si rivolse a Timmy, con un viso serio ma amichevole. "Ma ho bisogno del tuo aiuto, Timmy", disse. "Per proteggere il tuo castello e le tue torri, ho bisogno che tu sia coraggioso. Ho bisogno che tu apra bene la bocca, così potrò vedere tutte le torri del tuo castello e assicurarmi che siano sicure. Puoi farlo per me?".

Scena 12

A Timmy brillarono gli occhi. Era entusiasta di far parte della storia, di essere un personaggio che poteva aiutare in questa importante missione. Annuì con determinazione e si mise a sedere sulla sedia, spalancando la bocca, pronto a ricevere il dottor Brush per esplorare il suo castello.

Scena 13

Il dottor Brush lodò Timmy per il suo coraggio e iniziò a esplorare delicatamente con la sua "bacchetta magica", assicurandosi che tutte le torri fossero al sicuro dai mostri. Man mano che procedeva, teneva Timmy informato di tutto ciò che accadeva, dandogli un senso di controllo e di coinvolgimento nel processo.

Scena 14

Infine, dopo essersi assicurato che tutte le torri fossero al sicuro, il dottor Brush fece un passo indietro e sorrise a Timmy. "Sei stato molto bravo, Timmy. Sei molto coraggioso e grazie al tuo aiuto il tuo castello è salvo".

Conclusione

Timmy si sentì sollevato e orgoglioso di sé. Non solo aveva superato la paura del dentista, ma aveva anche svolto un ruolo attivo nel proteggere il proprio "castello". Questa storia, questo scenario creato dal dottor Brush, ha reso la visita dal dentista un'avventura emozionante anziché qualcosa di spaventoso. Ha fatto capire a Timmy che anche lui aveva un ruolo nella cura della sua salute dentale e che essere coraggioso e collaborativo con il dentista faceva parte di questo ruolo.

Questa storia può rendere la visita dal dentista più comprensibile e meno intimidatoria per il bambino, rendendo la procedura odontoiatrica un'avventura emozionante anziché spaventosa. (*Presentazione degli eroi*)

Scena 15

Dopo aver esaminato il castello di Timmy, il dottor Brush si raddrizzò e si girò per presentare la sua squadra. "Timmy, voglio presentarti i miei compagni cavalieri. Anche loro sono qui per aiutarti a proteggere il tuo castello".

Accanto a lei c'era una simpatica infermiera dentale dal sorriso smagliante, l'infermiera Floss, che portava un grosso rotolo di filo interdentale, e un'assistente dentale dallo sguardo amichevole, l'assistente Floss, che teneva in mano uno spazzolino gigante.

Scena 16

"Come vostro dentista, sono come un cavaliere che è qui per proteggere il vostro castello", spiega il Dr. Brush, battendosi delicatamente il petto con orgoglio. "E l'infermiera Hilo e l'assistente Floss sono le mie fedeli compagne in questa missione. Useremo i nostri strumenti speciali per scacciare quei piccoli mostri e assicurarci che il vostro castello rimanga forte e splendente".

Scena 17

Poi mostrò a Timmy i vari "strumenti magici" che avrebbero usato, tra cui lo specchio dentale, la bacchetta magica, lo spazzolino da denti e il filo interdentale, e spiegò come ognuno di essi contribuisse a proteggere il suo castello.

Scena 18

L'équipe ha lavorato insieme per pulire e proteggere il castello di Timmy, con il dottor Brush in testa e l'infermiera Hilo e l'assistente Floss a supporto. Tutti si sono mossi con attenzione e delicatezza, assicurandosi che Timmy si sentisse a suo agio e al sicuro durante tutto il processo.

Conclusione

Dopo quella visita, Timmy non vedeva più il suo dentista e il suo team come figure intimidatorie, ma come eroi, come cavalieri impegnati a proteggere il suo castello. Ogni visita era un'occasione per incontrare questi eroi e lavorare insieme per tenere a bada i mostri e proteggere il suo castello. Questo ha dato a Timmy un senso di fiducia e sicurezza nel suo dentista e nel suo team, facendogli vedere le visite dal dentista come un'avventura emozionante piuttosto che come un'esperienza spaventosa.
(Coinvolgere i bambini)

Scena 19

Dopo aver presentato i suoi compagni e descritto gli strumenti magici che avrebbero utilizzato, il dottor Brush si rivolse nuovamente a Timmy.

"Ora, Timmy, abbiamo bisogno del tuo aiuto. Tu sei il re di questo castello e noi siamo i tuoi fedeli cavalieri", spiegò, con la voce piena di serietà. "Per proteggere il tuo castello, abbiamo bisogno che tu sia coraggioso. Abbiamo bisogno che tu apra bene la bocca, in modo da poter vedere tutte le torri del tuo castello e assicurarci che siano sicure. Puoi farlo per noi, re Timmy?".

Scena 20

Gli occhi di Timmy si spalancarono per la meraviglia e l'eccitazione di essere stato nominato re del suo castello. Annuì con entusiasmo e si preparò a fare ciò che gli era stato chiesto. Spalancò la bocca, deciso a essere coraggioso e ad aiutare i cavalieri a proteggere il suo castello.

Conclusione

Coinvolgere il bambino nella storia in questo modo trasforma completamente l'esperienza della visita dal dentista. Ciò che prima poteva essere spaventoso e sconosciuto, ora diventa un'avventura emozionante in cui il bambino non è solo un osservatore, ma un partecipante attivo.

Rendendo la procedura odontoiatrica una missione eroica e dando al bambino un ruolo cruciale in questa missione, il dentista può rendere la visita molto più comprensibile e meno intimidatoria. Il bambino impara a conoscere le procedure odontoiatriche in modo giocoso e creativo e può associare la visita dal dentista a emozioni positive e a un senso di realizzazione, piuttosto che alla paura e all'ansia.

Questo approccio può anche contribuire a promuovere nel bambino un atteggiamento positivo nei confronti della salute dentale in generale e può motivarlo a prendersi più cura dei propri denti a casa, sapendo che sta giocando un ruolo importante nella protezione del proprio "castello".

Scena 21

Con Timmy pronto ad assumere il suo ruolo, il dottor Brush pose delicatamente la mano sulla spalla del piccolo re. "Allora, cosa ne pensi, Re Timmy?", chiese con un caldo sorriso. "Sei pronto a intraprendere questa emozionante avventura e a diventare l'eroico guardiano del tuo castello?".

Timmy annuì con un sorriso luminoso, gli occhi pieni di determinazione ed eccitazione. "Sono pronto, dottor Brush", disse con tono deciso. "Andremo a proteggere il mio castello".

(Conclusione)

E così iniziò l'emozionante avventura di Timmy. Ad ogni visita dal dentista, Timmy diventa l'eroico guardiano del suo castello, combattendo i mostri con l'aiuto dei suoi fedeli cavalieri, il dottor Brush, l'infermiera Thread e l'assistente Floss.

Questa narrazione ha trasformato completamente l'esperienza di Timmy. Invece di essere un'esperienza terrificante, la visita dal dentista si è trasformata in una missione emozionante in cui lui ha avuto un ruolo cruciale. Dando a Timmy un ruolo attivo nella storia, il dottor Brush è stato in grado di alleviare qualsiasi paura o ansia che Timmy potesse avere, permettendogli di sentirsi più padrone della situazione durante la procedura dentistica.

La visita dal dentista è diventata una storia di coraggio e avventura, alla quale Timmy era sempre entusiasta di partecipare. In questo modo, ha imparato l'importanza della salute dentale e come il suo coraggio e le sue azioni possano aiutare a proteggere il suo "castello". Anche se non sono mancati i momenti di nervosismo e di paura, con la sua squadra di cavalieri al suo fianco Timmy si è sempre sentito pronto ad affrontare qualsiasi sfida gli si presentasse davanti.

Così, il dentista, attraverso la narrazione e la partecipazione attiva del bambino, ha trasformato la visita dal dentista da una fonte di paura a un'avventura emozionante e ha aiutato Timmy a capire e ad apprezzare il valore di prendersi cura della propria salute dentale.

BIBLIOGRAFÍA

- American Academy of Pediatrics. (2019). Guided imagery. En Healthychildren.org: https://www.healthychildren.org/English/healthy-living/emotional-wellness/Building-Resilience/Pages/Guided-Imagery.aspx
- American Society of Clinical Hypnosis. (2021). What is hypnosis? En Asch.net: https://www.asch.net/Public/GeneralInfoonHypnosis/WhatisHypnosis.aspx
- Barabasz, A. F. y Barabasz, M. (2006). Clinical and forensic applications of hypnosis. Springer Science & Business Media.
- Bernstein, D. A., & Borkovec, T. D. (1973). Progressive relaxation training: A manual for the helping professions. Research Press.
- Best, T. (2010). Guided imagery: A significant mind-body intervention in nursing practice. Journal of Holistic Nursing, 28(4), 276-283.
- Brown, R. P., & Gerbarg, P. L. (2005). Sudarshan Kriya yogic breathing in the treatment of stress, anxiety, and depression: part I- neurophysiologic model. The Journal of Alternative and Complementary Medicine, 11(1), 189-201.
- Brown, R. P., & Gerbarg, P. L. (2012). The healing power of the breath: Simple techniques to reduce stress and anxiety, enhance concentration, and balance your emotions. Shambhala Publications.
- Crabtree, A. (1993). From Mesmer to Freud: Magnetic Sleep and the Roots of Psychological Healing. Yale University Press.
- Effects of guided imagery on pain and symptoms in persons with cancer pain. Research in Nursing and Health, 35(4), 397-408. 9. Kwekkeboom, K. L., Wanta, B., & Bumpus, M. (2008).
- Eimer, B. N. (2010). Hypnotize yourself out of pain now!: A powerful user-friendly program for anyone searching for immediate pain relief. Llewellyn Worldwide.

- Elkins, G. R. (2010). Expectancy, therapeutic alliance, and hypnotizability: contributions to the hypnotic process. In The Oxford Handbook of Hypnosis: Theory, Research and Practice (pp. 215-234). Oxford University Press.
- Elkins, G. R., Barabasz, A. F., Council, J. R., & Spiegel, D. (2015). Advancing research and practice: The revised APA Division 30 definition of hypnosis. International Journal of Clinical and Experimental Hypnosis, 63(1), 1-9.
- Elkins, G. R., Barabasz, A. F., Council, J. R., & Spiegel, D. (2015). Advancing research and practice: The revised APA Division 30 definition of hypnosis. International Journal of Clinical and Experimental Hypnosis, 63(1), 1-9.
- Elkins, G. R., Fisher, W. I., Johnson, A. K., Carpenter, J. S., & Keith, T. Z. (2012). Clinical hypnosis in the treatment of postmenopausal hot flashes: a randomized controlled trial. Menopause, 19(3), 257-266.
- Fung, D., Cohen, M., & Montgomery, G. H. (2013). Hypnosis for symptom management in women with breast cancer: a pilot study. International Journal of Clinical and Experimental Hypnosis, 61(4), 481-494.
- Gauld, A. (1992). A History of Hypnotism. Cambridge University Press.
- Glauser, G. & Madani, M. (2018). Hypnosis in Dentistry and Dental Hygiene: A Review. Dentistry Journal, 6(2), 13.
- Hammond, D. C. (1990). Handbook of hypnotic suggestions and metaphors. W. W. Norton & Company.
- Hammond, D. C. (2000). Hypnotic induction techniques. American Society of Clinical Hypnosis.
- Hammond, D. C. (2010). Handbook of hypnotic suggestions and metaphors. W. W. Norton & Company.
- Heap, M. y Aravind, K. (2002). Hypnosis: Current Clinical, Experimental and Forensic Practices. Taylor & Francis.
- Heap, M. y Aravind, K. (2002). Hypnosis: Current Clinical, Experimental and Forensic Practices. Taylor & Francis. Lynn, S. J. y Green, J. P. (2011). The handbook of clinical hypnosis. American Psychological Association.

- Heap, M. y Aravind, K. (2002). Hypnosis: Current Clinical, Experimental and Forensic Practices. Taylor & Francis. Yapko, M. D. (2012). Trancework: An Introduction to the Practice of Clinical Hypnosis. Routledge.
- Heap, M. y Aravind, K. (2002). Hypnosis: Current Clinical, Experimental and Forensic Practices. Taylor & Francis. Yapko, M. D. (2012). Trancework: An Introduction to the Practice of Clinical Hypnosis. Routledge.
- Heap, M., & Aravind, K. K. (2002). Hartland's Medical and Dental Hypnosis (4th ed.). Churchill Livingstone.
- Heap, M., & Aravind, K. K. (2002). Hartland's Medical and Dental Hypnosis (4th ed.). Churchill Livingstone.
- Heap, M., & Aravind, K. K. (2002). Hartland's Medical and Dental Hypnosis (4th ed.). Churchill Livingstone.
- Heap, M., Brown, R. J., & Oakley, D. A. (2010). Hypnosis and cognitive behavioural psychotherapies: Allies in the treatment of anxiety disorders and response to traumatic stress. Contemporary Hypnosis, 27(4), 216-223.
- Heap, M., Brown, R. J., & Oakley, D. A. (2010). Hypnosis and cognitive behavioural psychotherapies: Allies in the treatment of anxiety disorders and response to traumatic stress. Contemporary Hypnosis, 27(4), 216-223.
- Heap, M., Brown, R. J., & Oakley, D. A. (2010). Hypnosis and cognitive behavioural psychotherapies: Allies in the treatment of anxiety disorders and response to traumatic stress. Contemporary Hypnosis, 27(4), 216-223.
- Hilgard, E. R. (1977). Divided consciousness: Multiple controls in human thought and action. Wiley-Interscience.
- Hilgard, E. R. (1986). Divided consciousness: Multiple controls in human thought and action. Wiley.
- Holmes, D. S., & Burish, T. G. (1981). Imagery techniques in behavior therapy. Journal of Consulting
- Individual difference variables and the effects of progressive muscle relaxation and analgesic imagery interventions on cancer pain. Journal of Pain and Symptom Management, 36(6), 604-615.

- Jacobson, E. (1929). Progressive relaxation. University of Chicago Press.
- Jacobson, E. (1938). Progressive relaxation: A physiological and clinical investigation of muscular states and their significance in psychology and medical practice. University of Chicago Press.
- Jensen, M. P., Barber, J., & Romig, B. A. (2014). Using hypnosis to manage chronic pain. In The Oxford Handbook of Hypnosis: Theory, Research and Practice (pp. 369-385). Oxford University Press.
- Jiang, H., White, M. P., Greicius, M. D., Waelde, L. C., & Spiegel, D. (2017). Brain Activity and Functional Connectivity Associated with Hypnosis. Scientific reports, 7(1), 1-9.
- Journal of the American Dental Association. (2008). Hypnosis may reduce pain, anxiety associated with dental procedures. ScienceDaily. Retrieved from www.sciencedaily.com/releases/2008/12/081202102129.htm.
- Kihlstrom, J. F. (2013). Hypnosis. In Oxford Bibliographies in Psychology. Oxford University Press.
- Kilicaslan, A., Cengiz, M., & Gurbuz, T. (2020). Nitrous oxide sedation for dental patients. Journal of Dental Anesthesia and Pain Medicine, 20(1), 1-8.
- Kirsch, I. (1997). Suggestion in the treatment of depression. In I. Kirsch (Ed.), How expectancies shape experience (p. 129–162). American Psychological Association.
- Kluft, R. P. (2011). Hypnosis and dentistry: A review of applications and implications. American Journal of Clinical Hypnosis, 53(4), 239-247.
- Kohen, D. P. (2008). Hypnotic inductions: Methods, techniques and scripts for building powerful inductions. W. W. Norton & Company.
- Kohen, D. P. (2008). Hypnotic inductions: Methods, techniques and scripts for building powerful inductions. W. W. Norton & Company.
- Krippner, S. (2002). The epistemology and technologies of shamanic states of consciousness. Journal of Consciousness Studies, 9(3), 17-32.
- Kwekkeboom, K. L., Gretarsdottir, E., & Tofthagen, C. (2012). Effects of guided imagery on pain and symptoms in persons with cancer pain.

Research in Nursing and Health, 35(4), 397-408.

- Kwekkeboom, K. L., Wanta, B., & Bumpus, M. (2008). Individual difference variables and the effects of progressive muscle relaxation and analgesic imagery interventions on cancer pain. Journal of Pain and Symptom Management, 36(6), 604-615.
- Lynn, S. J. y Green, J. P. (2011). The handbook of clinical hypnosis. American Psychological Association.
- Lynn, S. J. y Green, J. P. (2011). The handbook of clinical hypnosis. American Psychological Association.
-
- Heap, M. y Aravind, K. (2002). Hypnosis: Current Clinical, Experimental and Forensic Practices. Taylor & Francis.
- Lynn, S. J. y Green, J. P. (2011). The handbook of clinical hypnosis. American Psychological Association. Heap, M. y Aravind, K. (2002). Hypnosis: Current Clinical, Experimental and Forensic Practices. Taylor & Francis.
- Lynn, S. J., & Kirsch, I. (2006). Essentials of clinical hypnosis: An evidence-based approach. American Psychological Association.
- Lynn, S. J., Kirsch, I., Barabasz, A., & Cardeña, E. (2015). Hypnosis as an empirically supported clinical intervention: The state of the evidence and a look to the future. In International Handbook of Clinical Hypnosis (pp. 31-57). Wiley-Blackwell.
- Martin, D. J., Garske, J. P., & Davis, M. K. (2000). Relation of the therapeutic alliance with outcome and other variables: A meta-analytic review. Journal of consulting and clinical psychology, 68(3), 438-450.
- McGeown, W. J., Mazzoni, G., Vannucci, M., & Venneri, A. (2009). Hypnotic induction decreases anterior default mode activity. Consciousness and cognition, 18(4), 848-855.
- Montgomery, G. H., Schnur, J. B., Kravits, K. L., et al. (2013). A randomized clinical trial of a brief hypnosis intervention to control side effects in breast surgery patients. Journal of the National Cancer Institute, 105(17), 1305-1312.
- Moss, A. (1997). Hypnodontics: A Manual for Dentists and Hypnotists. Crown House Publishing.
- Naparstek, B. (2000). Guided imagery for self-healing. Health

- Journeys.
- Padmanabhan, R., Hildreth, A. J., & Laws, D. (2018). A prospective, randomised, controlled study examining binaural beat audio and pre-operative anxiety in patients undergoing general anaesthesia for day case surgery. Anaesthesia, 73(10), 1248-1256. 11.
- Raichle, M. E., MacLeod, A. M., Snyder, A. Z., Powers, W. J., Gusnard, D. A., & Shulman, G. L. (2001). A default mode of brain function. Proceedings of the National Academy of Sciences, 98(2), 676-682.
- Raz, A., & Lifshitz, M. (2016). Hypnosis and meditation: Toward an integrative science of conscious planes. Oxford University Press.
- Rossman, M. L. (2002). Guided imagery for self-healing. H J Kramer.
- Sarbin, T.R., & Coe, W.C. (1972). Hypnosis: A Social Psychological Analysis of Influence Communication. Holt, Rinehart & Winston.
- Shenefelt, P. D. (2010). The application of hypnosis in dermatology. Springer Science & Business Media.
- Smith, J. (2011). History of Hypnosis. In Encyclopedia of Human Behavior (Vol. 2, pp. 309-315). Elsevier Inc.
- Smith, J. (2011). History of Hypnosis. In Encyclopedia of Human Behavior (Vol. 2, pp. 309-315). Elsevier Inc.
- Spiegel, D. (1993). Hypnosis. In Annual Review of Psychiatry (pp. 319-329). Annual Reviews.
- Spiegel, D. y Greenleaf, M. (2005). Trance and treatment: Clinical uses of hypnosis. American Psychiatric Publishing.
- Stanciu, C. (2015). Deep breathing exercise. In StatPearls [Internet]. StatPearls Publishing.
- Tinterow, M. M. (1999). Hypnosis: A new tool in obstetric practice. American Journal of Obstetrics and Gynecology, 180(5), 1037-1041.
- Tinterow, M. M. (1999). Hypnosis: A new tool in obstetric practice. American Journal of Obstetrics and Gynecology, 180(5), 1037-1041. 8. Kwekkeboom, K. L., Gretarsdottir, E., & Tofthagen, C. (2012).
- Vincent, J. L., Kahn, I., Snyder, A. Z., Raichle, M. E., & Buckner, R. L. (2008). Evidence for a frontoparietal control system revealed by intrinsic functional connectivity. Journal of neurophysiology, 100(6),

3328-3342.

- Yapko, M. D. (2003). Trancework: An Introduction to the Practice of Clinical Hypnosis. Routledge.

- Martin, D. J., Garske, J. P., & Davis, M. K. (2000). Relation of the therapeutic alliance with outcome and other variables: a meta-analytic review. Journal of consulting and clinical psychology, 68(3), 438-450.

- Yapko, M. D. (2012). Trancework: An introduction to the practice of clinical hypnosis. Routledge.

- Yapko, M. D. (2016). Hypnosis and Treating Dental Anxiety. Dental Economics, 106(6), 50-52.

- Yeates, L. B. (2018). James Braid: Surgeon, Gentleman Scientist, and Hypnotist. Phenomenology and the Cognitive Sciences, 17(1), 63-78.